70个常用重要穴位临证精解

主 编 杨朝义

审 定 吴中朝

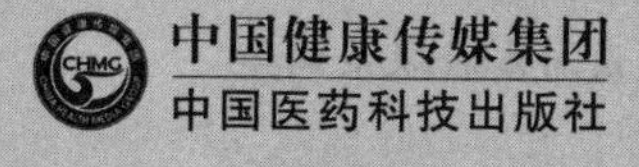

中国健康传媒集团

中国医药科技出版社

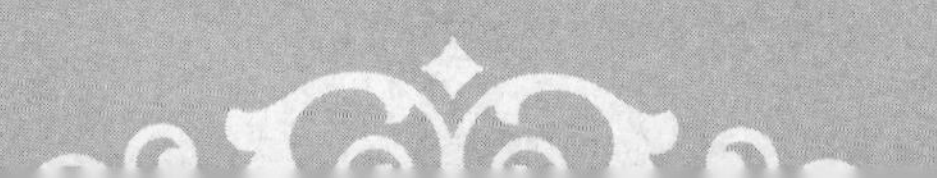

内容提要

本书精选 70 个临床常用重要穴位进行详解，所选腧穴都是临床应用广泛、疗效明显、操作简便、风险较小的穴位，其中很多穴位对某些疾病有着特殊治疗作用。书中对每个穴位均有配图，并从穴位多个角度进行了详细介绍。内容全面实用，适合广大中医师、推拿按摩师、针灸医学生及中医爱好者等参考阅读。

图书在版编目（CIP）数据

70 个常用重要穴位临证精解 / 杨朝义主编 . — 北京 : 中国医药科技出版社，2017.1（2024.8重印）

ISBN 978-7-5067-8848-9

Ⅰ. ① 7…　Ⅱ. ①杨…　Ⅲ. ①穴位疗法　Ⅳ. ① R245.9

中国版本图书馆 CIP 数据核字（2016）第 272772 号

美术编辑　陈君杞

版式设计　也　在

出版　中国医药科技出版社

地址　北京市海淀区文慧园北路甲 22 号

邮编　100082

电话　发行：010－62227427　邮购：010－62236938

网址　www.cmstp.com

规格　710 × 1000mm $^1/_{16}$

印张　15 $^1/_2$

字数　232 千字

版次　2017 年 1 月第 1 版

印次　2024 年 8 月第 6 次印刷

印刷　大厂回族自治县彩虹印刷有限公司

经销　全国各地新华书店

书号　ISBN 978-7-5067-8848-9

定价　35.00 元

获取新书信息、投稿、为图书纠错，请扫码联系我们。

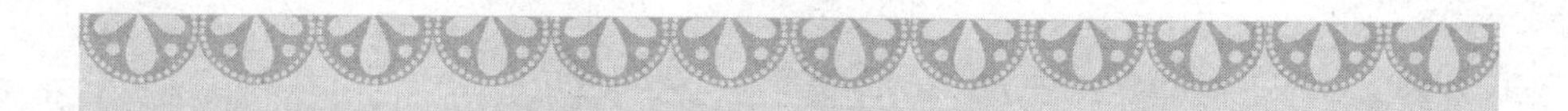

编委会

主　编　杨朝义

编　委（按姓氏笔画排序）

王宝滨　田光波　李梦然　杨　娜

陈　建　范秋红

审　定　吴中朝

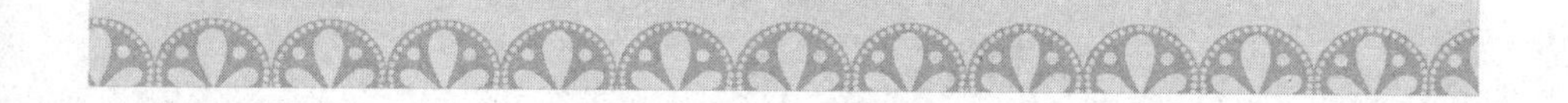

前言

针灸疗法历史悠久，其产生时间可以追溯到新石器时代，是我国劳动人民智慧的结晶。因其有疗效显著、作用广泛、简便易行、费用低廉等优势特点，至今昌盛不衰，并且已经传遍世界各地，成为世界非物质文化遗产之一，是世界医学不可分割的组成部分。

针灸施术、推拿按摩、经络养生等，均离不开穴位，这些治疗措施都是通过穴位发挥作用的，学习针灸首要的任务就是掌握穴位。仅在十二正经就有360多个穴位，如果再加经外奇穴、经验穴等则难以计数。如何较快地掌握最基本、最常用穴位，对针灸初学者来说是非常重要的。因为每一个穴位都有多种治疗作用，和药物一样，非常复杂，要逐一记住实属不易。尤其在短时间之内更难做到，即使是一些经验丰富的针灸师，也往往难以全面掌握。只有由博返约，抓住要领，掌握原则，执简驭繁，临床应用才能得心应手，左右逢源。临床中经验丰富的针灸大家平时最常用的穴位也仅有几十个穴位而已，历史上有名的一些针灸前辈，一生中常用几个穴位交互配用即可治疗全身疾病。如马丹阳仅用12个穴位便可治疗全身疾病，窦汉卿仅用八脉交会穴也能治疗全身疾病，这都是历史上善用经穴的杰出代表。现代针灸名家张世杰前辈也是常用3个穴位便可治疗上百种疾病。

由此可见，针灸学的发展并不是靠着穴位众多、新穴出现而发展，而是凭借对原有的穴位深入研究，明确穴性、知穴之属、辨穴之长、熟穴之伍、明穴之用、穴尽其用，而充分发挥穴位的治疗作用的。书中对临床运用广泛、疗效可靠、操作风险低、具有实用性的70个穴位，深入分析，全面总结，以临床理论与实践相结合的方式对每个穴位的作用规律做了提炼和概括，若能真正掌握这些穴位，足以得心应手地应对临床治疗。

本书虽然介绍的是穴位，但全书始终以临床实用性为原则，是笔者二十余年临床经验的总结。尤其在中国中医科学院吴中朝教授的指导审定下，本书得以升华，在此表示最诚挚的感谢。同时要向对本书插图提供帮助的郑芳华女士、李红先生表示衷心感谢。

由于水平所限，书中难免有疏漏，恳请各位同道师长提出宝贵意见，以使本书日臻完善。

杨朝义于北京

2016年10月

目 录

手太阴肺经

手阳明大肠经

足阳明胃经

足太阴脾经

手少阴心经

手太阳小肠经

足太阳膀胱经

足少阴肾经

手厥阴心包经

手少阳三焦经

足少阳胆经

足厥阴肝经

督　　脉

任　　脉

手太阴肺经

尺 泽

尺泽归属于手太阴肺经，为手太阴肺经脉气所入之合穴，在五行中属水。本穴具有宣肺降气，泻火降逆，舒筋止痛的作用。是临床治疗外邪袭肺所致喘咳实证和筋骨病之要穴，临床多用泻法和刺血的方法。

本穴首见于《灵枢·本输》。"尺"，此指尺部，古代以腕后至肘为一尺，从腕至肘之前臂这一部位；"泽"，指沼泽，凹陷处，从水，水之聚集也。本穴为肺经合穴属水，喻手太阴经脉气至此，如水之归聚，因穴在去腕后一尺之肘横纹浅凹之处，如水注沼泽，故名尺泽，别名"鬼受""鬼堂"。

【穴性】

清肺热，止咳喘，舒筋通络（根据其穴性，主要用于西医学中的呼吸系统疾病及运动系统疾病）。

【定位】

在肘区，肘横纹上，肱二头肌腱桡侧缘凹陷中（图 1–1）。

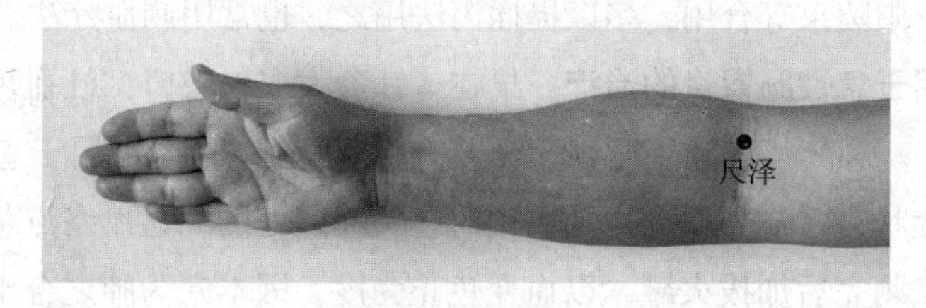

图 1–1 尺 泽

【取穴方法】

取穴时将手掌向上，微屈肘，在肘横纹与肱二头肌腱桡侧缘的交点处取穴。

【主治】

（1）**呼吸系统疾病**：感冒，咳嗽，气喘，咳血，咽喉肿痛。

（2）**筋病**：肩周炎，臂丛神经痛，肩臂痛，手指拘挛不伸，膝痛。

（3）**其他**：还常用于急性吐泻，急性胃痛，中暑，小儿惊风，小便不利，荨麻疹等。

【操作方法】

直刺0.5~1寸，不宜太深，一般不宜超过1寸。也常以点刺放血为用。可灸，但临床较少用之。

【经验总结】

（1）**本穴是治疗呼吸系统疾病常用穴**。尺泽为肺经之合穴，“合主逆气而泄”，因此用之能降逆平喘；尺泽为肺经之子穴，根据子母补泻法中“实则泻其子”的理论，当肺之实证时即泻尺泽。以上两点有相似之意，故用之能清泄肺热、宣肺降气、泄血热、祛毒邪。对呼吸系统的气喘、胸闷、呼吸困难、咳嗽、感冒初期及正在传变发展过程的患者均能治之。临床所见的急性咳喘均为本穴适应症。

（2）**本穴是治疗筋病之常用穴**。用尺泽治疗筋病有许多相关文献记载，如《肘后歌》言：“鹤膝肿劳难移步，尺泽能舒筋骨疼。”《玉龙赋》载曰：“尺泽理筋急不用。”《针灸大成》言：“紧急不开手难伸，尺泽从来要认真。”《胜玉歌》言：“尺泽能医筋拘挛。”《针灸聚英》记载：“更有手臂拘挛急，尺泽刺深去不仁。”由此可见，尺泽治疗筋病是古代医家长期临床实践经验之总结。用尺泽可治疗肩周炎、肘臂痛、上肢痿证、臂丛神经痛、手指拘挛不伸及膝痛等病，临床常与曲池、手三里、阳陵泉等合用，多以提插泻法用之，也常用刺血疗法。

（3）**可用于急性肠胃炎的治疗**。早在《针灸大成》载曰：“吐血尺泽功无比。”《针灸资生经》载有：“尺泽主呕泄上下出，胁下痛。”临床常用于急性胃肠炎的上吐下泻之症状，多与委中合用，运用时在尺泽穴处的明显血络点刺出血，出血不畅者，于点刺完后加拔火罐，以血变色止为度。因本穴为肺之合水穴，合主逆气而泄，刺血治疗具有清血热、泄毒邪的作用，对于治疗呕吐、泄泻有确切的实效性。用本穴治疗急性呕吐，事出有据，验之有效。如笔者曾治一名学生，突发急性神经性呕吐，呕吐非常剧烈，到诊治时已呕吐十余次，非常痛苦，于是立刻在尺泽点刺放血，加内关、公孙、足三里针刺，使呕吐于15分钟内立止，由此让学生亲眼目睹了针灸在急性病症治疗中的良好疗效，增强了对针灸学习的兴趣与自信心。再如，患者中年女性，突发急性呕吐，症状剧烈，赶20里地来治疗，经针刺相关穴位20余分钟病情不能缓解，于是在尺泽穴点刺放血，经刺血10分钟左右，呕吐而止，观察20多分钟，未再呕吐，1次治疗而愈。临床曾治疗相关患者数例，确有实效，非常值得临床进一步深入研究，并加大临床推广运用。

【常用配穴】

（1）尺泽配委中治疗急性吐泻（以刺血为用）。

（2）尺泽配曲池可治疗肘臂挛痛、膝痛。

（3）尺泽配少商治疗咽喉肿痛。

（4）尺泽配孔最、鱼际、上星治疗肺热咳血、鼻衄。

（5）尺泽配中府、鱼际、孔最、肺俞治疗急性咳喘。

（6）尺泽配肺俞、列缺治疗风热咳嗽。

（7）尺泽配内关、膻中、肺俞治疗胸痛。

（8）尺泽配后溪透劳宫可舒筋通络。

（9）尺泽配合谷、曲池治疗臂、肘痛不举。

（10）尺泽配膏肓治疗肺痨。

（11）尺泽配合谷、然谷治疗癫疾、肘臂挛痛不得上举。

（12）尺泽配孔最、肺俞、合谷、鱼际治疗咳嗽、喘息、咽痛、咳血。

【注意事项】

本穴针刺不宜过深，《素问·刺禁论》载：“刺肘中内陷，气归之，为不屈伸。”王冰对此注曰：“肘中，谓肘屈折之中，尺泽穴也。”故针刺时应当注意不宜深刺，以免会发生上述不良现象。

本穴虽然可灸，但临床较少用之，更不能用瘢痕灸，若瘢痕灸，则会伤及到关节，造成关节损伤。

【古代文献摘录】

（1）《针灸甲乙经》卷七：振寒瘈疭，手不伸，咳嗽唾浊，气鬲善呕，鼓颔不得汗，烦满，因为纵衄，尺泽主之。

（2）**《针灸大成》卷六：**主肩臂痛，汗出中风，小便数，善嚏，悲哭，寒热风痹，臑肘挛，手臂不举，喉痹，上气呕吐，口干，咳嗽唾浊，痎疟，四肢暴肿，心疼臂寒，短气，肺膨胀，心烦闷，少气，劳热，喘满，腰脊强痛，小儿慢惊风。

（3）**《肘后歌》：**鹤膝肿劳难移步，尺泽能舒筋骨疼。

（4）**《玉龙歌》：**筋急不开手难伸，尺泽从来要认真。

（5）**《灵光赋》：**吐血定喘补尺泽。

（6）**《席弘赋》：**五般肘痛寻尺泽。

（7）**《杂病穴法歌》：**吐血尺泽功无比，衄血上星与禾髎。

（8）**《通玄指要赋》：**尺泽去肘疼筋急。

（9）**《玉龙赋》：**尺泽理筋急之不用；肘挛痛兮，尺泽合于曲池。

（10）**《胜玉歌》：**尺泽能医筋拘挛。

（11）**《医宗金鉴》：**尺泽主刺肺诸疾，绞肠痧痛锁喉风，伤寒热病汗不解，兼刺小儿急慢风。

（12）**《十四经要穴主治歌》：**尺泽主刺肺诸疾，绞肠痧痛锁喉风。

（13）**《备急千金要方》卷三十：**气膈喜呕，鼓颔不得汗，烦心身痛。

（14）**《铜人腧穴针灸图经》卷五：**风痹肘挛，手臂不得举，喉痹上气，舌干，咳嗽唾浊，四肢暴肿，臂寒，短气。

孔最

孔最归属手太阴肺经，为手太阴肺经气血深聚之郄穴，具有清热止血、润肺理气、开瘀通窍的作用，清肺止血的作用极强，是临床治疗咳血、便血、衄血之要穴。

本穴首见于《针灸甲乙经》。“孔”，孔隙，孔窍；“最”，甚也，聚也。本穴为肺经气血深聚之郄穴，擅长开瘀通窍，治孔窍病最为有效和常用，故名。

【穴性】

清肺止咳，凉血止血（根据其穴性，临床主要用于西医学中的急性呼吸系统疾病及某些出血性疾病)。

【定位】

在前臂前区，尺泽与太渊连线上，腕掌侧远端横纹上 7 寸(图 1–2)。

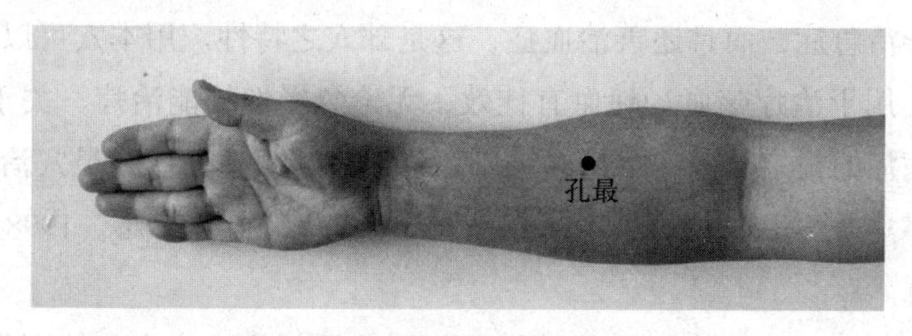

图 1–2　孔　最

【取穴方法】

伸臂仰掌，先取掌后第一腕横纹及肘横纹之间的中点，由中点向上 1 寸(量一横指)，平该点水平线，在前臂外侧骨头的内缘(桡骨尺侧)即是本穴。

【主治】

(1)**呼吸系统疾病:** 感冒，咳嗽，气喘，咳血，咽喉肿痛。

(2)**筋病:** 肩周炎，臂丛神经痛，肩臂痛，手指拘挛不伸，膝痛。

(3)**其他:** 如急性吐泻，急性胃痛，中暑，小儿惊风，小便不利，荨麻疹等。

【操作方法】

直刺 0.5~1 寸，局部酸胀，针感可向前臂部放散，针刺时避开桡动、静脉进针，以防出血。可灸。

【经验总结】

(1)**本穴是治疗呼吸系统疾病的常用穴。**孔最为手太阴肺经之郄穴，是本经气血深聚之处，郄穴善治急症，因此对急性咳嗽、气喘、咽喉肿痛等呼吸系统疾病有很好的治疗作用，是这类疾病的常用穴，临床多施以泻法。临床所见本类病患，一般常规配用本穴治疗，疗效多较满意。如曾治某一患者，女性，46 岁，因工作原因而致过敏性哮喘 3 年余，以后经常不明原因的发作，经医院诊断为过敏性支气管哮喘，曾服用西药治疗，时轻时重，反复发作。本次到新工作地，因刚装修的气味诱发，故来诊。处方：孔最、天突、膻中。天突留针 5 分钟，余穴留针 40 分钟后，症状基本缓解。后继续巩固治疗 3 次，症状完全消失。

（2）**本穴是治疗呼吸系统出血性疾病之要穴。**本穴乃肺经之郄穴，阴经的郄穴不但善治急症，而且还善治血症，这是郄穴之特性。用本穴可以清泻肺热，凉血止血，用于治疗咳血、衄血有佳效，无论急慢性均能治疗。关于用本穴治疗出血性病症的报道较多，下摘录一则以供参考，郎建新用孔最穴治疗 11 例咳血患者［郎建新. 用孔最穴治疗 11 例咳血患者. 上海针灸杂志，1998,（5）：48］均取效满意。

（3）**本穴治疗痔疾出血有特效作用。**用孔最还能治疗痔，特别是痔伴出血者，尤为适宜，是治疗痔出血之首选穴，这是因为肺与大肠相表里之故，临床多配承山、支沟、二白、龈交运用。笔者用孔最为主穴治疗数例相关患者，疗效显著。如笔者曾治一患者，女性，38 岁，痔疮病史 4 年，本次发作 1 周，疼痛剧烈，大便时剧痛难忍，并伴有鲜血，用相关穴位治疗 3 次，疼痛改善，便血无缓解，后经加用本穴治疗 2 次，便血而止。本穴在治疗痔疾出血方面临床多有相关验证，疗效肯定，故值得临床推广运用。

（4）**用本穴还能治疗消化系统疾病。**用孔最治疗急性胃炎、胃痛有很好的作用，即使对久治不愈的慢性消化性溃疡也有很好的功效，特别是在此处有压痛反应点的患者更有确定的治疗效果。这是根据经络所行之用，手太阴肺经"起于中焦，下络大肠，还循胃口……"之故。高树中老师的《一针疗法》中曾有尺胃穴的临床运用，此穴定位于孔最下 1 寸的位置，运用原理同上，并且胃病患者在此处多有反应点（如压痛、条索状物）。当读本书后，每遇胃病患者，经仔细观察，确实发现不少患者在此处有具体反应点，特别是急性胃病患者表现更突出。

【常用配穴】

（1）孔最配肺俞、尺泽治疗急性咳嗽。

（2）孔最配少商治疗咽喉肿痛。

（3）孔最配天突、膻中、定喘治疗急性哮喘发作。

（4）孔最配承山、二白治疗痔疾出血。

（5）孔最配肺俞、鱼际治疗咳血。

（6）孔最配合谷、大椎、治疗高热无汗，头痛。

（7）孔最配哑门、天突治疗声音嘶哑。

（8）孔最配风门、大椎治疗发热、咳嗽气喘。

【注意事项】

本穴取穴时一般先定中点，再上 1 寸取之，一般不宜同身寸取穴，针刺时避开桡动、静脉进针。本穴虽然可灸，但临床较少用之。

【古代文献摘录】

（1）**《针灸甲乙经》卷九：**厥头痛，孔最主之。

（2）**《备急千金方》：**孔最，主臂厥热痛汗不出，皆灸刺之，此穴可以出汗。

（3）**《针灸大成》卷六：**主热病汗不出，咳逆，肘臂厥痛屈伸难，手不及头，指不握，吐血，失音，咽肿头痛。

列　缺

列缺归属手太阴肺经，为手太阴络脉别走手阳明之络穴，具有止咳平喘、通经活络、利水通淋、清利咽喉的作用。是临床治疗肺卫受感，宣降失常的常用穴。

本穴首见于《灵枢·经脉》。“列”，陈列，排列，裂开；“缺”，凹陷，孔隙，其穴位于桡骨茎突上方凹陷处，故名列缺，又称“童玄”“腕劳”。

【穴性】

疏风解表，宣肺利气，利咽通络（根据其穴性，临床主要用于西医学中的感冒、呼吸系统疾病、男女生殖系统疾病及颈项部病变）。

【定位】

在前臂，腕掌侧远端横纹上 1.5 寸，拇短伸肌腱与拇长展肌腱之间，拇长展肌腱沟的凹陷中。

【取穴方法】

（1）两手虎口自然交叉，一手食指按在另一手的桡骨茎突上，当食指尖到达凹陷处取之（图 1–3–1）。

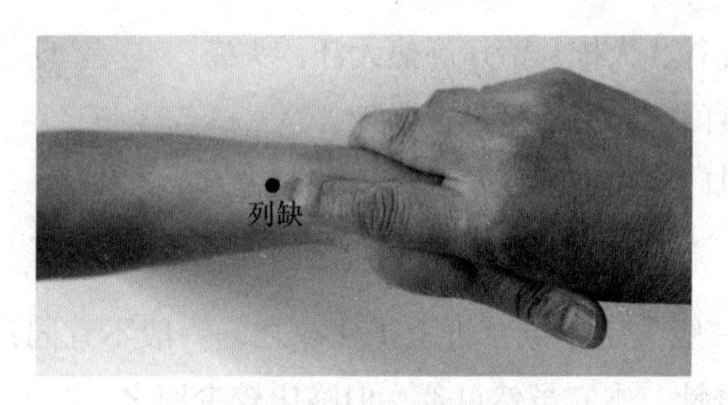

图 1-3-1　列　缺

（2）将取穴的掌心向内，手腕稍下垂，用力握拳则桡骨茎突的上方凹陷处取之（图 1-3-2）。

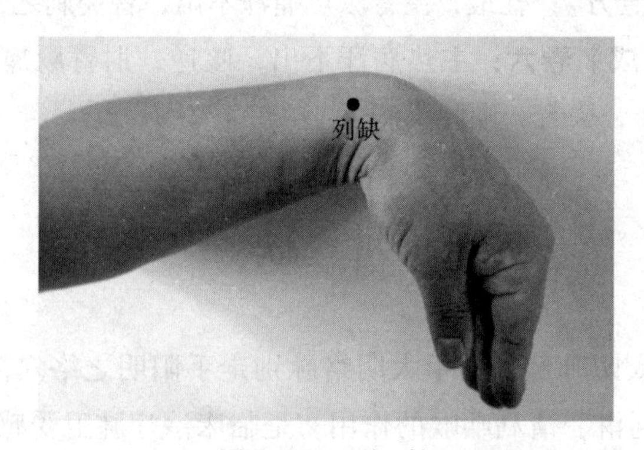

图 1-3-2　列　缺

【主治】

（1）**呼吸系统疾病：**感冒，咽喉肿痛，咳嗽，气喘，咽干，咽痒。

（2）**颈项部疾病：**手臂挛痛，颈项强痛，肩背酸痛。

（3）**男女生殖系统疾病：**小便不利，小便热，尿血，癃闭，阴茎痛，遗尿，痛经，胎衣不下。

（4）**头面部疾病：**偏正头痛，三叉神经痛，面瘫，面神经痉挛等症。

（5）**其他：**还可用于半身不遂，牙痛，惊痫，掌中热，神经性头痛等。

【操作方法】

一般采用斜刺法，可向上或向下斜刺 0.5~1 寸。临床以泻法或平补平泻为常用，一般不用补法。可以用灸法，但临床较少用之。

【经验总结】

（1）**本穴能治疗男女生殖系统疾病**。本穴为八脉交会穴，通于任脉，任主生殖、主胞胎。因这一特性可治疗与此相关之疾，在古代临床有较多的相关文献之记载。《灵枢·经脉》记载列缺主治小便异常，虚则欠故，小便遗数。《千金要方》载有“男子阴中痛、尿血、失精”等前阴病症;《扁鹊神应针灸玉龙经》有“妇人血气不利，胎衣不下”等记载。由此可见，用列缺能治疗男女生殖系统及泌尿系统疾病。临床常用于阴茎痛、遗精、癃闭、遗尿、尿血、小便热、月经不调、胎衣不下等生殖系统病。如笔者曾治一患者，女性，57岁，感冒发热3天。患者3天前因受风寒而出现恶寒发热之症，服用感冒药治疗2天，无好转，于是来诊。症见：发热37.8℃，肩背酸痛，鼻流清涕，咳嗽咳痰，痰质稀色白，咳剧时伴小便失禁，大便可，舌淡红苔薄白，脉浮紧。诊断（风寒束表型）感冒。治疗取列缺、风池、肺俞、外关、合谷、中极治疗，经治疗4次诸症尽除而告愈。因本病患者受风寒而出现咳嗽咳痰、肩背酸痛及小便失禁之症状，这些病症均为列缺所治主症，因此列缺穴是本病案的主穴，故用之尽显其效。

（2）**本穴是治疗咽喉疾病之要穴**。本穴属手太阴肺经，肺主气，司呼吸，经脉循行于咽喉，又为八脉交会穴之一，通于任脉，任脉也行于咽喉部,《难经·二十八难》“任脉者……循腹里，上关元，至咽喉”。故用列缺治疗咽喉疾病实属经络所行之用。临床多与照海合用治疗咽喉疾病，尤其是咽喉部慢性疾病作用极效。在临床有“列缺任脉行肺系，阴跷照海隔喉咙”之总结运用，两穴合用用于咽痒、咽干、咽痛、干咳无痰、咽喉生疮等病。笔者在临床常以此法治疗数例相关病案，均取得了显著疗效。如笔者曾治一患者，女性，49岁，咽干咽痒、干咳23天。患者于20天前感冒，经治疗后出现上述症状，经口服输液治疗均未效，求针灸治疗，经针刺列缺、照海5次，并于少商、肺俞点刺放血治疗3次而愈。如此类患者，西医治疗对此多较为棘手，患者常忍受其病痛，经本穴组为主穴配用相关穴位治疗，临床疗效满意，这是临床长期实用之经验。

（3）**本穴是治疗头项部疾病的要穴**。《四总穴歌》言“头项寻列缺”，这是对本穴运用的一个总结。从手太阴肺经的循行来看，其经脉并没有上行到头项部，那么本穴是如何起到此种治疗作用的呢？这是因为手太阴肺经与手阳明大肠经相为表里，手阳明大肠经从手走头，上于颈项。列缺是肺之络穴，联络表里两经，故可以治疗头项部病症。再就是从病理方面来运用，肺主一身之皮毛，与卫表有着密切的联系，当机体感受外邪时，便会出现发热、咳嗽、头项强痛等系列症状，这是因风寒外邪初犯肌表所出现的表证，用列缺可以起到疏风、解表、宣肺、通络的作用，与此相关症状也即随之消失。所以当外邪侵袭人体出现颈项强痛时，列缺是首选穴，在《四总穴歌》中所言的“头项寻列缺”就是指此而言。在《千金十一穴歌》中有“胸项如有痛，后溪并列缺”之记载，这一运用有《四总穴歌》中“头项寻列缺”之意，但这两者所用又有不同之处，《千金十一穴歌》中的运用是八脉交会穴理论的进一步延伸，后溪与督脉脉气相通，列缺与任脉脉气相通，两者相配，主治胸项部病，都是以经脉循行所过及联系部位为依据。后溪通督脉，行于头项；列缺通任脉，行于胸腹，两者合用，故能治任督二脉病，有交通二脉之阴阳的作用。这一运用在治疗头项部病中主要针对的是一般颈项部强痛，当病位既在前，又在后时，这两穴相配尤为适宜。《四总穴歌》中“头项寻列缺”偏重于外感而引发的颈项强痛，主要是从肺的生理病理角度去运用。在临床运用时应当思辨，合理的运用方能达到应有的疗效。

（4）**用于治疗肺与大肠表里两经同病。**列缺为络穴，别走阳明，络穴能网络和疏调表里两经之经气，所以其善治表里两经同病，若因手太阴之病传变于手阳明，或因手阳明之病传变于手太阴，可首取本穴。如因外感之疾（患者有咳嗽、发热、喘憋症状时）伴发消化系统症状（如肠鸣、腹泻、便秘），此时选用列缺是最对症的用穴。

手太阴经脉络于大肠，肺与大肠在体内就形成了上下相合的关系，在生理上相互为用，在病理上相互影响，故当此两经同病时可首选本穴治疗。

【常用配穴】

（1）列缺配照海治疗咽喉部疾病。

（2）列缺配后溪治疗颈项强痛。

（3）列缺配风池、大椎治疗外感头痛。

（4）列缺配合谷、迎香治疗鼻病。

（5）列缺配孔最用于戒烟。

（6）列缺配关元、肾俞治疗小儿遗尿。

（7）列缺配行间、三阴交治疗阴中痛。

（8）列缺配偏历、阳溪治疗手腕痛。

（9）列缺配曲池泻心火清上焦。

【注意事项】

本穴所处的位置肌肉浅薄，应注意针刺的角度和方向，进针皮下宜快，入皮下后宜缓，注意勿刺入骨膜，针刺时宜避开桡动脉。

本穴可以用灸法，有些书中所言不宜灸，这是因为列缺穴处于肌肉浅薄处并邻近桡动脉，所以在灸时应注意艾灸的强度和艾灸时的角度，不宜使用直接灸、化脓灸，故临床灸法较少用。

【古代文献摘录】

（1）**《针灸甲乙经》卷七**：热病先手臂瘛疭，唇口聚，鼻张目上，汗出如转珠，两乳下二寸坚，胁满，悸，列缺主之；**卷八**：寒热胸背急，喉痹，咳上气喘，掌中热，数欠伸，汗出善忘，四肢厥逆，善笑，溺白，列缺主之；寒热咳呕沫，掌中热，虚则肩背寒栗，少气不足以息，寒厥，交两手而瞀，口沫出；实则肩背热痛，汗出，四肢暴肿，身湿摇，时寒热，饥则烦，饱则善面色变，口噤不开，恶风泣出，列缺主之。

（2）**《千金翼方》**：男子阴中疼痛溺血，精出，灸列缺五十壮。

（3）**《针灸大成》卷六**：主偏风口面歪斜，手腕无力，半身不遂，掌中热，口噤不开，寒热疟，呕沫，咳嗽，善笑，纵唇口，健忘，溺血精出，阴茎痛，小便热，痫惊妄见，面目四肢痈肿，肩痹，胸背寒栗，少气不足以息，尸厥寒热，交两手而瞀。实则胸背热，汗出，四肢暴肿。虚则胸背寒栗，少气不足以息。

（4）**《四总穴歌》**：头项寻列缺。

（5）**《马丹阳天星十二穴治杂病歌》**：列缺腕侧上，次指手交叉，善疗偏头患，遍身风痹麻，痰涎频壅上，口噤不开牙，若能明补泻，应手即如拿。

（6）**《玉龙赋》**：咳嗽风痰，太渊、列缺宜刺。

（7）**《十四经要穴主治歌》**：列缺主治嗽寒痰，偏正头疼治自痊。

（8）**《备急千金要方》卷三十**：小便热痛，肩背寒悸，少气不足以息，寒厥，交两手而瞀，热痫，惊而有所见。

（9）**《灵枢·经脉第十》：**手太阴之别，名曰列缺。起于腕上分间，并太阴之经，直入掌中，散入于鱼际。其病实，则手锐掌热；虚，则欠呿，小便遗数。取之去腕一寸半，别走阳明也。

少 商

少商归属于手太阴肺经，为手太阴肺经经气所出之井穴，具有清肺止痛、解表退热的作用。是治疗咽喉部疾病之要穴，也是急救常用穴。临床以点刺出血为常用。

本穴首见于《灵枢·本输》。“少”，是微小，初始之意；“商”，是古代五音（宫、商、徵、角、羽）之一，其性属金。肺属金，在五音为商。此处是肺经之末穴，脉气微小而不充，又是“经气之所出”的井穴，为经气之源头，初始之处，故名少商，别名“鬼信”。

【穴性】

清热解毒，清肺利咽，醒脑开窍（根据其穴性本穴主要用于西医学中的急性咽喉部疾病、热性疾病及急救）。

【定位】

在手指，拇指末节的桡侧，指甲根角侧上方 0.1 寸处（图 1–4）。

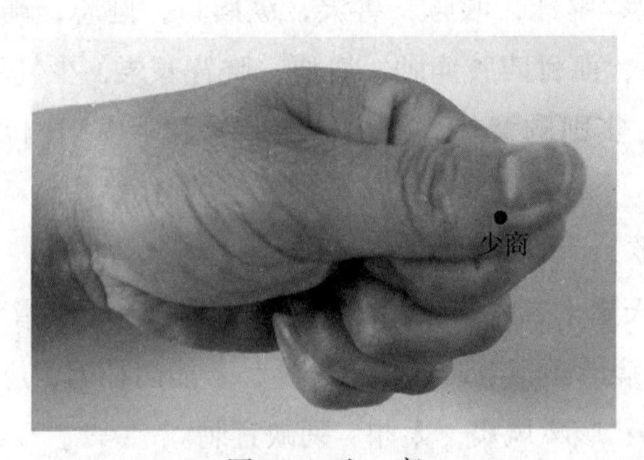

图 1–4　少　商

【取穴方法】

取穴时先仰掌，微握拳，拇指上翘，沿拇指指甲基底部和桡侧缘各作一直线，两线相交处取穴。

【主治】

（1）**咽喉疾病**：急性扁桃体炎，急性咽炎，急性喉炎，咽喉肿痛，咳嗽。

（2）**急救**：中风，昏迷，癫狂，晕厥，小儿惊风。

（3）**其他**：如发热，鼻衄，一氧化碳中毒，手指麻木等。

【操作方法】

最常用点刺出血法，或向腕部平刺 0.1~0.3 寸，可灸，用之较少，不宜用瘢痕灸。

【经验总结】

（1）**少商是治疗咽喉疾病的特效穴**。喉是肺之门户，肺胃热盛，上蒸喉嗌而出现咽喉肿痛，在本穴点刺放血可速见奇效，关于这方面的临床运用记载颇多。《外台秘要》载曰："备急疗急喉咽舌病者方：随病所进左右，以刀锋裁刺手大指甲后爪中，令出血即愈。"《铜人腧穴针灸图经》载曰："少商……以三棱针刺之微出血，泄诸藏热，不宜灸。"《针灸大成》载曰："乳蛾之症少人医，必用金针疾始除，如若少商出血后，即时安稳免灾危。"《十四经要穴主治歌》也有载曰："少商惟针双蛾痹，血出喉开功最奇。"由此可见，本穴治疗咽喉疾病由来已久，是公认的特效穴，其疗效毋庸置疑。现摘录一古代用少商穴治疗喉痹病案供大家参考，此病案来自明代汪机所著的《外科理例》。一人咽喉肿痛，牙关紧急，针不能入。先刺少商二穴出黑血，口即开。更针患处，饮清咽利膈散 1 剂而愈。大抵吐痰针刺，皆有发散之意，故多见效。不用针刺，多致不救。临床以点刺放血为常用，用之可清泄肺热，利咽喉，疏卫解表，消散邪热。临床每当风热时毒之邪侵袭咽喉，用之屡屡有奇效。少商穴治疗咽喉部疾病，既有理有据，也有很强的实效性，临床可用于急慢性扁桃体炎、急慢性咽炎、急慢性喉炎等。如治一患者，男性，36 岁，咽喉肿痛 2 天，吞咽剧痛，经服用抗生素疗效不佳，来诊后即在双侧少商点刺出血，治疗后患者立感咽部舒适，又经针刺合谷、曲池 2 次即愈。笔者临床用少商治疗这类病案甚多，均能达到满意的疗效。

（2）**少商是治疗鼻衄的常用穴**。鼻出血多因风热犯肺，或嗜食辛辣，胃肠积热，或肝郁化火等因素，致热灼经络、迫血妄行，当以针刺少商，挤出少量血，可达到清热凉血而止血，对迫血妄行之实证最为有效，临床多与上星穴配用。近些年针灸临床中用少商穴治疗鼻衄报道文章较多，如肖继芳于《针灸临床杂志》的报道[肖继芳. 针刺少商穴治疗鼻衄. 针灸临床杂志，1993，（2-3）：67]；王树鹏于《黑龙江中医药》的报道[王树鹏. 针刺少商穴治疗鼻衄临床观察. 黑龙江中医药，1978，（2）：22-23]；徐良于《针灸学报》的报道[徐良. 平刺少商穴治疗鼻衄出血12例，1989，（4）：41]等，均是用少商穴治疗鼻衄的相关文章，可见本穴治疗鼻出血有奇效，若能正确辨证，确能达到针到病除之效。

（3）**少商有急救作用**。本穴是手太阴之井穴，如水之源头，初运生发，易于闭塞，泻之此穴，可启闭开窍，苏厥回逆，是治疗神志突变、意识昏迷等阳闭之证的急救穴。井穴主“病在脏”和“心下满”的病症。中医认为五脏有分管神志的功能，故可用于中风、昏迷、休克、癫狂、小儿惊风等急性神志性病症。这是井穴所具有的共同特性。

【常用配穴】

（1）少商配天突、合谷、曲池治疗外感风热所致的咽喉肿痛。

（2）少商配内庭、尺泽治疗肺胃积热而引起的咽喉肿痛。

（3）少商配大椎、上星治疗鼻衄。

（4）少商配人中、合谷、太冲治疗神志病。

（5）少商配少冲治疗一氧化碳中毒。

（6）少商配劳宫、涌泉治疗癫狂、顽固性呕吐。

（7）少冲配水沟、涌泉治疗小儿惊风。

（8）少商配曲泽治疗阴虚口渴。

（9）少商配人中、中冲、关冲治疗中风闭证昏迷。

【注意事项】

本穴刺激强度大，孕妇慎刺。本穴一般不灸，在《圣济总录》及《针灸资生经》中言“禁灸”，所以临床应当注意，慎灸，更不宜瘢痕灸。

【古代文献摘录】

（1）**《针灸甲乙经》卷七**：热病象疟，振栗鼓颔，腹胀睥睨，喉中鸣，少商主之；**卷八**：寒濯濯，心烦，手臂不仁，唾沫，唇干引饮，手腕挛，指支痛，肺胀，上气，耳中生风，咳喘逆，痹，臂痛，呕吐，饮食不下膨膨然，少商主之。

(2)**《备急千金要方》卷三十**：少商主耳前痛。

(3)**《针灸大成》卷六**：主颔肿喉闭，烦心善哕，心下满，汗出而寒，咳逆，痎疟振寒，腹满，唾沫，唇干引饮，食不下，膨膨，手挛指痛，掌热，寒栗鼓颔，喉中鸣，小儿乳蛾。

(4)**《类经图翼》**：泄诸脏之热；项肿；雀目不明；中风。

(5)**《百症赋》**：少商、曲泽，血虚口渴同施。

(6)**《胜玉歌》**：颔肿喉闭少商前。

(7)**《杂病穴法歌》**：小儿惊风刺少商，人中涌泉泻莫深。

(8)**《肘后歌》**：刚柔二痉最乖张，口噤眼合面红妆，热血流入心肺腑，须要金针刺少商。

(9)**《玉龙歌》**：乳蛾之症少人医，必用金针疾始除，如若少商出血后，即时安稳免灾危。

(10)**《医学入门·治病要穴》**：少商，主双蛾风，喉痹。

(11)**《长桑君天星秘诀歌》**：指痛挛急少商好，依法施之无不灵。

(12)**《十四经要穴主治歌》**：少商惟针双蛾痹，血出喉开功最奇。

手阳明大肠经

合 谷

合谷归属于手阳明大肠经，为原气所过和留止大肠经之原穴，具有疏风解表、清热开窍、通经活络、镇静止痛的作用。是临床常用的重要穴位，临床治症广泛，因配穴和针法的不同，可用于各科疾患的治疗。

本穴首见于《灵枢·本输》。"合"，开合、结合或合拢之意；"谷"是山谷的意思，又指肌肉会合的地方，即古之所谓"肉之大会"，亦成为洼谷。合谷，是山名。本穴在太阴与阳明结合处，开则如谷，合则如山，故名合谷。又因本穴处于手拇指与食指之间，手张之状，其形大如虎口之状也，所以又称为"虎口"。

【穴性】

疏风解表，清热开窍，镇痛镇静，通降肠胃（根据其穴性，临床主要用于西医学中的感冒、发热、疼痛、妇科、精神疾患及头面五官疾病）。

【定位】

在手背，第1、2掌骨间，第2掌骨桡侧的中点处。

【取穴方法】

（1）一手的拇、食指张开，使虎口拉紧，另一手的拇指指间关节横纹压在拇、食指之间的指蹼缘上，当拇指尖下处取穴（图2–1–1）。

（2）拇、食指并拢，手背第1、2掌骨之间有一肌肉隆起，在隆起最顶端处取穴（图2–1–2）。

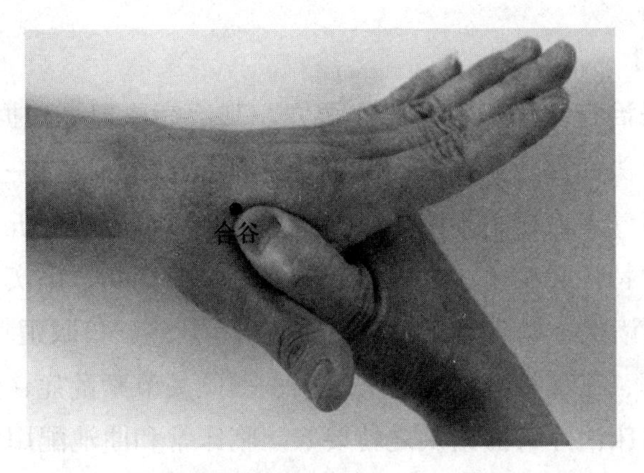

图 2-1-1　合　谷

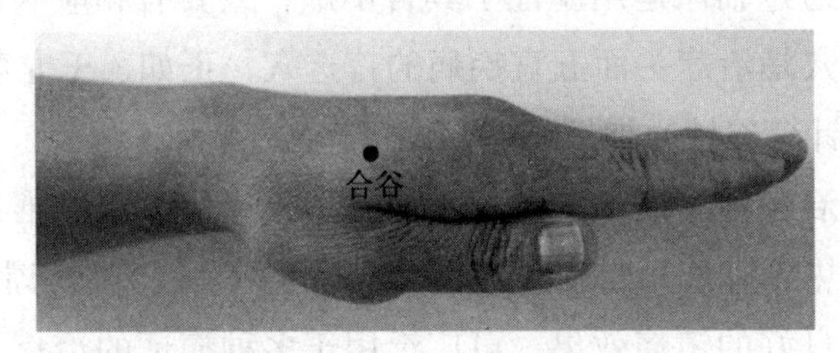

图 2-1-2　合　谷

【主治】

（1）**头面五官疾病：**头痛，眩晕，牙痛，眼疾，耳病（耳鸣、耳聋），鼻病（鼻窦炎、过敏性鼻炎、鼻出血），面瘫，三叉神经痛，面肌痉挛，颞颌关节紊乱症。

（2）**外感疾病：**感冒，发热，咳嗽，无汗，多汗，咽喉肿痛。

（3）**疼痛证：**头痛，三叉神经痛，牙痛，胃痛，腹痛，痛经，肩臂痛，手腕痛，手指痛。

（4）**妇科疾病：**闭经，痛经，难产，堕胎，保胎，月经不调。

（5）**皮肤疾病：**隐疹，荨麻疹，黄褐斑，粉刺等。

（6）**肠道疾病：**痢疾，便秘，肠道痉挛。

（7）**其他：**手术麻醉，还可用于疟疾，痿证，痹证，中风，呃逆及精神疾患等多种病症。

【操作方法】

针刺时手呈半握状，直刺 0.5~1 寸，可灸，孕妇禁针。

【经验总结】

（1）**合谷是治疗头面五官疾患之要穴**。其治疗原理是根据经络循行所用，手阳明经从手上头面部，并在头面部广泛分布，在面部绕行一周。合谷是本经之原穴，原穴多气多血，手阳明也是多气多血，故调理头面五官之病甚强，古人根据这一治疗特性总结了“面口合谷收”之经典绝句，确实如此，用合谷穴可广泛治疗头面诸疾，如头痛、眼疾、咽喉病、牙痛、口眼歪斜、耳病、痄腮、鼻病、面肌痉挛、三叉神经痛、牙关紧闭、颞颌关节紊乱症、失音、流涎等头面疾病，成为临床治疗头面诸疾之特要穴。临床常和曲池配用发挥更加尽致的功效，临床根据这一特性又总结了“头面耳目口鼻疾，曲池、合谷为之主”之经典搭配运用。通过临床运用验证了其言不虚，只要有相应病症，用之屡显奇效。总之，合谷穴是治疗头面五官疾病的首选穴，正如《玉龙歌》所言:“若遇头面诸般疾，一针合谷妙通神。”

（2）**合谷善治各种痛证**。本穴的止痛作用被历代医家所推崇，早在《标幽赋》中就有“寒热痛痹，开四关而已之”的运用，是针灸临床常用的止痛要穴，对多种痛证均有良好的镇痛效果，可广泛用于多种痛证的治疗。临床中常运用于头痛、牙痛、目赤肿痛、咽喉痛、三叉神经痛、心痛、胃痛、腹痛、痛经、子宫收缩痛、手指痛、手腕痛、肘臂痛、颈项痛、下肢痹证等多种痛证。在临床常与太冲、内关配用，能发挥出更好的止痛功效。因此合谷穴是历代医家所常用的止痛效穴，有如西医止痛药的强势止痛功效，针到痛止。

（3）**合谷是治疗外感病的常用穴**。本穴为手阳明经之原穴，主表，主阳，大肠与肺相表里，其性升而能散，清轻走表，能发表解热，疏散风邪，清泄肺气，故对外感发热、外感风邪，客于肺卫所致的外感病有较好的效果。古代文献也有大量的相关记载。如《备急千金要方》言:“合谷、五处，主风头热。”《针灸大全》有言:“合谷，体热身汗出，目暗视朦胧。”所以合谷是治疗表证的首选主穴，无论表热表寒的感冒均可选用，常与外关、曲池、风池等相关穴位合用治疗外感表证。

（4）**合谷也是治疗妇科、产科病症的有效穴**。本穴有较强的行气活血、通经活络的作用，所以常用于月经不调、痛经、难产、胎衣不下、乳汁不行等妇科、产科疾病，尤其对经闭、滞产的作用更优。关于治疗下胎之病案，早在《南史·列传》中就有泻足太阴（三阴交），补手阳明（合谷），胎便应针而落的病案记载，其治疗验案可见三阴交。但因难产属于产科之专科，故在针灸临床已很少见到相关病案。

（5）**合谷与他穴相配具有特殊治疗功效**。本穴有发汗止汗的双向调节作用，当与复溜相配能更为有效的发挥这一功效。当无汗需发汗时补合谷泻复溜，若多汗需止汗要补合谷补复溜（有的主张泻合谷补复溜，笔者在临床均以补法为用）；本穴还有安胎与堕胎的双向调节功能，与三阴交配伍时才能发挥出这种双向调节功能，补合谷泻三阴交有堕胎的功能，若泻合谷补三阴交有安胎之效。由此说明了针刺与针法有重要的关系，针法有别，功效不同，务必正确运用。当合谷与太冲合用时，其作用更加广泛，可涉及到多种疾病，两穴合用名曰四关，分别为手阳明经和足厥阴经之原穴，一主阳主气，能升能散，善清上焦热邪气闭；一主阴主血，能降能舒，善疏肝解郁，宣窍启闭。两穴相配，在功能上相互协调，可以起到调和气血的作用。两穴一阳一阴、一腑一脏、一上一下、一气一血，相得益彰，可有镇定、止痉、镇痛的作用。

由此可见，本穴具有很强的双向调节作用，因疾病的不同，可有不同的调节功效，这就突显出了穴位对比药物的优势性。

【常用配穴】

（1）合谷配曲池治疗头面五官疾病。

（2）补合谷泻复溜治疗无汗。

（3）补合谷补复溜治疗多汗。

（4）补合谷泻三阴交能治疗滞产。

（5）泻合谷补三阴交能保胎。

（6）合谷配外关、曲池、风池治疗感冒。

（7）合谷配大椎、曲池、少商治疗外感发热。

（8）合谷配足三里治疗胃肠病。

（9）合谷配迎香、印堂、足三里治疗鼻部疾病。

（10）合谷配关元、气海、足三里治疗元气衰竭或急病阳气暴脱所致的脱证、厥证。

（11）合谷配风池治疗面肌痉挛。

（12）合谷配内关用于颈部及五官疾患手术针刺麻醉。

（13）合谷配劳宫治疗手指屈伸不利。

（14）合谷配肩髃、曲池、手三里、外关治疗上肢痿痹。

（15）合谷配三间、颊车、迎香治疗牙痛、面痛、面瘫。

（16）合谷配太冲，名曰“四关”，临床治症广泛。可有镇定、止痉、镇痛的作用，可用于多种痛证、郁证等疾患。

【注意事项】

合谷能引起子宫收缩，可使产妇流产，因此孕妇应当谨慎用针。《铜人腧穴针灸图经》载曰：“妇人妊娠不可刺之，损胎气。”《神应经》言：“孕妇不宜针。”本穴刺激强度大，故针刺应注意操作强度。

【古代文献摘录】

（1）**《针灸甲乙经》卷十二：** 聋，耳中不通，合谷主之。

（2）**《铜人腧穴针灸图经》卷五：** 寒热疟，鼻鼽衄，热病汗不出，目视不明，头痛，痿痹，面肿，唇吻不收，喑不能言，口噤不开。

（3）**《针灸大成》卷六：** 主伤寒大渴，脉浮在表，发热恶寒，头痛脊强，无汗，寒热疟，鼻衄不止，热病汗不出，目视不明，生白翳，头痛，下齿龋，耳聋，喉痹，面肿，唇吻不收，喑不能言，口噤不开，偏风，风疹，痂疥，偏正头痛，腰脊内引痛，小儿单乳蛾。

（4）**《千金翼方》：** 产后脉绝不还，针合谷三分，急补之。

（5）**《四总穴歌》：** 面口合谷收。

（6）**《马丹阳天星十二穴治杂病歌》：** 合谷在虎口，两指岐骨间。头痛并面肿，疟病热还寒；齿龋鼻衄血，口噤不开言。针入五分深，令人即便安。

（7）**《肘后歌》：** 百合伤寒最难医，妙法神针用意推，口噤眼合药不下，合谷一针效甚奇。

（8）**《胜玉歌》：** 两手酸疼难执物，曲池合谷共肩髃。

（9）**《杂病穴法歌》：** 头面耳目口鼻病，曲池、合谷为之主；耳聋临泣与金门，合谷针后听人语。鼻塞鼻痔及鼻渊，合谷、太冲随手取；舌上生苔合谷当；手指连肩相引疼，合谷、太冲能救苦；痢疾合谷、三里宜；妇人痛经泻合谷。

（10）**《拦江赋》：** 无汗更将合谷补，复溜穴泻好施针。倘若汗多流不绝，合谷收补效如神。

（11）**《百症赋》：** 天府、合谷，鼻中衄血宜追。

（12）**《席弘赋》**：手连肩脊痛难忍，合谷太冲随手取。曲池两手不如意，合谷下针宜仔细；睛明治眼未效时，合谷光明安可缺；冷嗽先宜补合谷，又须针泻三阴交。

（13）**《玉龙歌》**：头面纵有诸样症，一针合谷效通神；无汗伤寒泻复溜，汗多宜将合谷收；偏正头风有两般，有无痰饮细推观，若然痰饮风池刺，倘无痰饮合谷安。

（14）**《十二经治症主客原络》**：阳明大肠夹鼻孔，面痛齿疼腮颊肿，生疾目黄口亦干，鼻流清涕及血涌，喉痹肩前痛莫当，大指次指为一统，合谷列缺取之奇，二穴针之居病总。

（15）**《玉龙赋》**：伤寒有汗，取合谷当随。

（16）**《通玄指要赋》**：眼痛则合谷以推之。

（17）**《杂病十一穴歌》**：四肢无力中邪风，眼涩难开百病攻，精神昏倦多不语，风池合谷用针通。

（18）**《医学入门·治病要穴》**：合谷，主中风，破伤风，痹风，筋急疼痛，诸般头病，水肿，难产，小儿急惊风。

（19）**《窦太师针经》**：治目暗，咽喉肿痛，脾寒及牙耳头痛，面肿皆治，量虚实补泻，泻多补少。伤寒无汗则补，有汗则泻。女人有孕者，切不可针灸。

（20）**《医宗金鉴》**：合谷主治破伤风，痹痛筋急针止疼，兼治头上诸般病，水肿产难小儿惊。

（21）**《长桑君天星秘诀歌》**：脾病血气先合谷，后刺三阴交莫迟；寒疟面肿及肠鸣，先取合谷后内庭。

（22）**《针灸聚英》**：喉痹，针合谷、涌泉、天突、丰隆。

（23）**《卧岩凌先生得效应穴针法赋》**：头晕目眩要觅于风池，应在合谷；眼痛则合谷以推之，应在睛明；文伯泻死胎于阴交，应在合谷。

手三里

手三里归属手阳明大肠经。本穴具有通经活络、养颜美容、清热明目、调理肠胃的作用。是临床治疗痿痹、肠胃病的常用穴。

本穴首见于《针灸甲乙经》。"手"，指穴位所在部位为手部；"里"，指寸，该穴于肘尖处有 3 寸，故名"手三里"。

【穴性】

疏经通络，和胃利肠（根据其穴性，临床主要用于西医学中的面部美容、牙痛、三叉神经痛、手臂麻木疼痛、急性腰扭伤、腹痛、肠炎）。

【定位】

在前臂，肘横纹下 2 寸，阳溪与曲池连线上（图 2–2）。

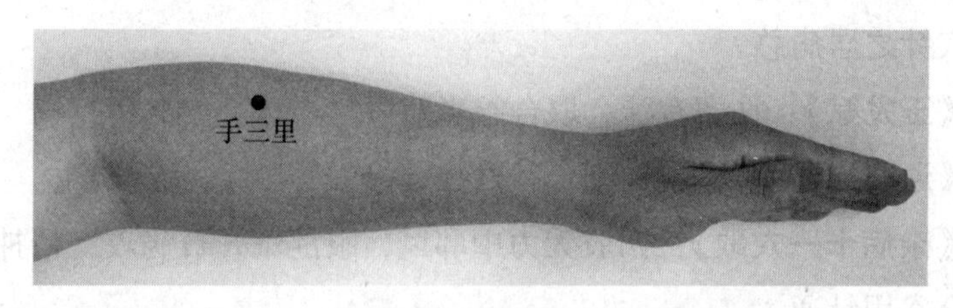

图 2–2 手三里

【取穴方法】

（1）用力握拳屈肘，当肱桡肌呈凹陷处，曲池穴下 2 寸处取穴。

（2）屈肘立掌，桡侧肘横纹头（即曲池穴）往下二横指（食、中指）处（曲池与阳溪连线上）即是本穴。

【主治】

（1）**头面五官疾病：**牙痛，三叉神经痛，颊肿，咽喉炎，眼疾，面瘫，鼻衄，雀斑，黄褐斑。

（2）**上肢痿痹：**肩臂痛，手臂麻木无力，肘痛，手指麻木。

（3）**肠胃病：**腹痛，腹胀，腹泻，呕吐，便秘。

（4）**腰痛，尤其急性腰扭伤。**

（5）**津液不足所致疾病：**口干，咽痛，糖尿病，便秘。

【操作方法】

针刺 0.5~1 寸。可灸。

【经验总结】

（1）**手三里是治疗上肢痿痹之常用穴。**本穴善舒筋通络，长于治疗经络病，故对上肢不遂、肩臂痛有很好的治疗作用。《铜人腧穴针灸图经》载："治手臂不仁，肘挛不伸。"《通玄指要赋》言："肩背患，责肘前之三里。"《灵枢·杂病篇》及《杂病穴法歌》俱云："手三里治肩连脐。"可见本穴治疗上肢痿痹是千百年来古人临床实践的总结，其治疗原理是根据经脉与经筋循行，手阳明经脉与经筋均行于上肢到肩背。手三里等同足三里，气血皆充盛，故用之有效。

（2）**手三里是治疗腰痛的特效穴。**《针灸甲乙经》有"腰痛不得卧，手三里主之"的运用。用手三里治疗腰痛是根据经筋循行原理，"其支者，绕肩甲，夹脊"而行，所以并不是所有的腰痛用手三里都有效，而是当腰痛在督脉旁开0.5寸之内者为对症治疗。用手三里治疗腰痛不仅仅是经筋原理，还因为手三里为手阳明经脉穴位，手阳明多气多血，本穴因善疏经通络，故用之则有奇效了，尤其对急性腰扭伤最具特效。如笔者曾治一患者，女性，45岁，不慎腰部扭伤2天，贴膏药及在他处行针灸治疗，效不佳。检查见痛点处于正中线偏左侧1寸内，先于痛点刺血，再立针刺右手三里，得气后嘱患者活动患处，5分钟后疼痛立缓，经1次治疗而愈。

（3）**手三里是治疗头面五官疾病常用穴。**大肠经脉上于头面部，又为多气多血之经，根据"经脉所过，主治所及"的原则，故用本穴能治疗头面五官疾病，尤其对面部美容及三叉神经痛的治疗更为突出，是临床之特效穴。三叉神经痛伴有便秘时选用本穴，刺之则能使便通而疼痛自止，若无便秘的三叉神经痛用之本穴疗效不佳，故临床应正确选择运用，发挥出所具有的特效功能。

（4）**手三里是治疗肠胃病之有效穴。**本穴是手阳明大肠经穴位，大肠为传导之官，刺之能和胃利肠，治疗肠腑相关病症。《针灸大成·席弘赋》言："手足上下针三里，食癖气块凭此取。"在本篇还有："肩上连脐痛不休，手中三里便须求。"常用于治疗腹痛、腹胀、腹泻、食谷不化等消化系统疾病，常与中脘、足三里运用。

（5）**手三里还常用于口干、咽干、便秘、糖尿病等津液不足疾病。**手阳明大肠经脉病候言"是主津所生病者，目黄、口干、鼻衄、喉痹"等，上述所涉及的均为津液输布不足所致，当刺手三里则能达到生津作用，故津液不足所致的便秘、咽干、口干、糖尿病均能有效改善。这些临床所治，均为手阳明主治病候，也是临床常见之症，但西医治疗却往往较为棘手，若能正确选择本穴，多能应手而解。故在临床应当细思辨证用穴，才能针到病除，也才能真正做到精穴疏针。

【常用配穴】

（1）手三里配曲池、合谷、外关治疗上肢痿痹。

（2）手三里配足三里、内关治疗腹痛，腹胀，吐泻等肠胃疾患。

（3）手三里配天枢、足三里调理肠胃。

（4）手三里配温溜、曲池、丰隆治疗喉痹。

（5）手三里配中渚、曲池治疗咽喉肿痛不能言。

（6）手三里配合谷、阳溪治疗牙痛。

（7）手三里配合谷、足三里、三阴交、迎香、人迎用于面部美容。

（8）手三里配少海治疗两臂顽麻，肩背疼痛。

【注意事项】

手三里在大多数书中言肘横纹（有的说曲池）下 2 寸，笔者认为，根据其名称最好应改为肘尖下 3 寸，乃与其名称相合，使临床不易混淆。取穴时应当在曲池穴与阳溪穴的连线上，不可偏离，否则取穴不准。本穴可用灸法。

【古代文献摘录】

（1）**《针灸甲乙经》卷九：**肠腹时寒，腰痛不得卧，手三里主之。

（2）**《铜人腧穴针灸图经》卷五：**手臂不仁，肘挛不伸，齿痛颊颔肿，瘰疬。

（3）**《针灸大成》卷六：**主霍乱遗矢，失音气，齿痛，颊颔肿，瘰疬，手臂不仁，肘挛不伸，中风口僻，手足不遂。

（4）**《通玄指要赋》：**肩背患，责肘前之三里。

（5）**《席弘赋》：**肩上痛连脐不休，手中三里便须求；手足上下针三里，食癖气块凭此取。

（6）**《杂病穴法歌》：**手三里治舌风舞；手三里治肩连脐。

（7）**《胜玉歌》：**臂疼背痛针三里。

（8）**《玉龙赋》：**心悸虚烦刺三里。

（9）**《医学入门·治病要穴》：**手三里，主偏风，下牙痛。

（10）**《针灸聚英》：**肘臂痛者肩髃攻，曲池、通里、手三里，四穴能除肘臂疼。

曲 池

曲池归属手阳明大肠经，为手阳明经脉气所入之合穴，在五行中属土，具有清热解表、祛风止痒、调和气血、舒筋通络、清头明目、调理肠胃等作用，临床应用广泛，为全身重要穴位之一。临床多以泻法为用。

本穴首见于《灵枢·本输》。“曲”，指屈曲的肘关节。当屈肘时，穴处有凹陷，形似浅池，手阳明经气流注至此，犹水入池中，故名曲池，又称“鬼臣”“阳泽”“洪池”。

【穴性】

清热解表，祛风止痒，调和气血，舒筋利节（根据其穴性临床主要用于西医学中的发热、感染性疾病、皮肤病、神经性眩晕、原发性高血压及运动系统疾患）。

【定位】

在肘区，尺泽与肱骨外上髁连线的中点处（图 2–3）。

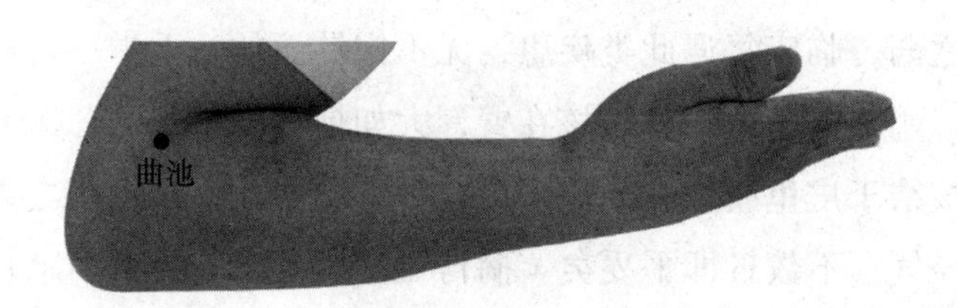

图 2–3 曲 池

【取穴方法】

（1）仰掌屈肘成 45 度角，肘关节桡侧，肘横纹外侧端凹陷处取穴。

（2）仰掌，微曲肘，尺泽穴与肱骨外上髁连线的中点处取穴。

【主治】

（1）**外感表证：**感冒，发热，水痘，麻疹。

（2）**皮肤病：**荨麻疹，湿疹，带状疱疹，疥疮，银屑病，痤疮，丹毒。

（3）**头面部疾病：**治疗头晕，头胀，头痛，目赤痛。

（4）**肠胃病：**阑尾炎，腹痛，吐泻，痢疾。

（5）**痿痹：**中风偏瘫后遗症，肩臂痛，肘痛，手指麻木，手指痛，腰痛，膝痛，下肢抬举不利。

（6）**其他：**如高血压，瘰疬，癫狂，疟疾等。

【操作方法】

直刺 1~2 寸。临床以泻法为常用，可灸。

【经验总结】

（1）**曲池是治疗感冒、发热的常用穴。**肺与大肠相表里，阳明多气多血，肺主一身皮毛，故针刺曲池能解表散热，疏卫通阳，临床常用于风热表证或温病初起者，常与大椎、风池、外关、液门、合谷相配以疏风散邪，调和营卫，清热解表。如笔者曾治一病患，男，17 岁，高中学生，因感冒后发热 1 天，口服药物未好转，来诊，检查：体温 38.5℃，感头痛头胀，咽喉充血，感干燥而微痛，周身乏力，舌质红，苔黄而燥，脉滑数。治疗：取双侧曲池穴，行强刺激泻法，留针 20 分钟，每 5 分钟行针 1 次，同时于大椎穴点刺放血，并加拔火罐，经治疗 1 次，热退症状消失，第 2 日继续巩固治疗 1 次。曲池临床运用疗效可靠，是临床清热解表之要穴。其不但能解表泻热，还有解毒清热之效，有如清热解毒之药。临床每遇此类疾患，无不应针而效。下举一古病案而对其理解：戊午春，鸿胪吕小山，患结核在臂，大如柿，不红不痛。医云是肿毒，予曰：此是痰核结于皮里膜外，非药可愈，后针手曲池，行六阴之数，更灸二七壮，以通其经气，不数日即平妥矣（摘自《针灸大成》）。本病患乃痰湿气郁凝结而成，久而化热。针曲池可清热活血、疏经通络，故能速愈。

（2）**曲池是治疗皮肤病的要穴。**手阳明大肠经与手太阴肺经相表里，肺主皮毛，阳明主一身之肌肉。皮肤病的发生多因血热内蕴，外感风温之邪，蕴积肌肤腠理而成。曲池穴善疏通走泄，宣导气血，通达肌表，故针刺曲池能清血热、利湿毒、活血散风，是皮肤病的特效穴位，故在临床中有皮肤病“第一穴”之称。早在《马丹阳天星十二歌》中就载有：“曲池拱手取……遍身风癣癞，针著即时瘳。”《太平圣惠方》记载：“曲池：秦丞祖明堂云，主大小人偏身风疹，皮肤痂疮。”由此可见，曲池穴是古今临床治疗皮肤病的首选穴，临床多与血海、三阴交、风市等相关穴位配用治疗多种皮肤病，常用于荨麻疹、湿疹、疥疮、水痘、青春痘、带状疱疹、银屑病、皮肤脓肿等多种皮肤病症。如笔者曾治一患者，男，49岁，全身瘙痒3天，到某医院皮肤科就诊，诊为荨麻疹，给予抗过敏口服药治疗，但因服药后嗜睡明显，严重影响工作来诊，即于大椎、肺俞点刺出血，再针刺双侧的曲池、血海，施以泻法，留针20分钟，治疗3次后痊愈。笔者在临床以本穴为主穴，治疗数例皮肤病患者，多以急慢性荨麻疹为主，有效率在80%以上。但治疗时必须明确病因，消除诱发因素，并配合刺血疗法（一般可在大椎、肺俞、委中等相关穴位选择刺血点，当为荨麻疹时，并在神阙穴配合闪罐），这是提高疗效的重要因素。

（3）**曲池是治疗头面五官疾病之要穴。**《杂病穴法歌》曰："头面耳目口鼻病，曲池合谷为之主。"这确为经验之谈，临床用之确有很好的效果，可治疗咽喉肿痛、牙痛、目赤肿痛、麦粒肿、腮肿、痤疮、黄褐斑、面瘫、鼻衄等头面五官疾患。这些功效已被临床广泛验证和运用，是有效可行的固定配方。

（4）**曲池是治疗痹证之常用穴。**古今医家均善用本穴治疗筋骨病，波及周身各关节均能治疗。《治病十一证歌》载："肘膝疼时刺曲池，进针一寸是便宜，左病针右右针左，依此三分泻气奇。"《肘后歌》言："腰背若患挛急风，曲池一寸五分攻。"《标幽赋》中有："肩井曲池，甄权刺臂痛而复射。"《百症赋》中有："半身不遂，阳陵远达于曲池。"可见本穴确为治疗筋骨病的实用穴，至今这些经验仍对我们的临床有重要指导意义，在临床所用，能屡屡获效，在临床常用于上肢不遂、手臂肿痛、膝痛、腰痛、中风偏瘫后遗症，常是治疗这些疾病的主穴。如笔者曾治一患者，男性，38岁。左膝关节外侧疼痛2周余来诊，经检查在左膝关节外侧有压痛点，伸屈疼痛。经针刺右曲池，得气后嘱患者逐渐活动患膝关节，留针30分钟，每10分钟行针1次，治疗5次后而愈。用本穴治疗膝痛时，痛点在膝外侧足阳明经部位为佳，若在膝内侧则常用尺泽穴治疗，这是运用对应取穴原理，如平衡针疗法中的膝痛穴也是以本穴为用。

（5）**曲池有调理肠胃的功能。**本穴为大肠经之合穴，"合主逆气而泄""经满而血者病在胃，及饮食不节得病者取之于合"。故能协调胃肠气机。用于腹痛吐泻、肠鸣痢疾、阑尾炎等相关疾病，尤其对急性病症作用佳，常与天枢、足三里、上巨虚、中脘等伍用。

（6）**曲池是治疗高血压的要穴。**本穴具有走而不守、通上达下、宣导气血的功用。阳明经多气多血，曲池为手阳明之合穴，"合主逆气而泄"，故清头目的作用明显，对头晕、头胀、头痛均有良效。在中医学中并无高血压之病名，高血压之病归属于中医的“眩晕”“头痛”“肝阳”“肝风”等病症中，临床根据病症辨证论治。本穴不但能够降低血压，而且改善上述相关症状的效果更加明显，因此是临床降血压的主穴，其降低血压功效已被针灸界所公认。通过西医学研究发现，针刺本穴可以调节颈动脉窦和主动脉弓的压力感受器，使其传入冲动降低，使交感神经活动下降而迷走神经张力上升，从而使血压下降。操作时以提插捻转泻法为用，常和百会、内关、太冲等相关穴位合用。如笔者所治一患者，男性，51岁，高血压病史3年，曾于多家医疗机构就诊，检查诊断为“原发性高血压病”，服用多种降压药，疗效不佳，血压不稳定，波动范围大，故寻求针灸治疗。针刺前血压为180/105mmHg。经针刺双侧曲池，配双侧太冲，曲池针刺深度1.5寸，施以中强度的刺激，以提插手法为主，每10分钟行针1次，留针40分钟，起针后血压为165/98mmHg。此后巩固治疗10次，停用西药，血压维持在130/90mmHg左右。

【常用配穴】

（1）曲池配合谷治疗头面五官疾病。

（2）曲池配太冲、百会、人迎、内关治疗高血压。

（3）曲池配血海、三阴交、风市治疗皮肤病。

（4）曲池配足三里、阑尾点治疗急慢性阑尾炎。

（5）曲池配大椎、风池、外关、合谷治疗外感表证。

（6）曲池配阳陵泉治疗痿痹。

（7）曲池配大椎、三阴交、太溪、涌泉、照海、肺俞治疗结核所致的骨蒸潮热。

（8）曲池配大椎、陶道、后溪、间使治疗疟疾。

（9）曲池配肩髃、合谷治疗上肢痿痹。

（10）曲池配足三里、天枢治疗腹痛吐泻。

【注意事项】

曲池有降低血压功效，所以对于低血压患者慎用。

【古代文献摘录】

（1）《针灸甲乙经》：伤寒余热不尽；胸中满，耳前痛，齿痛，目赤痛，颈肿，寒热，渴饮辄汗出，不饮则皮干热；目不明，腕急，身热，惊狂，躄痿痹重，瘛疭；癫疾吐舌。

（2）**《杂病十一症歌》**：肘膝疼时刺曲池，进针一寸是相宜，左病针右右针左，依此三分泻气奇。

（3）**《针灸聚英》**：臂肿经渠、曲池中。

（4）**《百症赋》**：半身不遂，阳陵远达于曲池；发热仗少冲、曲池之津。

（5）**《标幽赋》**：曲池、肩井，甄权刺臂痛而复射。

（6）**《席弘赋》**：曲池两手不如意，合谷下针宜仔细。

（7）**《马丹阳天星十二穴治杂病歌》**：曲池拱手取，屈肘骨边求。善治肘中痛，偏风手不收；挽弓开不得，筋缓莫梳头；喉痹促欲死，发热更无休，偏身风癣癞，针著即时瘳。

（8）**《肘后歌》**：鹤膝肿老难移步，尺泽能舒筋骨疼，更有一穴曲池妙，根寻源流可调停；腰背若患挛急风，曲池一寸五分攻。

（9）**《胜玉歌》**：两手酸痛难执物，曲池合谷并肩髃。

（10）**《杂病穴法歌》**：头面耳目口鼻病，曲池、合谷为之主。

（11）**《医宗金鉴》**：曲池主治中风是，手挛筋急痛痹风，兼治一切疟疾病，先寒后热自然平。

（12）**《千金翼方》**：为十三鬼穴之一，名曰鬼臣，治百邪癫狂，鬼魅；治瘿恶气诸瘾疹，灸随年壮。

（13）**《针灸大成》卷六**：主绕踝风，手臂红肿，肘中痛，偏风半身不遂，恶风邪气，泣出喜忘，风瘾疹，喉痹不能言，胸中烦满，肘臂疼痛，筋缓捉物不得，挽弓不开，屈伸难，风痹，肘细无力，伤寒余热不尽，皮肤干燥，瘛疭癫疾，举体痛痒如虫啮，皮脱作疮，皮肤痂疥，妇人经脉不通。

（14）**《通玄指要赋》**：但见两肘之拘挛，仗曲池而平扫。

（15）**《针灸聚英》**：若患者脉浮，面色苍白，总打喷嚏，悲愁不乐总想哭，为大肠病。如果逆气而泄泻，针刺曲池则愈。

（16）**《医学入门·治病要穴》**：曲池，主中风，手挛筋急，痹风，疟疾，先寒后热。

（17）**《窦太师针经》**：治半身不遂，手臂酸痛，拘挛不开，先泻后补；两手拘挛，先补后泻。

（18）**《玉龙歌》**：两肘拘挛筋骨连，艰难动作欠安然，只将曲池针泻动，尺泽兼行见圣传。

迎 香

迎香归属于手阳明大肠经，并为手足阳明经之会，具有清热散风、宣通鼻窍、祛风止痒、理气止痛的作用，是临床治疗鼻塞、流涕等鼻疾诸症之常用穴。

本穴首见于《针灸甲乙经》。“迎”，指迎接；“香”，指的是气味。本穴处于鼻孔两旁，可治鼻塞不闻气味，使之能闻及（即迎接）各种气味，故名迎香，别名“冲阳”。

【穴性】

清热散风，通利鼻窍（根据其穴性，临床主要用于西医学中的鼻疾和其他面部疾病）。

【定位】

在面部，鼻翼外缘中点旁，鼻唇沟中（图 2–4）。

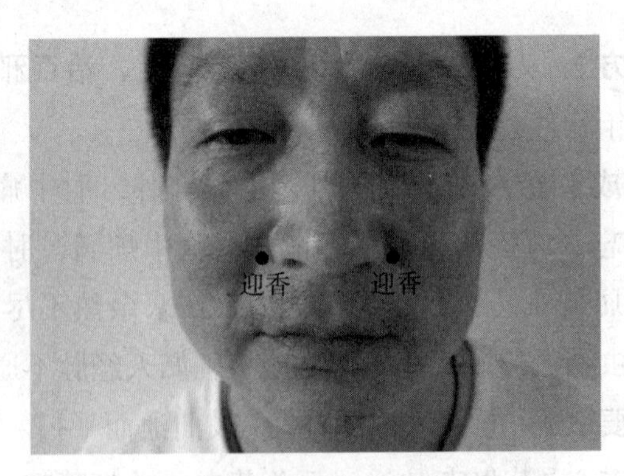

图 2–4 迎 香

【取穴方法】

在鼻唇沟中，平鼻翼外缘中点即是。

【主治】

（1）**鼻部疾病**：鼻炎，鼻窦炎，鼻出血，鼻塞，流涕。

（2）**面部疾病**：面痒，面瘫，面痛，面肿，痤疮，黄褐斑。

（3）**其他**：如胆道蛔虫症，便秘，快速心律失常，周身瘙痒等疾病。

【操作方法】

略向内上方斜刺或平刺 0.3~0.5 寸。多施以泻法，不宜灸。

【经验总结】

（1）**迎香是治疗鼻病常用要穴，在临床中有“鼻病第一穴”之称**。本穴位于鼻孔两旁，夹于鼻子，根据“穴位所在，主治所及”的理论，故能治疗鼻病。本穴其功善散风热、通鼻窍、清火气的作用，常配印堂、上迎香、合谷、足三里合用，可治疗鼻窦炎、过敏性鼻炎、鼻甲肥厚、鼻息肉、鼻出血、鼻塞等各种鼻疾。《针灸甲乙经》载有：“鼻鼽不利，窒洞气塞……鼽衄有痈，迎香主之”，也有《针灸大成》中“一针未出气先通”的主治功效。

（2）**迎香可治疗面部发痒、面瘫、痤疮等面部疾病**。本穴为手足阳明经之交会穴，可通调手足阳明二经之经气，改善面部气血循环，发散面部之风邪，故能治疗面部发痒、痤疮、黄褐斑、面瘫、面痉挛等面部之疾。《百症赋》中言：“面上虫行有验，迎香可取”。如笔者曾治一女性患者，面部蚁行感 1 月余，曾用多种方法治疗，无任何疗效，经人介绍来诊，经针刺迎香、合谷、足三里治疗，治 4 次后而愈。面痒归属于西医的面神经官能症，尚无特效疗法。在中医中认为本病是血分有热、热盛血燥而致。刺之迎香，可疏通局部经气，清泻阳明经之燥热而止痒。

（3）**迎香有安蛔止痛的作用**。本穴是治疗胆道蛔虫症的有效验穴，历代也有许多相关验案记载。一般为迎香透四白，临床常配胆囊穴、足三里、中脘合用。因本病越来越少，且选择用针灸治疗本病的患者更少，故笔者在临床对此尚无相关临床验证，仅收录这一功效，供大家参考研究。

（4）**迎香还有其他方面的治疗功效**。如临床还常用于便秘、呃逆、快速性心律失常、周身瘙痒等病症，也均具有良好的功效。尤其对于顽固性相关病症，临床据症用之，往往有意想不到之效。如马玉琛等在《中国针灸》的报道，针刺迎香穴治疗快速心律失常 68 例，显效 39 例，好转 5 例，无效 4 例［马玉琛，隋速成，刘安才. 针刺迎香穴治疗快速心律失常 68 例疗效观察. 1996，（5）：21］。

【常用配穴】

（1）迎香配合谷、印堂、风池治疗鼻疾。

（2）迎香配上星治疗鼻子出血。

（3）迎香配四白治疗胆道蛔虫症。

（4）迎香配通天治疗鼻息肉。

（5）迎香配大包治疗周身瘙痒。

（6）迎香配合谷、地仓、颊车、下关治疗口眼歪斜。

（7）迎香配合谷治疗面痒面肿等面部疾病。

【注意事项】

本穴操作多沿皮下平刺，针尖应略向内上方斜刺，不宜深刺，同时注意针刺手法宜轻。本穴一般不宜灸。

【古代文献摘录】

（1）**《针灸甲乙经》卷十二**：鼻鼽不利，窒洞气塞，歪僻多涕鼽衄有痈，迎香主之。

（2）**《针灸大成》卷六**；主鼻塞不闻香臭，偏风口歪，面痒浮肿，风动叶叶，状如虫行，唇肿痛，喘息不利，鼻衄多涕，鼻衄骨疮，鼻有息肉。

（3）**《针灸聚英》**：鼻有息肉治迎香。

（4）**《百症赋》**：面上虫行有验，迎香可取。

（5）**《圣惠方》**：鼻息不闻香臭，偏风面痒及面浮肿。

（6）**《玉龙歌》**：不闻香臭从何治？迎香两穴可堪攻，先补后泻分明效，一针未出气先通。

（7）**《玉龙赋》**：迎香攻鼻室为最。

（8）**《通玄指要赋》**：鼻窒无闻，迎香可引。

（9）**《灵光赋》**：鼻窒不闻迎香间。

足阳明胃经

颊　车

颊车归属足阳明胃经，具有祛风清热、开关通络的作用，是治疗口眼歪斜、面肌痉挛、面痛、牙痛、口噤之要穴，临床以平补平泻法为常用。

本穴首见于《灵枢·邪气藏府病形》。“颊”，指穴所处于面颊部；“车”，运载工具。胃经的五谷精微物质由此上输于头，有如车载一般，故名颊车，又称“曲牙”“机关”“鬼床”“牙车”。

【穴性】

开关通络，消肿止痛（根据其穴性，临床主要用于西医学中的面部疾病与牙痛）。

【定位】

在面部，下颌角前上方一横指（中指），咀嚼时，咬肌隆起处（图 3–1）。

【取穴方法】

（1）食指第一指关节宽度，由下颌角前上方量一横指处取穴。

（2）由下颌角向前上方摸有一凹陷，用手指掐切有酸胀感，上下牙齿咬紧时局部有一肌肉隆起处取穴。

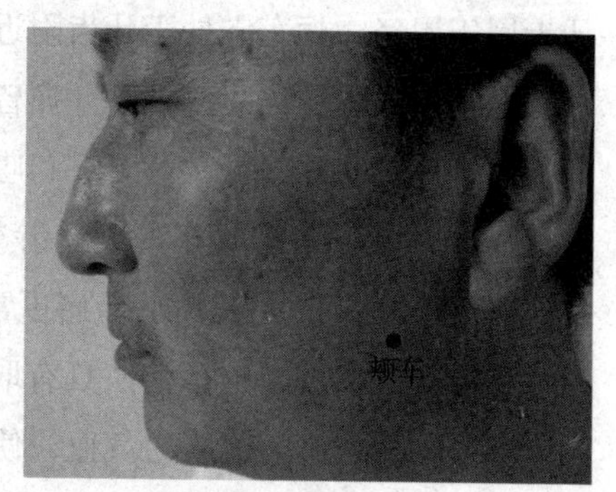

图 3–1　颊　车

【主治】

（1）**面部疾病**：口眼歪斜，颊肿，口噤，腮腺炎，面肌痉挛，三叉神经痛，颞颌关节紊乱。

（2）**齿痛、牙关不利等诸疾。**

【操作方法】

直刺 0.3~0.5 寸，或平刺 1~1.5 寸，多向地仓穴透刺。可灸。

【经验总结】

（1）**颊车是治疗面部疾病常用穴。**本穴善祛口面风邪而开窍，为治疗局部病证之常用穴。临床可用于口眼歪斜、面痛、面痉挛、牙关紧闭、下颌关节炎等，尤善治口眼歪斜，是本病之主穴。早在《玉龙歌》中就有“口眼歪斜最可嗟，地仓妙穴连颊车，歪左泻右依师正，歪右泻左莫令斜”之运用。在《千金翼方》中有“颊车……主牙车不开，口噤不言”的记载。由此可见本穴是历代临床治疗面部疾病之有效穴。通过大量临床资料报道来看，本穴是局部选穴治疗口眼歪斜中首选穴位之一，是取用最多的穴位，其次还有地仓、阳白、下关、鱼腰、太阳，都是治疗面瘫局部最常用的穴位。现摘录一相关古病案供大家参阅，这是元代古医家罗天益医案：太尉忠武史公，年六十八岁。于至元戊辰十月初，侍国师于圣安寺丈室中，煤炭火一炉在左侧边，遂觉面热，左颊微有汗。师及左右诸人皆出。因左颊疏缓，被风寒客之，右颊急，口歪于右，脉得浮紧，按之洪缓。予举医学提举忽君甫，专科针灸，先于左颊上灸地仓穴一七壮，次灸颊车穴二七壮，后于右颊上热手熨之，议以升麻汤加防风、白芷、桂枝，发散风寒，数服而愈（《卫生宝鉴》）。发生面瘫后，灸局部地仓、颊车，兼服中药而愈。

（2）**颊车是治疗牙痛的特效穴。**本穴属于足阳明胃经，其经络入上齿中，上牙齿属于胃经，颊车穴处于牙齿附近，因此本穴治疗牙痛甚效，是治疗牙痛局部取穴最常用的穴位，无论上下牙痛皆有效，自古就有颇多的相关记载。如《针灸大成》中有：“主中风牙关不开，口噤不语，失喑，牙车疼痛，颔颊肿，牙不开嚼物。”《灵光赋》言：“颊车可灸牙齿愈。”笔者治疗牙痛常以远端相关穴位配颊车获取良好的实效，尤其是下牙痛更常取用，上牙痛时局部取穴多以下关穴为用。通过长期实践发现，这种治法具有取穴少，疗效好的优势，局部取穴疏局部之气血，远端的选穴，通经络之气血，使瘀祛经通而病自止。

【常用配穴】

（1）颊车配内庭、合谷治疗胃火牙痛。

（2）颊车配太溪治疗肾虚牙痛。

（3）颊车配翳风、地仓、牵正、巨髎、合谷治疗面瘫。

（4）颊车配翳风、合谷治疗痄腮、颊肿。

（5）颊车配下关治疗颞颌关节紊乱症。

（6）颊车配人中、十二井、四关治疗牙关紧闭。

【注意事项】

本穴常用透刺法，多向地仓穴方向透刺，在针刺时须注意针尖角度，以不穿刺口腔黏膜为宜。

【古代文献摘录】

（1）**《针灸甲乙经》卷十二：**颊肿，口急，颊车骨痛，齿不可以嚼，颊车主之。

（2）**《针灸大成》卷六：**主中风牙关不开，口噤不语，失音，牙车疼痛，颔颊肿，牙不可嚼物，颈强不得回顾，口眼歪。

（3）**《医宗金鉴》：**治落颊风，落颊风者，下颏脱落下。

（4）**《灵光赋》：**颊车可针牙齿愈。

（5）**《百症赋》：**颊车、地仓穴，正口歪于片时。

（6）**《玉龙赋》：**颊车、地仓疗口歪。

（7）**《类经图翼》：**颊车、地仓、水沟、承浆、听会、合谷，主口眼歪斜。

（8）**《杂病穴法歌》：**口噤歪斜流涎多，地仓、颊车仍可举。

（9）**《胜玉歌》：**泻却人中及颊车，治疗中风口吐沫。

下　关

下关归属足阳明胃经，是足阳明胃经与足少阳胆经之交会穴，具有疏风活络、消肿止痛、益气聪耳、通关利窍的作用，是治疗头面、口齿、耳疾的常用穴。

本穴最早见于《灵枢·本输》。“关”，指机关，为开阖之枢机，即指牙齿开阖，故称为“关”；因其本穴在颧弓下，与上关相对，故名为“下关”。

【穴性】

疏风清热，通关利窍（根据其穴性，本穴主要用于西医学中的牙痛及面部炎症性疾病）。

【定位】

在面部，颧弓下缘中央与下颌切迹之间凹陷处（图 3–2）。

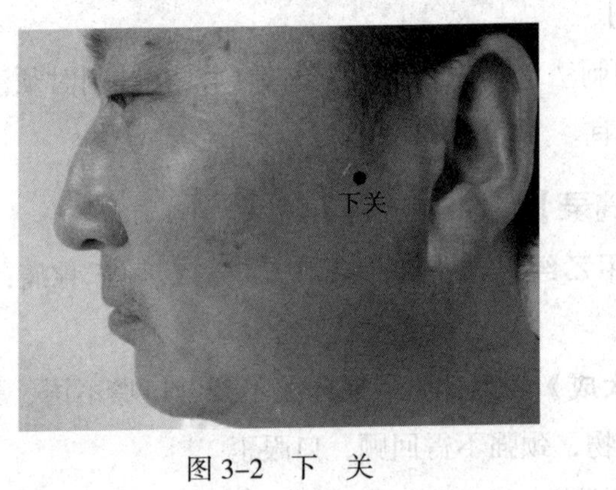

图 3–2　下　关

【取穴方法】

（1）闭口，以食指第一指节，由耳屏向前一横指处取穴。

（2）闭口，由耳屏向前摸有一高骨，其下面有一凹陷（若张口则该凹陷会闭合且隆起），在这一凹陷处取穴。

【主治】

（1）**面部疾患：**牙痛，面痛，面瘫，面肌痉挛，下颌关节紊乱，口噤。

（2）**耳疾：**耳鸣，耳聋，中耳炎。

（3）**其他：**如足跟痛，坐骨神经痛，眩晕，麻醉拔牙，眩晕等。

【操作方法】

闭口取穴，直刺 0.5~1 寸。可灸。

【经验总结】

（1）**下关是治疗面部疾病之常用穴。**本穴处于面部，属足阳明胃经，阳明经气血最为充盛，刺之即可调理阳明气血，直接改善局部气血的运行。因为“腧穴所在，主治所在”，故治疗面部疾病非常有效，对面痛、面肌痉挛、面瘫、下颌关节炎、鼻窦炎皆有良好的功效。笔者曾治一患者，男性，高中学生，颞颌关节疼痛，张口受限反复发作 1 月余，曾服药治疗，效不显，经人介绍来诊。检查：颞颌关节处明显压痛，局部无红肿，张口、闭口活动受限。舌淡红，苔薄白，脉弦紧。西医诊断：颞下颌关节紊乱综合征；中医诊断：颌痛（证属风寒侵袭）。治疗：下关，用 30 号 1.5 寸毫针直刺 1 寸，行捻转泻法，每日 1 次，治疗 4 次，并点刺火针 2 次而痊愈。

（2）**下关是治疗耳疾之常用穴**。本穴为足阳明经与足少阳经交会之穴，足少阳入耳中，足阳明气血充盛，且本穴近于耳前，故刺之下关能开窍聪耳，治疗耳聋、耳鸣、中耳炎等耳疾。

（3）**下关是治疗牙痛的效穴**。本穴位居颧弓之下，为牙齿开阖之枢机，刺之能疏风通络，通利牙关，是治疗牙痛的常用效穴，尤善治上牙痛。笔者在临床治疗上牙痛时常取此主穴。如笔者曾治一患者，女性 44 岁，左侧上牙痛 2 天，疼痛剧烈，寝食难安，曾服用布洛芬及抗生素治疗，治疗乏效而来诊。立针刺本穴，针尖向患处深刺，强刺激 2 分钟，疼痛明显减轻，每隔 5 分钟行强刺激 1 次，留针 30 分钟，经治疗 1 次而愈。

（4）**下关在其他方面的治疗作用**。通过长期临床实践，针刺下关穴对足跟痛、坐骨神经痛、麻醉拔牙、眩晕等杂病也有很好的实效性，本穴治疗这些疾病有确实的疗效。如笔者曾治一患者，女性，48 岁，右足跟痛反复发作 2 年，本次疼痛加重月余，经用多种方法治疗无效，来诊，经针刺下关 5 次而愈。笔者以本穴为主穴治疗数例足跟痛患者，皆取得显著疗效，值得临床推广运用，其临床机制尚难明确。

【常用配穴】

（1）下关配颊车、合谷、人中治疗牙关紧闭。

（2）下关配中渚、翳风、听宫、外关治疗耳鸣、耳聋。

（3）下关配内庭治疗上牙痛。

（4）下关配地仓、颊车、风池、合谷治疗面瘫。

（5）下关深刺配合谷治疗三叉神经痛。

（6）下关配合谷、颊车、听宫治疗颞下颌关节紊乱。

【注意事项】

在针刺本穴时须闭口，留针时最好保持固定体位，不宜做大幅度的张口动作，以防弯针、滞针。

【古代文献摘录】

（1）《针灸甲乙经》卷十二：失欠，下齿龋，下牙痛，颇肿，下关主之。

（2）《铜人腧穴针灸图经》卷三：疗聤耳有脓汁出，偏风，口目歪，牙齿脱臼。

（3）《备急千金要方》卷三十：牙齿龋痛，耳痛。

（4）《针灸大成》卷六：主聤耳有脓汁出，偏风，口目歪，牙车脱臼。牙龈肿处，张口以三棱针出脓血，多含盐汤，即不畏风。

（5）《类经图翼》卷六：耳鸣、耳聋，痒痛出脓。

天 枢

天枢归属足阳明胃经，是大肠之腹募穴，是治疗大肠功能失常，腑气不通之要穴。本穴为人体气机升降之枢纽。临床以平补平泻法为常用。

本穴首见于《灵枢·骨度》。天枢原为星象名，指北斗第一星。为天际群星之中心，主持天际各星运行之规律。“枢”，指枢纽，因本穴位于脐旁，为上下腹的分界，脐上应天，脐下应地，有斡旋上下，职司升降的作用，故名。别名“长溪”“长谷”“谷门”“循际”“大肠募”。

【穴性】

升清降浊，疏肠调胃，理气消滞（根据其穴性，临床主要用于西医学中的肠道及腹部病变）。

【定位】

在腹部，横平脐中，前正中线旁开 2 寸（图 3–3）。

【取穴方法】

由脐中作水平线与腹正中线旁开 2 寸平行直线交点处取穴。

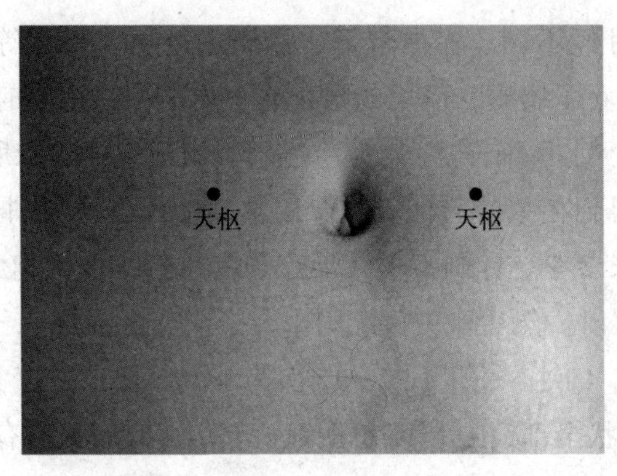

图 3–3　天　枢

【主治】

（1）**胃肠疾病：**便秘、腹泻、腹痛、肠鸣、肠梗阻、痢疾、阑尾炎、呕吐、嗳气、呃逆、消化不良、胃痛。

（2）**妇科疾病：**月经不调、痛经、经闭、癥瘕、赤白带下、乳汁不通。

（3）**其他：**本穴在临床还常用于减肥、小便不利、水肿、前头痛、三叉神经痛、肾绞痛、小便不利、疝气等病症。

【操作方法】

直刺 1~1.5 寸。可灸，孕妇禁针。

【经验总结】

（1）**天枢是治疗肠腑疾患之主穴。**本穴是大肠之募穴，其穴处于天地之气相交之中点，是腹部气机运行之枢纽，能调和胃肠，疏通腑气，可使中焦气机上通下达，胃肠功能和调。本穴具有明显的双向性疗效，是双向调节的代表穴位，既能止泻，又能通便，针刺本穴能治疗泄泻、痢疾、便秘、肠痈、腹胀、腹痛等各种大肠疾患。早在《针灸甲乙经》中载有："大肠胀者，天枢主之；腹胀肠鸣，气上冲胸，不能久立，腹中切痛而鸣濯濯……天枢主之。"《针灸大成》有"肠鸣大便时泄泻，脐旁两寸灸天枢"的运用，临证时根据病性可针、可灸或针灸并用，治疗一切肠腑疾患。针灸学治疗原则中有六腑病首取其下合穴和腹募穴的运用，所以肠道疾患常取用本穴配上巨虚以治疗，一般疗效非常满意。

（2）**天枢是治疗妇科疾患常用穴。**本穴处于腹部，有疏调下焦气机的作用，可用于治疗月经不调、赤白带下、痛经、经闭、癥瘕等妇科疾患。《针灸大成》载有“妇人女子癥瘕，血块成结，漏下赤白，月事不时。”《百症赋》云：“月潮违限，天枢、水泉细详。”均为治疗妇科的记载，临床所用确有良好的实效性，已在临床得到相关的验证。关于用本穴治疗各种妇科病的报道非常多，现摘录 1 例供大家参考。针刺天枢穴治疗子宫肌瘤：取天枢穴直刺 1.5 寸，得气使针感向下腹放射。然后取中极配归来，三阴交配血海，气海配关元，留针 30 分钟，期间行针 1 次，每日 1 次，15 次为 1 个疗程，治疗 1~2 个疗程。共治疗 36 例，11 例症状全部消失，16 例明显好转，6 例症状略有减轻，3 例无效。[温秉强. 针刺天枢穴治疗子宫肌瘤 36 例. 实用中医内科杂志，2005，19（6）：581]

（3）**天枢还常用于胃病的治疗**。本穴善降浊导滞，疏通腑气，其穴属胃经，又临近胃部，胃宜通降，故治疗胃气上逆所致的胃痛、嗳气、呃逆、呕吐等疾病有确实作用。

【常用配穴】

（1）天枢配上巨虚治疗一切肠腑疾患。

（2）天枢配支沟疏通三焦气机，治疗腑实便秘。

（3）天枢配足三里、气海治疗气虚性便秘。

（4）天枢配阑尾穴、上巨虚、曲池、阿是穴治疗阑尾炎。

（5）天枢配气海、关元、大肠俞、上髎治疗肠麻痹。

（6）天枢配上巨虚、三阴交治疗痢疾。

（7）天枢配照海、三阴交治疗肾虚型便秘。

（8）天枢配太溪、肾俞治疗肾虚泄泻。

（9）天枢配内庭治疗胃热。

（10）天枢配水泉、三阴交、归来、治疗经闭。

（11）天枢配隐白治疗虚证崩漏。

（12）天枢配地机治疗实证崩漏。

（13）天枢配三阴交、太冲、次髎治疗痛经。

（14）天枢配太冲、百虫窝、中脘治蛔虫症。

（15）天枢配四缝治疗小儿疳积。

（16）天枢配中脘、气海、关元调理脏腑功能。

【注意事项】

在针刺时应注意深度，虽然“腹部深如井”，但对体瘦者应注意，尤其运用提插手法时更应注意操作幅度。

【古代文献摘录】

（1）**《针灸甲乙经》卷九：**腹胀肠鸣，气上冲胸，不能久立，腹中痛濯濯。冬日重感于寒则泄，当脐而痛，肠胃间游气切痛，食不化，不嗜食，身肿，侠脐急，天枢主之；卷十二：女子胞中痛，月水不以时休止，天枢主之。卷七：疟，振寒，热甚狂言，天枢主之。

（2）**《备急千金要方》卷十五：**小便不利，大便注泄。

（3）**《标幽赋》：**中风环跳而宜刺，虚损天枢而可取。

（4）**《胜玉歌》：**肠鸣大便时泄泻，脐旁两寸灸天枢。

（5）**《玉龙赋》：**风门主伤冒寒邪之嗽，天枢理感患脾泄之危。

（6）**《百症赋》：**月潮违限，天枢、水泉细详。

（7）**《针灸大成》卷六：**主奔豚，泄泻，胀疝，赤白痢，水痢不止，食不下，水肿胀，腹肠鸣，上气冲胸，不能久立，久积冷气，绕脐切痛，时上冲心，烦满呕吐，霍乱，冬月感寒泄利，疟寒热，狂言，伤寒饮水过多，腹胀气喘，妇人女子癥瘕，血结成块，漏下赤白，月事不时。

（8）**《玉龙歌》：**脾泄之症别无他，天枢二穴刺休差，此是五脏脾虚疾，艾火多添病不加。

（9）**《医学入门·治病要穴》：**天枢，主内伤脾胃，赤白痢疾，脾泄及脐腹臌胀。

归　来

归来属于足阳明胃经，具有活血化瘀、温经止带、调气固脱的作用，是治疗少腹病和妇科病之常用穴。

本穴首见于《针灸甲乙经》。“归”，为还；“来”，为返。本穴用之能使不归之气，返回本位，下垂之疾复归原处，可治男子卵缩，女子阴挺等症，故名为“归来”，别名“溪穴”。

【穴性】

理气和血，温经散寒，益气固脱（根据其穴性，可用于西医学中的男女生殖系统疾病及腹部疾病）。

【定位】

在下腹部，脐中下 4 寸，前正中线旁开 2 寸（图 3–4）。

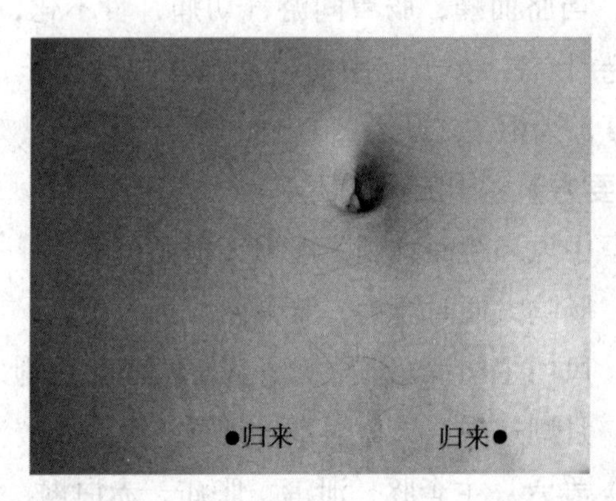

图 3–4　归　来

【取穴方法】

（1）于耻骨联合上缘上一横指，前正中线旁开两横指处取穴。

（2）于天枢穴直下 4 寸处取穴。

【主治】

（1）**妇科病**：月经不调，闭经，阴挺，痛经，阴痒，不孕症，带下。

（2）**男科病**：阴茎痛，睾丸炎，阴囊痛。

（2）**泌尿系统疾病**：腹痛，疝气，小便不利。

【操作方法】

直刺 1~1.5 寸。可灸。

【经验总结】

（1）**归来为妇科病之要穴**。本穴有温经固脱，培补冲任，和血调经的作用，临床常用于阴挺、白带过多、痛经、月经不调、不孕症、闭经等妇科病，尤对闭经、阴挺疗效最为突出，特适宜于寒性所致的闭经、痛经，并常加用灸法。《针灸甲乙经》载:“女子阴中寒，归来主之。”《铜人腧穴针灸图经》也载“归来:妇人血藏积冷。”之记载。如笔者曾治已婚3年未孕之妇人，每次来月经感小腹冷痛，量少有块，触及小腹如冰，并痛及到腰背，在他处治1年余未效，经人介绍来诊，但因工作不便及惧针，无法行针刺治疗，于是嘱患者每月经前10天左右施灸双侧归来20~30分钟，治3个月症状消失，于施灸后5个月喜得一子。

（2）**归来是治疗少腹病常用穴。**本穴属足阳明胃经，足阳明气血皆足，其穴处于小腹部，刺之可调整腹部气血，达到补气升提的作用，可用于小腹痛、疝气、奔豚气、男女生殖系统疾病。《胜玉歌》言:“小肠气痛归来治。”《针灸大成》载有:“主小腹奔豚，卵上入腹，引茎中痛，七疝，妇人血脏积冷。”由此可见，用归来穴治疗疝气是古代医家在长期临床实践中总结运用的经验。用本穴之所以能治疗疝气，一是因为本穴归属足阳明胃经，足阳明多气多血，既能补气又能补血；二是与穴位所在的位置有关，其穴处于下腹部的两侧，非常接近腹股沟处，其下方主要脏器是小肠，正是疝气突出的部位，所以针刺归来，不但可以通调阳明经之经气，还可以升提益气，活血化瘀而促使局部气血旺盛，故可使脱出之物而复归。

【常用配穴】

（1）归来配太冲、气海、治疗疝气。

（2）归来配蠡沟治疗阴痒。

（3）归来配天枢、中极、血海、三阴交治疗月经不调。

（4）归来配支沟、太冲、阳陵泉治疗奔豚气。

（5）归来配关元、气海、三阴交治疗不孕症。

（6）归来配中极、三阴交、血海治疗闭经。

（7）归来配中极、关元、三阴交、行间治疗男女生殖系统疾病。

（8）归来配维胞、三阴交、气海治疗子宫下垂。

（9）归来配风市、阳陵泉、足三里、悬钟治疗中风、下肢痿软无力等症。

【注意事项】

针刺时应注意针刺深度，孕妇禁针。本穴以平补平泻或泻法为常用，一般不适宜补法。

【古代文献摘录】

（1）**《针灸甲乙经》卷八：**奔豚，卵上入，痛引茎，归来主之；**卷十二：**女子阴中寒，归来主之。

（2）**《针灸大成》卷六：**主小腹奔豚，卵上入腹，引茎中痛，七疝，妇人血脏积冷。

（3）**《胜玉歌》：**小肠气痛归来治。

（4）**《千金翼方》卷二十六：**阴冷肿痛，灸归来三十壮。

梁　丘

梁丘归属于足阳明胃经，是足阳明胃经气血所聚之郄穴，具有理气和胃、通经活络的作用，是治疗急性胃病之主穴，临床以泻法为常用。

本穴最早见于《针灸甲乙经》。"梁"，屋之横梁也，骨横如梁；"丘"，陵起曰丘，筋犹小丘。其穴在膝盖上方，犹如山梁之上，故名"梁丘"，别名"跨骨"。

【穴性】

通经止痛，理气和胃（根据其穴性，本穴主要用于西医学中的急性胃痛，特别是胃痉挛所致的疼痛，也常用于膝关节病变）。

【定位】

在股前区，髌底上2寸，骨外侧肌与股直肌肌腱之间（图3-5）。

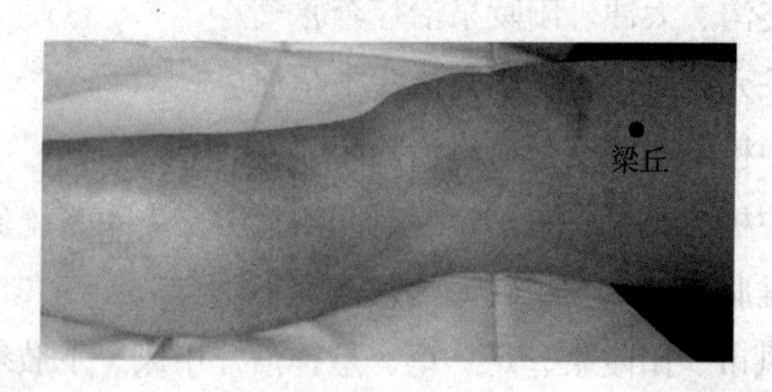

图3-5　梁　丘

【取穴方法】

（1）将下肢用力蹬直，髌骨外上缘的上方可见一凹陷（骨外直肌与股直肌之间结合部），该凹陷正中取穴。

（2）正坐位，屈膝，膝盖外上缘直上 2 寸处取穴。

【主治】

（1）**消化系统疾病：**急性胃痛，呕吐，胃酸过多，急性胆囊炎，急性胰腺炎。

（2）**乳腺疾病：**乳痈，乳癖，乳痛。

（3）**下肢痿痹：**如下肢不遂，膝膑肿痛等。

【操作方法】

直刺 1~1.5 寸。常用泻法。可灸。

【经验总结】

（1）**梁丘是治疗胃病的常用穴。**本穴为足阳明胃经的郄穴，郄穴是本经脉气血深聚之处，尤善治本经脉相关的急性病症，本穴这一特性更加突出，因此是急性胃痛的首选穴。如笔者曾治同小区的一名中年女性患者，其夜间突发胃痉挛，疼痛剧烈难忍，来诊后针刺双侧梁丘及中脘穴，行中强度刺激，连续行针 5 分钟，5 分钟后患者疼痛明显缓解，20 分钟后病痛皆消。

（2）**梁丘常用于乳房疾病的治疗。**中医认为，乳头属肝，乳体属胃，按经脉循行来看，“从缺盆下乳内廉”，乳房为足阳明胃经所过。根据经脉循行之用，其对急性乳腺炎治疗作用尤为突出。《针灸甲乙经》云：“大惊乳痛，梁丘主之。”《铜人腧穴针灸图经》中言：“治大惊，乳痛，寒痹膝不能屈伸。”笔者在临床治疗这类相关疾病时，常取用本穴并获得较好的疗效，可见本穴是治疗乳痈的常用要穴。

（3）**梁丘是治疗下肢痿痹、膝膑肿痛的常用穴。**阳明经多气多血，郄穴亦多气多血，故调气血作用极强，对下肢痿痹自然有效。本穴处于膝关节周围，“腧穴所在，主治所在”，故能治疗膝痛，临床运用时多配用膝关节周围其他穴位一并运用。

【常用配穴】

（1）梁丘配中脘、内关、足三里治疗急性胃痛。

（2）梁丘配期门、膻中、内关、肩井治疗急性乳腺炎。

（3）梁丘配环跳、阳陵泉、足三里、悬钟治疗下肢不遂。

（4）梁丘配内外膝眼、鹤顶、膝阳关、阳陵泉、阴陵泉治疗膝痛。

（5）梁丘配膝阳关、曲泉治疗筋挛，膝不得屈伸。

【注意事项】

用本穴治疗胃痛一般用于急性痛症，对于慢性胃痛疗效欠佳，对于寒性病症可在本穴加用灸法。

【古代文献摘录】

（1）**《针灸甲乙经》卷九：**大惊乳痛，梁丘主之；**卷十：**胫苕苕痹，膝不能屈伸，不可以行。

（2）**《针灸大成》卷六：**主膝脚腰痛，冷痹不仁，跪难屈伸，足寒，大惊，乳肿痛。

（3）**《圣济总录》：**治大惊，乳痛，寒痹膝不能屈伸。

（4）**《黄帝明堂经》：**梁丘，主大惊乳痛。膝不能屈伸，不可以行。

（5）**《针灸资生经》：**梁丘、地五会治乳痈。

（6）**《千金要方》：**梁丘、曲泉、阳关，主筋挛，膝不得屈伸，不可以行。

足三里

足三里归属足阳明胃经，为本经之合穴，胃腑的下合穴，“四总穴”之一，“马丹阳天星十二穴”之一，“回阳九针穴”之一，肚腹疾病之主穴，强壮保健要穴。本穴具有调理脾胃、补中益气、通经活络、疏风化湿、扶正祛邪的作用。临床以补法或平补平泻法为常用，可灸，是临床常用灸穴之一。

本穴最早见于《灵枢·五邪》。“足”，指下肢；“三里”，指犊鼻穴下三寸。《素问·针解》中说：“三里即三寸，与手三里意同。所谓足三里也，下膝三寸也。”别名“下陵”“鬼邪”。

【穴性】

疏经通络，升清降浊，理脾和胃，补益气血，扶正培元（根据其穴性，本穴主治作用甚广，临床主要用于西医学中的胃肠系统疾病，各种慢性疾病的调理，是保健的要穴）。

【定位】

在小腿外侧，犊鼻下 3 寸，胫骨前嵴外一横指处，犊鼻与解溪连线上（图 3–6）。

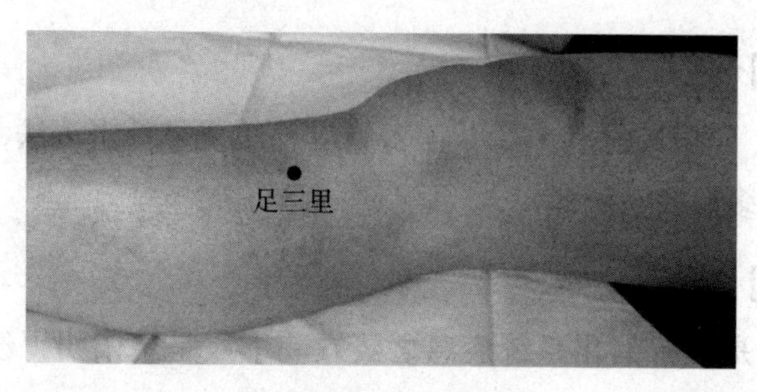

图 3–6　足三里

【取穴方法】

（1）正坐屈膝成直角，由外膝眼（犊鼻）往下四横指，距胫骨约一横指（中指）处取穴。

（2）正坐屈膝，以本人之手按在膝盖上，食指抚着膝下胫骨，当中指尖处取穴。

（3）正坐屈膝，用手从膝盖正中往下摸取胫骨粗隆，在胫骨粗隆外下缘直下 1 寸处取穴。

【主治】

（1）**消化系统疾病：**胃痛，腹胀，嗳气，呃逆，呕吐，食积，泄泻，便秘，痢疾，急慢性胰腺炎，阑尾炎，急慢性肠胃炎，肝炎，胆道疾病。

（2）**各种慢性病、虚证：**虚劳羸瘦，心悸气短，头晕，咳嗽气喘，内脏下垂，重病恢复期。

（3）**皮肤疾病：**痤疮，黄褐斑，风疹，神经性皮炎，荨麻疹。

（4）**头面五官疾病：**面瘫，面部痉挛，三叉神经痛，耳鸣，耳聋，眼疾，鼻疾。

（5）**下肢痿痹：**中风偏瘫后遗症，手足麻木，膝关节疾病，坐骨神经痛，肢体抬举不利。

（6）**保健要穴：**提高人体免疫力，强壮身体，抗衰老的作用。

（7）**其他：**如失眠，癫狂，高血压，低血压，月经不调，不孕症，腰痛，水肿，脚气，乳腺炎，乳腺增生，心脏病，呼吸系统疾病，白细胞减少，动脉硬化等。

【操作方法】

屈膝 90 度，向后内斜刺 1~2 寸。多施以补法或平补平泻法，宜灸，是临床重要灸穴，保健多以灸法为用。

【经验总结】

（1）**足三里是治疗消化系统疾患之要穴。**本穴是足阳明胃经之合穴，又为胃腑的下合穴，因“合治内腑”，故是治疗胃病的常用穴。该穴具有健脾益胃、和中补气、温中散寒、行气消胀、降逆止呕、消食化积、调肠止泻等作用。故临床可用于胃痛，呕吐，噎嗝，腹胀，腹痛，肠鸣，纳呆，食积，便秘，腹泻，痢疾，肝炎，胆囊炎等各种消化系统疾病，因此，有《四总穴歌》中的“肚腹三里留”之用，这是对足三里治疗腹部疾病最言简意赅的概括。其实早在《灵枢·九针十二原》中对此也有精辟的概括，“阴有阳疾者，取之下陵三里”。这句话是说六腑有病均可取用足三里。也就是说，足三里不仅对肠胃病有很好的功效，就是对所有的六腑病都可选用本穴治疗。对其具体的运用，《灵枢》篇中也有非常完整的记载，摘录其相关内容供参悟。

治胃腑病：《灵枢·邪气脏腑病形第四》：“胃病者……取之三里也。”治大肠小肠病：《灵枢·四时气第十九》：“肠中不便，取三里，盛泻之，虚补之。”

治肠胃病：《灵枢·五乱第三十四》：“气在于肠胃者，取之足太阴、阳明；不下者，取之三里。”

治胆腑病：《灵枢·四时气第十九》：“善呕，呕有苦，长太息，心中憺憺，恐人将捕之，邪在胆，逆在胃，胃气逆则呕苦，故曰呕胆。取三里以下胃气逆……”

治膀胱三焦病：《灵枢·四时气第十九》：“小腹痛肿，不得小便，邪在三焦约，取之太阳大络，使其络脉与厥阴小络结而血者，肿上及胃脘，取三里。”

为什么所有的六腑病皆要用足三里穴呢？因为足三里穴是胃的下合穴，合治内腑。“胃者，五脏六腑之海也，水谷皆入于胃，五脏六腑皆禀气于胃”。故就有“阴有阳疾者，取之下陵三里”之总括。

（2）**足三里是治疗下肢痿痹的重要穴位。**历有“治痿独取阳明”之用，足三里为胃经的合穴，足阳明多气多血，故取足三里调理阳明气血，改善气血运行。《黄帝内经》云：“阳明者，五脏六腑之海，主润宗筋，宗筋主束骨而利机关也。冲脉者，经脉之海也，主渗灌溪谷，与阳明合于宗筋，阳明宗筋之会，会于气街，而阳明为之长，皆属于带脉而络于督脉，故阳明虚，则宗筋纵，带脉不引，故足痿不用也。”这是对“治痿独取阳明”最为全面的解释。因此足三里是治疗痿证的重要穴位。

（3）**足三里是人身保健之要穴。**本穴具有调整全身机能，增强机体免疫功能的重要作用，用之可强身健体。《针灸大成》中有“若要安，三里常不干”之说。华佗曾言：“三里主五劳羸瘦，七情虚乏。”俗语说“常灸足三里，胜吃老母鸡”。可见足三里是历代广为运用的强身保健之要穴。对于一切慢性病，特别是久病之后，身体虚弱，气血未复者，针灸用之，则可健脾益胃，补气养血，扶正壮阳的作用。特别是灸法的运用，对预防保健更有独特的功效，在日本民间有：“勿与不灸足三里之人做旅伴，旅行灸三里，健步行如飞”之言。可见艾灸足三里确能强身健体，防病增寿，为人身重要保健要穴。所以在平时常灸足三里，对身体能起到很好的保健功效，特别是属于西医学中的自身免疫系统疾病患者，常灸足三里对治疗其病有很好的效果。

（4）**其他多种疾病的运用。**足三里在《针灸资生经》中有“诸病皆治”之说，在临床中也有“万病可用穴”之言，所以临床常采用以足三里为主穴或配穴的方法治疗多种疾病。另外，足三里还常用于各种慢性疾病的治疗，如头面部疾病（尤其是眼疾、鼻病），感冒的预防与治疗（尤其是反复感冒患者及肠胃型感冒患者），乳腺疾病，神志病证，眩晕，癫狂，水肿，呼吸系统疾病，心脏病，各种皮肤病，泌尿生殖系统疾病等多种病症。正如《灵枢·五邪第二十》所言：“邪在脾胃，则肌肉痛；阳气有余，阴气不足，则热中善饥；阳气不足，阴气有余，则寒中肠鸣腹痛；阴阳俱有余，若俱不足，则有寒有热。皆调于三里。”

【常用配穴】

（1）足三里配中脘、内关用于治疗各种胃病。

（2）足三里配阳陵泉治疗各种痿痹。

（3）足三里配血海治疗气血不足及皮肤病。

（4）足三里配巨阙治疗胃痛胸痹。

（5）足三里配承山治疗肛周疾病。

（6）足三里配气海补气摄血，保健益寿。

（7）足三里配阴陵泉治疗水肿、尿闭。

（8）足三里配膏肓治疗病后体虚。

（9）足三里配合谷治疗面部疾病。

（10）足三里配悬钟灸法，补气血，疏通经脉、预防中风。

（11）足三里配上巨虚、天枢、脾俞通调肠腑，健脾止泻。

（12）足三里配风门、大椎、艾灸预防感冒。

（13）足三里配百会、气海、中脘、脾俞治疗脾虚气陷之内脏下垂。

（14）足三里配大椎、气海、肝俞、脾俞、三阴交治贫血虚弱。

（15）足三里配丰隆、三阴交、阴陵泉、内关、中脘治疗痰湿中阻之眩晕。

（16）足三里配脾俞、三阴交、神门、心俞治疗心脾不足之心悸。

（17）足三里配梁丘、肩井、太冲、合谷、膻中治疗乳痈。

【注意事项】

本穴治疗作用广泛，根据病情需要，可针可灸，可深可浅，深刺治疗心脏疾病、面部疾病；浅刺治疗四肢与消化系统疾病；针深处于两者之间治疗呼吸系统疾病；保健与虚证多用灸法。

【古代文献摘录】

（1）**《灵枢·邪气脏腑病形第四》**：胃病者，腹胀，胃脘当心而痛，上肢两胁，膈咽不通，食饮不下，取之三里也。

（2）**《灵枢·五邪第二十》**：邪在脾胃，则病肌肉痛，阳气有余，阴气不足，则热中善饥；阳气不足，阴气有余，则寒中肠鸣、腹痛；阴阳俱有余，若俱不足，则有寒有热，皆调于三里。

（3）**《灵枢·四时气第十九》**：着痹不去，久寒不已，卒取其三里。骨为干。肠中不便，取三里，盛泻之，虚补之；小腹痛肿，不得小便，邪在三焦，约取之太阳大络，视其络脉与厥阴小络结而血者，肿上及胃脘，取三里。

（4）**《针灸甲乙经》卷七**：阳厥凄凄而寒，少腹坚，头痛，胫股腹痛，消中，小便不利，善呕，三里主之；狂歌，妄言，怒，恶人与火，骂詈，三里主之；痉，中有寒，痓身反折口噤，喉痹不能言，三里主之。

（5）**《通玄指要赋》**：三里却五劳之羸瘦，华佗言斯。

（6）**《玉龙赋》**：心悸虚烦刺三里；欲调饱满之气逆，三里可胜；行步艰楚，刺三里、中封、太冲。

（7）**《四总穴歌》**：肚腹三里留。

（8）**《席弘赋》**：谁知天突治喉风，虚喘须寻三里中；耳内蝉鸣腰欲折，膝下明存三里穴；气海专能治五淋，更针三里随呼吸；髋骨腿疼三里泻，复溜气滞便离腰；腰连胯痛急必大，便于三里攻其隘，下针一泻三补之，气上攻噎只管在。

（9）**《行针指要赋》**：或针痰，先针中脘、三里间。

（10）《马丹阳天星十二穴治杂病歌》三里膝眼下，三寸两筋间。能通心腹胀，善治胃中寒，肠鸣并泄泻，腿肿膝胻酸，伤寒羸瘦损，气蛊疾诸般。年过三旬后，针灸眼更宽。取穴当审的，八分三壮安。

（11）**《百症赋》**：中邪霍乱，寻阴谷、三里之程。

（12）**《玉龙歌》**：忽然气喘攻胸膈，三里泻多须用心；寒湿脚气不可熬，先针三里及阴交，再将绝骨穴兼刺，肿痛登时立见消；水病之疾最难熬，腹满虚胀不肯消，先灸水分并水道，后针三里及阴交；肝家血少目昏花，宜补肝俞力便加，更把三里频泻动，还光益血自无差。

（13）**《灵光赋》**：治气上壅足三里，天突宛中治喘痰。

（14）**《胜玉歌》**：两膝无端肿如斗，膝眼三里艾当施。

（15）**《医宗金鉴》**：足三里治风湿中，诸虚耳聋上牙疼，噎膈臌胀水肿喘，寒湿脚气及痹风。

（16）**《外台秘要》**：凡人年三十以上，若不灸足三里，令人气上眼暗，以三里下气。

（17）**《备急千金要方》**：冲阳、三里、飞扬、复溜、完骨、仆参，主足痿失履不收；三里、条口、承山、承筋，主足下热，不能久立。

（18）**《针灸集成》**：催孕：下三里、至阴、合谷、三阴交、曲骨，七壮至七七壮，即有子。

（19）**《杂病穴法歌》**：泄泻肚腹诸般疾，足三里、内庭功无比；妇人通经泻合谷，三里至阴催孕妊。

（20）**《天元太乙歌》**：腰腹胀满治何难，三里腓肠针承山。

（21）**《长桑君天星秘诀歌》**：若是胃中停宿食，后寻三里起璇玑；耳鸣腰痛先五会，次针耳门三里内。

（22）**《卧岩凌先生得效应穴针法赋》**：冷痹肾败，取足阳明之土。

上巨虚

上巨虚归属于足阳明胃经之穴，为大肠腑的下合穴，具有通调肠腑、理气和胃的作用，治疗大肠病、胃腑病和下肢足阳明经循行路线上之病。

本穴最早见于《灵枢·本输》。上巨虚原名“巨虚上廉”。上巨虚首见于《千金翼方》。“巨”，大的意思；“虚”，即空隙凹陷之处。巨虚，即指大空隙。本穴位于小腿前外侧，下巨虚之上端，故称为“上巨虚”，别名“巨虚上廉”“上廉”“巨虚”。

【穴性】

通腑化滞，理肠和胃，疏经活络（根据其穴性，临床主要用于西医学中的下肢疾病与肠道疾病）。

【定位】

在小腿外侧，犊鼻下6寸，犊鼻与解溪连线上（图3–7）。

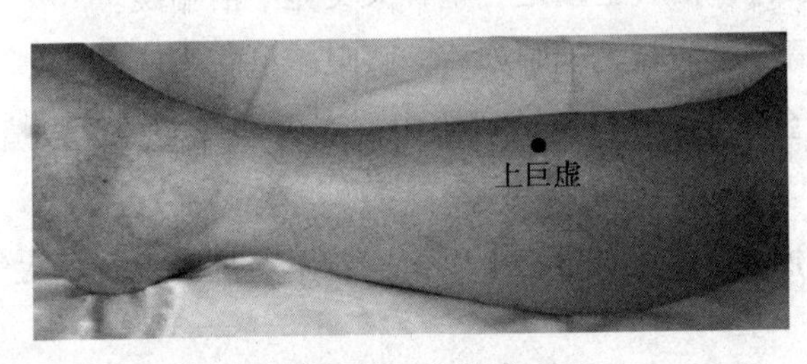

图3–7　上巨虚

【取穴方法】

外膝眼（犊鼻）向下直量两次四横指（或足三里直下四横指）处，当胫、腓骨之间处取穴。

【主治】

（1）**肠胃病**：便秘，腹胀，肠鸣，腹泻，痢疾，肠道痉挛，阑尾炎，肠胃炎。

（2）**下肢痿痹**：下肢抬举不利，膝胫酸痛，脚气。

【操作方法】

直刺1~2寸。多施以泻法，可灸。

【经验总结】

（1）**上巨虚是治疗肠道疾患之常用效穴。**在生理功能上，胃与大肠有密切的关系，经过胃腐熟消化的食物，其糟粕经大肠传导排于体外，大肠经的下合穴上巨虚在足阳明胃经上，因为“合治内腑”，所以上巨虚常用于治疗各种肠道疾患，如泄泻、便秘、阑尾炎、胃肠炎、肠痉挛、痢疾等各种肠道疾病。六腑有病首取其下合穴。《灵枢·本输》云：“大肠属上廉，此以邪在大肠，故当刺巨虚上廉。”《灵枢·邪气藏腑病形》：“大肠病者，肠中切痛，而鸣濯濯，冬日重感于寒即泄，当脐而痛。不能久立，与胃同候，取巨虚上廉。”临床上，常取用上巨虚、天枢二穴为主穴治疗各种肠道疾病，有较好的效果。

（2）**上巨虚用于治疗下肢痿痹。**因本穴处于下肢部位，根据“腧穴所在，主治所在”“治痿独取阳明”的理论，故可治疗下肢不遂、痿痹、浮肿等病。针之能疏通经脉，调和气血，使下肢瘀滞的气血得以运行，常与阳陵泉、悬钟同用。

（3）**上巨虚可用于胃病的治疗。**因本穴属于足阳明胃经，故刺之也能治疗各种胃疾，尤其对肠胃同病的疗效更佳。

【常用配穴】

（1）上巨虚配天枢治疗各种肠道病。

（2）上巨虚配天枢、三阴交、曲池治疗细菌性痢疾。

（3）上巨虚配阑尾穴、足三里、曲池、天枢治疗阑尾炎。

（4）上巨虚配大肠俞、支沟、天枢治疗虚性便秘。

（5）上巨虚配足三里、阳陵泉治疗下肢痿痹。

（6）上巨虚配足三里、合谷、颊车、地仓治疗面瘫。

【注意事项】

本穴取穴时应当注意，穴点应在犊鼻与解溪连线上，不可偏离。针刺治疗面部与颈项部疾病时可针刺到2~3寸深。

【古代文献摘录】

（1）**《灵枢·邪气藏府病形第四》：**大肠病者，肠中切痛而鸣濯濯，冬日重感于寒即泄，当脐而痛，不能久立，与胃同候，取巨虚上廉。

（2）**《针灸甲乙经》卷九：**胸胁榰满，恶闻人声与木音，巨虚上廉主之；大肠有热，肠鸣腹满，侠脐痛，食不化，喘，不能久立，巨虚上廉主之；小便黄，肠鸣相逐，巨虚上廉主之。

（3）**《千金翼方》**：骨髓冷疼，灸上廉七十壮。

（4）**《针灸大成》卷六**：主脏气不足，偏风脚气，腰腿手足不仁，脚胫酸痛屈伸难，不能久立，风水膝肿，骨髓冷疼，大肠冷，食不化，飧泻，劳瘵，夹脐腹两胁痛，肠中切痛雷鸣，气上冲胸，喘息不能行，不能久立，伤寒胃中热。

条 口

条口属于足阳明胃经，具有舒筋活络、理气和中的作用，以治疗筋病和调理阳明气血为要。临床以泻法或平补平泻法为常用。

本穴首见于《针灸甲乙经》。其穴在上下巨虚之间，胫腓骨间隙中，穴位于条状肌肉处，犹如条口形状，故名“条口”。亦说本穴是治疗风病之孔穴，故名“条口”。

【穴性】

舒筋活络，调气活血（根据其穴性，临床主要用于西医学中的颈肩部的慢性劳损性疾病）。

【定位】

在小腿外侧，犊鼻下8寸，犊鼻与解溪连线上（图3-8）。

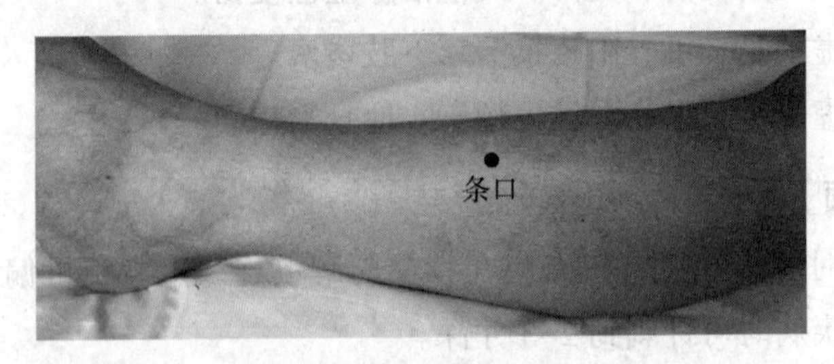

图3-8 条 口

【取穴方法】

（1）正坐屈膝，足三里穴直下，于外膝眼与外踝连线之中点同高处取穴。

（2）足三里下5寸，即上巨虚下2寸，距胫骨前缘1横指。

【主治】

（1）**肩臂疼痛：**五十肩，肩臂不举。

（2）**下肢病症：**小腿转筋，冷痛，麻痹，跗肿，多发性神经炎，坐骨神经痛，膝膑肿痛。

【操作方法】

直刺 1~2 寸。常施以泻法，或平补平泻法，可灸。

【经验总结】

（1）**条口穴是治疗肩周炎的经验效穴**。用条口穴治疗肩周炎在临床广为用之，但主要针对的是五十肩，有针之即效之功，一般是条口透承山而用。五十肩发生多为因阳明脉虚，“阳气者，精则养神，柔则养筋”，由于年到五十岁左右，肝肾阴虚筋失所养，阳明气虚筋失温煦，故见肩臂疼痛，活动受限。气血不足是发病的根本原因，当阳明气血充足了，风寒之邪难以入侵，气血畅通则无病。如笔者曾治一患者，女性，54 岁，右肩疼痛 1 年余，曾行中西医治疗数月未效，来诊后经针刺条口透承山 5 次，并在痛点配用火针治疗 2 次而愈。在治疗时采用巨刺法，同时配合患处的活动，早期多以泻法为用，晚期多以补法用之。一般可有针入痛止之效。用条口治疗五十肩已成为可靠的临床经验效穴，现代众多针灸名家对此有关的论述颇多，笔者在临床以本穴治疗数例相关患者，也均取效明显，并多是立见其效。

（2）**条口还可治疗下肢痿痹、足跗肿痛**。条口是足阳明胃经腧穴，阳明气血充足，治痿独取阳明。其穴又处于下肢中心部位，针刺可扩张局部血管，血液循环得以改善，从而改善气血运行，达到治疗目的。临床可用于小腿冷痛、转筋、跗肿、足缓不收等，这一运用自古有许多相关治疗经验。如《针灸甲乙经》载有：“胫痛足缓失履，湿痹，足下热不能久立。”《备急千金要方》载曰：“胫寒不得卧；膝股肿，胫酸转筋。”《针灸聚英》中言：“主足麻木，风气，足下热，不能久立，足寒膝痛，胫寒，湿痹，脚痛，胫肿，转筋，足缓不收。”由此可见本穴治疗下肢病症广泛，并且是长期临床所用之验。

（3）**条口可治疗肠胃病**。本穴属足阳明胃经，故可治疗胃腑疾病，常用于脘腹疼痛、腹泻，尤对脾胃虚寒者甚效，针刺条口，能增强中焦运化功能，调理脾胃、理气祛寒，故疼痛而除。

【常用配穴】

（1）条口透承山治疗“五十肩”，亦可配肩髃、肩髎治疗。

（2）条口配天枢、气海治疗腹痛腹泻。

（3）条口配解溪治疗下肢痿痹。

（4）条口配足三里调理阳明气虚不足。

（5）条口配悬钟、冲阳治疗足缓难行。

【注意事项】

取穴时应在犊鼻与外踝高点连线中点取之，针刺宜深，尤其是治疗肩周炎时，一般为2~3寸深。

【古代文献摘录】

（1）**《针灸甲乙经》卷十**：胫痛，足缓失履，湿痹，足下热，不能久立，条口主之。

（2）**《备急千金要方》卷三十**：胫寒不得卧，膝股肿，胻痠转筋。

（3）**《针灸大成》卷六**：主足麻木，风气，足下热，不能久立，足寒膝痛，胫寒湿痹，脚痛胻肿，转筋，足缓不收。

（4）**《杂病穴法歌》**：两足难移先悬钟，条口后针能步履。

（5）**《长桑君天星秘诀歌》**：足缓难行先绝骨，次寻条口及冲阳。

（6）**《外台秘要》**：主胫寒不得卧，胫疼，足缓失履，湿痹足下热不能久立。

丰　隆

丰隆归属于足阳明胃经，为足阳明胃经别走足太阴脾经之络穴，具有疏经活络、化痰定喘、清热通腑、健脾和胃的作用，是治疗痰疾之要穴，无论有形之痰，无形之痰均可治之，故有“祛痰第一穴”之称。临床以泻法最为常用。

本穴首见于《灵枢·经脉》。“丰”，即丰满，丰大之意；“隆”，指隆起。足阳明多气多血，气血于本穴会聚而隆起，内渐丰满，故名“丰隆”。

【穴性】

疏经活络，化痰定喘，清热通腑，健脾和胃（根据其穴性，主要用于西医学中的消化系统疾病、呼吸系统疾病、精神疾病）。

【定位】

小腿外侧，外踝尖上 8 寸，胫骨前肌外缘，条口旁开 1 寸（图 3–9）。

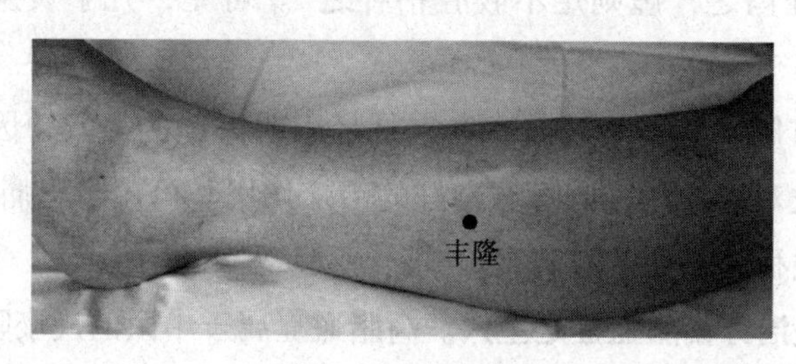

图 3–9 丰 隆

【取穴方法】

（1）正坐屈膝，外膝眼（犊鼻）穴与外踝前缘平外踝尖处连线的中点，距胫骨前嵴约二横指处取穴。

（2）在犊鼻下 8 寸，条口穴外侧 1 寸处，约当犊鼻与解溪的连线中点处取穴。

【主治】

（1）**各种痰证**：痰多，咳嗽，气喘，头痛，眩晕，癫狂痫，精神分裂症，神经衰弱，梅核气。

（2）**胃肠病**：呕吐，呃逆，便秘，胃痛。

（3）**下肢疾患**：下肢痿痹，关节炎。

【操作方法】

直刺 1~2 寸。多施以泻法为用，可灸。

【经验总结】

（1）**丰隆是祛痰的要穴**。本穴可用于治疗各种由痰而引起的病症，无论有形之痰，还是无形之痰，丰隆皆治之有效，因此有“祛痰第一穴”之称。丰隆乃足阳明胃经之络穴，属胃络脾，脾主运化，脾虚则水湿不化，易聚而成痰。《肘后歌》言“哮喘发来寝不得，丰隆刺入三分深”。《玉龙歌》言“痰多宜向丰隆寻”。痰湿阻滞心阳，则见胸闷、心悸，或癫狂痫、失眠、健忘等；若流窜于经络之中，在上则易致头痛、眩晕，在下则见痿痹不仁。可见痰瘀则致百病，以上诸症皆可用本穴而收其功。《针灸大成》有载“主厥逆，大小便难，怠惰，腿膝酸屈伸难，胸痛如刺，腹若刀切痛，风痰头痛，风逆四肢肿，足青，身寒湿，喉痹不能言，登高而歌，弃衣而走，见鬼好笑，气逆则喉痹，卒喑，实则癫狂泻之，虚则足不收胫枯补之”。可见，凡于痰疾，丰隆皆是首选穴。

（2）**丰隆有健脾和胃之功效**。本穴是足阳明胃经的络穴，因此有联络脾胃两经的作用，故对脾胃两经同病有良好的治疗作用。可用于胃痛、胃胀、呕吐、呃逆、肠鸣、便秘（通便疗效满意）、消化不良等病的治疗。

（3）**丰隆是治疗高脂血症之主穴**。高脂血症属于中医的痰瘀阻滞，因痰阻络致气血运行失常。脾胃为生痰之源，丰隆为胃之络穴，络于脾，刺之则能调理脾胃而防止痰浊内生，故可治疗本病。治疗时，既可以在此处找瘀络点刺放血，又可以毫针针刺。笔者曾以本穴为主穴治疗数例相关患者，取效满意。临床也有大量的相关病案报道，这里摘录一病案供大家参考：患者李某，女，53岁。头痛、眩晕3年，近半年病情加重，头痛且胀，尤以后项部明显，每遇精神刺激易诱发。查体：形体肥胖，反应迟钝，倦怠懒言。查血脂结果，胆固醇6.55mmol/L，脂蛋白2.43mmol/L，三酰甘油2.02mmo/L。诊断为动脉硬化，高脂血症。操作：取28~32号2寸毫针，将针尖与皮肤呈90度角迅速刺入穴位，针深1~1.5寸，待针下有沉、涩、紧等得气感觉后，施以徐而重的手法，使针感下传至第2、3足趾部，针感随时间的延长而呈持续性加重，直至出针为止。每日1次，10次为一个疗程，休息2天再行另一个疗程，二个疗程后复查血脂情况。按此法治疗17次，血脂已明显下降，胆固醇5.05mmol/L，三酰甘油1.12mmo/L，脂蛋白2.28mmol/L，诸症悉除，痊愈。用本法共治疗47例，疗效显著。[王玉堂. 针刺丰隆穴降血脂47例临床观察. 中国针灸，1990,（3）：2]

（4）**丰隆可治疗下肢疾病**。根据“治痿独取阳明”及局部穴位治疗病变局部的原理，还常用于下肢痿痹、关节炎等。

（5）**丰隆在其他方面的治疗作用**。本穴主治作用广泛，在临床中还常用于水肿、梅核气、面瘫、三叉神经痛、失眠、高血压、颈椎病、肩周炎、中风、瘿瘤等多种病症。

【常用配穴】

（1）丰隆配三阴交、中脘治疗高脂血症。

（2）丰隆配太冲治疗梅核气。

（3）丰隆配曲池治疗高血压。

（4）丰隆配合谷治疗面肌痉挛。

（5）丰隆配肺俞、膻中、尺泽、天突治疗支气管哮喘。

（6）丰隆配百会、风池治疗头痛、眩晕。

（7）丰隆配阴陵泉、水分治疗水肿。

（8）丰隆配百会、神门、中脘治疗癫痫。

（9）丰隆配神门、太冲、冲阳、人中治疗狂症。

【注意事项】

丰隆主要以降逆化痰为用，治疗胃腑病和痰证，因胃腑病多实证，胃腑宜清，痰疾宜除，因此本穴宜泻不宜补，针刺时应当注意。

【古代文献摘录】

（1）**《灵枢·经脉第十》：**足阳明之别，名曰丰隆。去踝八寸，别走太阴；其别者，循胫骨外廉，上络头项，合诸经之气，下络喉嗌。其病气逆则喉痹卒喑。实，则狂癫，虚，则足不收，胫枯，取之所别也。

（2）**《针灸甲乙经》卷七：**厥头痛，面浮肿，烦心，狂见鬼，善笑不休，发于外有所大喜，喉痹不能言，丰隆主之。

（3）**《备急千金要方》卷三十：**胸痛如刺，腹若刀切痛，大小便涩难，四肢肿，身湿。

（4）**《针灸大成》卷六：**主厥逆，大小便难，怠惰，腿膝酸，屈伸难，胸痛如刺，腹若刀切痛，风痰头痛，风逆四肢肿，足青身寒湿，喉痹不能言，登高而歌，弃衣而走，见鬼好笑，气逆则喉痹卒喑，实则癫狂，泻之；虚则足不收，胫枯，补之。

（5）**《玉龙歌》：**痰多宜向丰隆寻。

（6）**《肘后歌》：**哮喘发来寝不得，丰隆刺入三分深。

（7）**《玉龙赋》：**丰隆、肺俞，痰嗽称奇。

（8）**《医学入门·治病要穴》：**丰隆，主痰晕，呕吐，哮喘。

（9）**《百症赋》：**强间、丰隆之际，头痛难禁。

内 庭

内庭归属于足阳明胃经，为足阳明经脉脉气所溜之荥穴。在五行中属水，具有清胃泻火、通经理气的作用，是治疗胃火炽盛所致病证之要穴，临床以泻法为常用。

本穴首见于《灵枢·本输》。“内”，入之意；“庭”，指堂前空地。穴当趾缝端，趾缝如门，其处平坦似空地，故名。又其所治症，多不在穴位之近处。而多在头脑腹心，是其功用有关于内也。于体则庭，于用则内，故名“内庭”。

【穴性】

清胃泻火，通经止痛（根据其穴性，临床用于西医学中的口舌生疮、牙龈出血、牙痛、食欲亢盛、胃痛及胃胀等）。

【定位】

在足背，第 2、3 趾间，趾蹼缘后方赤白肉际处（图 3–10）。

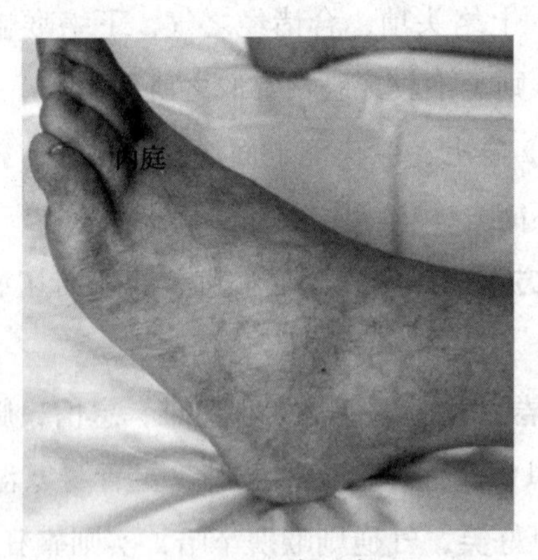

图 3–10 内 庭

【取穴方法】

仰卧或正坐，足背第 2、3 趾缝纹端正中后上半横指，在第 2、3 跖趾关节前凹陷中取穴。

【主治】

（1）**肠胃病**：腹痛，腹胀，吐酸，便秘，泄泻，痢疾，急慢性肠胃炎。

（2）**头面五官疾病：**牙痛，牙龈出血，扁桃体炎，咽喉肿痛，口舌生疮，鼻衄，面痛，面瘫。

（3）**下肢病症：**胫痛，足背肿痛，跖趾关节痛。

（4）**其他：**如消渴病，肥胖，荨麻疹，痛经等病。

【操作方法】

直刺或斜刺 0.3~0.8 寸。多施以泻法，可灸，但临床极少用灸法。

【经验总结】

（1）**内庭具有清胃泻火的作用。**内庭为足阳明胃经之荥（水）穴，"荥"主身热，性擅清热，内庭有较强的清泻胃火作用，故对胃火循经上炎引起的齿痛龈肿、咽喉肿痛、口舌生疮、口热、鼻衄等疗效颇佳。笔者临床用本穴治疗相关疾病，疗效显著。《马丹阳天星十二穴治杂病歌》中载曰："内庭次趾外，本属足阳明。能治四肢厥，喜静勿闻声，瘾疹咽喉痛，数欠及牙痛。"本穴所用可起到清热泻火解毒的作用，荥穴，性善清热；又按五输穴生克补泻法，胃经实证当取厉兑，因厉兑为井之所出，脉气尚微，所以有"泻井当泻荥"的原理，因此可改用泻内庭治疗一切胃火亢盛之疾，临床根据病症搭配相关穴位用之。同时调整患者的饮食结构，少食辛辣肥甘之物，少熬夜，多吃青菜水果，可有效地清降胃火。现举一相关病案供我们参悟：陈某，女，2 个月，1988 年 4 月 2 日初诊。其母代诉：患儿近 1 月来每于乳食后呕吐，初未介意，后呕吐频繁，食入即吐，急去医院治疗，经服中西药效果不佳，加之小儿服药困难，故转针灸治疗。刻诊：小儿吐乳仍频，每日四五次不等，时有吸气，厌食，精神欠佳，面色萎黄，苔薄黄，指纹微红，脉数。此由喂乳不当，伤及脾胃，胃失和降而致的小儿吐乳症。取穴：内庭，使患儿平仰，徐徐捻转进针 0.2~0.5 寸，得气后加速左右捻转，不留针，每日 1 次。用上述方法针刺双侧的内庭，经治疗 2 次而痊愈。[闫曾平. 针刺内庭穴治疗小儿吐乳症 12 例. 针灸学报，1992，（5）：40]

（2）**内庭善治肠胃病。**可用于腹痛、腹胀、腹泻、便秘、痢疾的治疗。自古便有相关运用记载，《玉龙歌》云："小腹胀满气攻心，内庭二穴要先针。"《千金要方》曰："三里内庭穴，肚腹妙中绝。"由此可见，本穴对消化系统疾病的治疗确有很好的实效性，尤其对胃火旺盛引起的食欲亢进有显著的控制作用，《灵枢·经脉》言："气盛，则身以前皆热，其有余于胃，则消谷善饥。"内庭穴恰好是清泻胃火的最好穴位。

（3）**内庭在其他方面的治疗作用**。在临床中本穴还常用于消渴病、口歪、面痛、荨麻疹、痛经、足背肿痛、肥胖等病证。若能正确辨证运用，可使一些复杂疾病得以改善或能有效的解决。笔者常在痛经、荨麻疹、胃热型肥胖中作为主穴用于临床，多能获取满意疗效。

【常用配穴】

（1）内庭配合谷治疗牙痛、咽喉肿痛。

（2）内庭配劳宫治疗口舌生疮。

（3）内庭配上星治疗鼻衄、牙龈出血。

（4）内庭配环跳治疗胫痛不可屈伸。

（5）内庭配八风治疗足背肿痛。

（6）内庭配陷谷治疗痛经。

（7）内庭配足三里治疗胃痛、腹胀、吐泻。

（8）内庭配内关、曲池、天枢治疗湿热泄泻。

（9）内庭配地仓、颊车、颧髎、攒竹治疗口歪。

【注意事项】

内庭为荥穴，荥穴宜泻之，根据子母补泻法也应泻之本穴，故不宜用补法，虽然本穴可灸，但根据穴性，临床一般不用灸法。

【古代文献摘录】

（1）**《针灸甲乙经》卷七**：四厥手足闷者，使人久持之，逆冷胫痛，腹胀皮痛，善神数欠，恶人与木音，振寒，嗌中引痛，热病汗不出，下齿痛，恶寒，目急，喘满寒栗，龈口噤僻，不嗜食，内庭主之。

（2）**《备急千金要方》卷三十**：胫痛不可屈伸，食不化。

（3）**《玉龙歌》**：小腹胀满气攻心，内庭二穴要先针。

（4）**《马丹阳天星十二穴治杂病歌》**：内庭次趾外，本属足阳明。能治四肢厥，喜静勿闻声，瘾疹咽喉痛，数欠及牙痛，疟疾不能食，针着便惺惺。

（5）**《玉龙赋》**：内庭、临泣，理小腹之胀。

（6）**《通玄指要赋》**：腹膨而胀，夺内庭兮休迟。

（7）**《针灸大全》**：三里内庭穴，肚腹妙中绝。

（8）**《窦太师针经》**：治小腹胀满，脚背红肿，气喘，便血，泻；胃口停食，冷积，先补后泻。

（9）**《医宗金鉴》**：内庭主治痞满坚。

（10）**《杂病穴法歌》**：霍乱中脘可入深，三里、内庭泻几许；泄泻肚腹诸般疾，三里、内庭功无比。

（11）**《长桑君天星秘诀歌》**：寒疟面肿及肠鸣，先取合谷后内庭。

（12）**《铜人腧穴针灸图经》**：治四肢厥逆，腹胀满，数欠，恶闻人声，振寒咽中引痛，口歪，齿龋痛，疟，不嗜食。

（13）**《卧岩凌先生得效应穴针法赋》**：腹膨而胀，夺内庭而休迟，应在水分。

足太阴脾经

隐　白

隐白归属于足太阴脾经，是本经之井穴，在五行中属木，具有健脾止泻、利湿止带、调经止血的作用。尤其止血作用甚强，是止血之要穴，临床以平补平泻法或点刺出血为常用，也常用灸法。

本穴首见于《灵枢·本输》。"隐"，藏隐之意。又《尔雅·释诂》:"隐，微也。""白"，为金色，为土所生。因穴在足部，故称"隐"，约当赤白肉际处，故称"白"，居阴经之下，犹潜龙之隐，又为土之井穴，言土气自此发生，而金气亦开始隐伏，故名，别名"鬼垒""鬼眼""阴白"。

【穴性】

开窍醒神，益脾统血（根据其穴性，主要用于西医学中的妇科病急性出血、急性呕吐及急性腹泻）。

【定位】

在足趾，大趾末节内侧，趾甲根角侧后方 0.1 寸（图 4–1）。

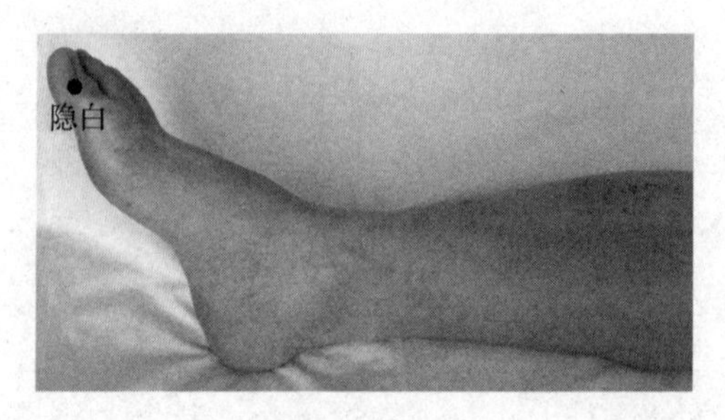

图 4–1　隐　白

【取穴方法】

正坐垂足或仰卧，于足大趾甲内侧缘线与基底部线之交点处取穴。

【主治】

（1）**血证：**尿血，便血，吐血，衄血，月经过多，崩漏。

（2）**神志病：**癫狂，精神分裂症，神经衰弱，多梦，恶梦，烦心善悲。

（3）**消化系统疾病：**腹胀，暴泄，呕吐，急性肠炎。

（4）**局部病症：**脚气，足趾痛，足肿。

【操作方法】

浅刺 0.1~0.2 寸，或点刺出血，可灸。

【经验总结】

（1）**隐白有良好的健脾统血之功。**脾有统血的作用，若脾不统血，则血不归经。本穴为脾之井穴，“病在脏者取之于井”，故本穴对出血病症有很好的治疗功效，如便血、尿血、吐血、月经过多、崩漏等。尤其对月经过多、崩漏有较好的效果。隐白穴为脾经井穴，脾统血，井为经气发源之地，以艾灸之则可温通经气，使脾的统血职能得以恢复，从而达到固崩止漏的目的。肝藏血，肝脏疏泄太过则失于藏血，引起诸多出血证，临床多和大敦穴合用，急性出血宜灸之，慢性出血多针之。如笔者曾治一患者，中年女性，崩漏近 1 周，曾于当地医疗机构就诊，口服用药治疗无效，故来电话咨询，于是教患者自灸隐白穴，每日 2 次，每次 20 分钟，经治疗 3 日而痊愈。后患者曾用本法教多名本病患者治疗而愈，并多次来电话欣喜告知。早在《针灸大成》中有载：“隐白穴，能治妇人月事过时不止。”

（2）**隐白用于治疗消化系统疾病。**本穴属于足太阴脾经腧穴，脾主运化，针刺本穴则能健脾和胃，“井主心下满”，因此尤对腹满、呕吐、食不下等病症有较好的改善，对急性腹泻也有很好的功效。

（3）**隐白有开窍醒神之功。**本穴为阳经交于阴经之井穴，气血俱旺，点刺出血，或针刺泻之则能开窍醒神。本穴是“十三鬼穴”之“鬼垒穴”，对诸神志病证皆有治疗作用，特别是对易做噩梦、癫狂惊风之疾有良效。如在《医宗金鉴》载有“厉兑隐白穴同针，治梦魇不宁”。

【常用配穴】

（1）隐白配足三里治疗便血。

（2）隐白配中极治疗尿血。

（3）隐白配脾俞、肝俞、上脘治疗吐衄血。

（4）隐白配关元、三阴交治疗妇科病。

（5）隐白配大敦治疗崩漏。

（6）补隐白或灸隐白配灸十七椎，治疗月经过多。

（7）隐白配百会治疗晕厥。

（8）隐白配水沟治疗昏迷。

（9）隐白配厉兑治疗梦魇。

（10）隐白配脾俞、胃俞、足三里、天枢治疗腹胀。

【注意事项】

有研究显示，针刺隐白可使腹部松弛，因此孕妇针刺时应当注意，可用灸法。

【古代文献摘录】

（1）**《针灸甲乙经》卷七**：气喘，热病衄不止，烦心，善悲，腹胀，逆息热气，足胫中寒，不得卧，气满胸中热，暴泄，仰息，足下寒，膈中闷，呕吐，不欲食饮，隐白主之；**卷十**：饮渴，身伏，多唾，隐白主之。

（2）**《杂病穴法歌》**：尸厥百会一穴美，更针隐白效昭昭。

（3）**《针灸大成》卷六**：主腹胀，喘满不得安卧，呕吐食不下，胸中热，暴泻，衄血，尸厥不识人，足寒不能温，妇人月事过时不止，小儿客忤，慢惊风。

（4）**《百症赋》**：梦魇不宁，厉兑相谐于隐白。

（5）**《医宗金鉴》**：厉兑相谐隐白梦魇灵；隐白主之心脾痛。

（6）**《保命集》**：血不上，鼻衄，大小便皆血，血崩，当刺足太阴经隐白。

（7）**《灵枢·热病第二十三》**：气满胸中喘息，取足太阴大趾之端，去爪甲如韭叶，寒则留之，热则疾之，气下乃止。

（8）**《针灸资生经》**：隐白、委中，治衄血剧不止。

公　孙

公孙归属足太阴脾经，为足太阴脾经之络穴，又为八脉交会穴之一，通冲脉。本穴具有健脾和胃、理气化湿、调和冲脉之作用，为脾胃、胸膈、腹部疾病常用穴。

本穴首见于《灵枢·经脉》。“公”，众也，支属之总汇也；“孙”，嗣续也，又顺理也，犹如支系之丝络也。《灵枢·脉度》：“支而横者为络，络之别者为孙”，故名。

【穴性】

健脾和胃，理气化湿，调和冲脉（根据其穴性，主要用于西医学中的胃痛、胃胀、呕吐及心胸闷胀）。

【定位】

在跖区，第一跖骨基底的前下缘赤白肉际处（图4–2）。

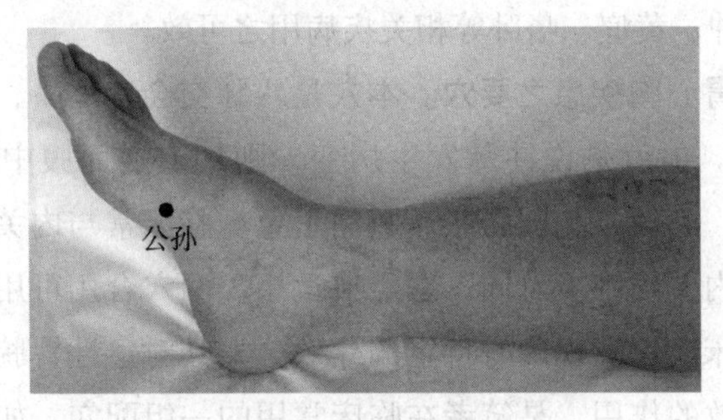

图4–2　公　孙

【取穴方法】

正坐垂足或仰卧位，由足大趾内侧后第1关节往后用手推有一弓形骨，弓形骨后端下缘的凹陷（第一跖骨基底内侧前下方）处取穴。

【主治】

（1）**脾胃病：**胃痛，腹痛，腹胀，腹水，呕吐，饮食不下，肠鸣，呃逆，痢疾，腹泻。

（2）**心胸病：**心烦，胸闷，胸痛，奔豚气。

（3）**其他：**如失眠，嗜卧，发狂妄言，水肿，月经不调，崩漏带下，肠风下血，足跗肿痛，足趾麻木等病症。

【操作方法】

直刺 0.5~1 寸。临床以平补平泻法为常用，可灸。

【经验总结】

（1）**公孙是治疗脾胃同病之要穴。**本穴是脾经的络穴，通胃经，联系着脾胃二经之经气，一穴可治两经病，故可治疗脾胃同病，用之有健脾和胃，理气化湿的作用。临床常用于治疗胃痛、腹胀、呃逆、嗳气、呕吐、腹泻、消化不良等脾胃病，尤其对急性胃痛、呕吐有良好的疗效。如早在《针灸大全》中载有："九种心痛；痰膈涎闷；脐腹胀满，气不消化；胁肋下痛，泄泻不止，里急后重；反胃吐食。"临床常与足三里、中脘、内关合用，治疗各种消化系统疾病。

（2）**公孙是调脾之常用穴。**本穴是脾经之穴，脾统血，主运化，故用之能治疗脾不统血之月经病、带下病等妇科之疾；因脾主运化的功能，当脾失健运，水湿内停导致水肿、黄疸、嗜卧等相关疾病用之可效。

（3）**公孙是胃心胸疾患之要穴。**本穴是八脉交会穴之一，通冲脉，冲脉为病，逆气、里急。也就是说冲脉发生病变，则气上逆而腹中有胀急不舒的感觉，表现为心痛、心烦、胸闷胁胀、腹痛里急。临床常与内关合用，故有"公孙冲脉胃心胸，内关阴维下总同"之经典运用。两穴合用可用于治疗胃心胸疾患，笔者通过临床应用发现确有肯定的疗效，尤其对急性胃脘胀满、呕吐、胸胁胀痛有针之即效的作用，是笔者在临床常用的一组配穴。如曾治一患者，中年男性，胃脘痛 1 天，并伴恶心、呕吐、嗳气，自觉胃脘部有严重的胀满感，用药治疗，而无寸效，故来诊治，立针内关、公孙、中脘、足三里，治疗 10 余分钟，立感腹部舒适，症状明显缓解，30 分钟后起针症状基本消失，又经 1 次巩固治疗而愈。

【常用配穴】

（1）公孙配内关治疗胃、心、胸疾病。

（2）公孙配肾俞治疗先兆流产。

（3）公孙配太冲治疗肝胃不和之证。

（4）公孙配承山治疗痔疾。

（5）公孙配天枢治疗腹泻。

（6）公孙配足三里、梁门治疗胃痛、吐酸。

（7）公孙配束骨、八风治疗足趾麻痛。

【注意事项】

针刺时应紧贴第 1 跖骨基底的前下缘进针。

【古代文献摘录】

（1）**《针灸甲乙经》卷十一：**凡好太息，不嗜食，多寒热，汗出，病至则善呕，呕已乃衰，即取公孙及井俞。实则肠中切痛，厥，头面肿起，烦心，狂，多饮，不嗜卧；虚则鼓胀，腹中气大满，热痛不嗜食，霍乱，公孙主之。

（2）**《针灸大成》卷六：**主寒疟，不嗜食，痫气，好太息，多寒热，汗出，病至则喜呕，呕已乃衰。头面肿起，烦心狂言，多饮，胆虚，厥气上逆则霍乱，实则肠中切痛泻之，虚则鼓胀补之。

（3）**《医宗金鉴》：**公孙穴主治痰壅胸膈，肠风下血，积块及妇人气蛊等证。

（4）**《标幽赋》：**脾冷胃疼，泻公孙而立愈。

（5）**《备急千金要方》：**腹胀，食不化，臌胀，腹中气大满，肠鸣。

（6）**《针灸大全》：**九种心痛；痰膈涎闷，脐腹胀满，气不消化；胁肋下痛，泄泻不止，里急后重；反胃吐食。

（7）**《八脉八穴主治症歌》：**九种心痛涎闷，结胸反胃难停，酒食积聚肠鸣，水食气疾膈病，脐痛腹痛胁胀，肠风疟疾心痛，胎衣不下血迷心，泄泻公孙立应。

（8）**《灵枢·经脉第十》：**足太阴之别，名曰公孙，去本节之后一寸，别走阳明；其别者，入络肠胃。厥气上逆则霍乱。实，则肠中切痛；虚，则鼓胀。取之所别也。

（9）**《席弘赋》：**肚疼须是公孙妙，内关相应必然瘳。

三阴交

三阴交归属足太阴脾经，是足之三阴交会穴，本穴具有健脾、益肝、补肾之功，是治疗妇科病、男科病、血证以及肝、脾、肾相关疾病的常用穴位，是治疗妇科病的第一穴。广泛运用于泌尿系统、生殖系统、消化系统、神经系统、皮肤病等各科疾病。

本穴首见于《针灸甲乙经》。“交”，指会合、会聚之意；“三阴”是指足太阴、足少阴、足厥阴，三阴经之交会之处，故名三阴交，别名“承命”“太阴”“下之三里”。

【穴性】

益气和血，健脾化湿，滋补肝肾（因本穴之特性，治证甚广，临床主要用于西医学中的男女生殖系统疾病、泌尿系统疾病、皮肤疾患及慢性消耗性疾病）。

【定位】

在小腿内侧，内踝尖上3寸，胫骨内侧缘后际（图4–3）。

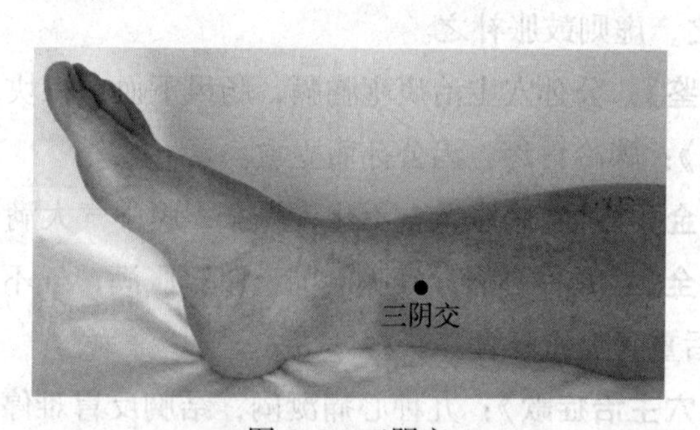

图4–3　三阴交

【取穴方法】

正坐或仰卧位，以手四指并拢，小指下边缘紧靠内踝尖上，食指上缘所在水平线在胫骨后缘的交点处取穴。

【主治】

（1）**脾胃病**：腹胀，腹痛，腹泻，便秘，食不化。

（2）**泌尿系统疾病**：小便不利，尿失禁，疝气。

（3）**男科疾病**：阳痿，早泄，遗精。

（4）**妇科疾病**：月经不调，痛经，崩漏，带下，不孕。

（5）**肾阴虚诸症**：失眠，眩晕，腰膝酸软。

（6）**皮肤疾病**：荨麻疹，湿疹，神经性皮炎。

（7）**咽喉疾病**：咽喉肿痛，咳嗽，梅核气，失音。

（8）**下肢病症**：下肢痿证，痹证，麻木。

（9）**精神疾患**：癫狂，善笑，神经衰弱。

（10）**其他**：如高血压，痔疾，小儿舞蹈病，小儿痫瘛等。

【操作方法】

直刺 1~1.5 寸。孕妇禁针，可灸。

【经验总结】

（1）**三阴交是治疗脾胃疾病之常用穴**。本穴属于足太阴脾经之穴，脾主运化水谷，脾虚失运是致脾胃病的根本，脾胃得健，生化之源充沛，后天之本强固，脾胃之疾自然而愈。三阴交具有极强的健脾益胃作用，常用于治疗脾胃虚弱、胃寒虚胀、消化不良、便溏、泄泻、完谷不化、胃痛、呕吐及病后体虚等虚性病症。

（2）**三阴交是治疗男女泌尿生殖系统疾病之要穴**。本穴是脾、肝、肾三经之交会穴，故在临床中常以本穴治疗三脏功能失常性疾病。脾主运化而统血，肝主疏泄而藏血，肾主水而藏精，因此用本穴可治疗与精血有关的男女生殖方面的疾病，尤其是治疗妇科疾病最常用，在临床中有“妇科第一穴”之称。常用于治疗月经不调、崩漏、带下、阴挺、经闭、不孕、难产、产后恶露不尽、痛经等妇科病症。关于用三阴交治疗难产的病案早在《难史·列传》就有相关记载，其病案如下：宋后废帝出乐游苑门，逢一妇人有娠，帝亦善诊，诊之曰：“此腹是女也。”问文伯，曰：“腹有两子，一男一女，男左边，青黑，形小于女。”帝性急，便欲使剖。文伯恻然曰：“若刀斧恐其变异，请针之立落。”便泻足太阴，补手阳明，胎便应针而落。两儿相续出，如其言。后在金元时期医家窦汉卿《通玄指要赋》中所说的“文伯泻死胎于阴交”即指此事。泻足太阴即指三阴交，补手阳明即指合谷。通过大量的文献资料和现代科学研究发现，针刺三阴交施用泻法，合谷用补法，可以使子宫收缩，用于坠胎、下胎、难产、产后胞衣不下等产科疾患。

三阴交对西医学中急慢性肾炎也有确实的疗效，无论从古代治疗文献资料，还是西医学研究，皆表明了本穴有较好的功效，临床常配足三里、肾俞、命门、关元、太溪，针灸并用，治疗急慢性肾病。

也可用于遗精、阳痿、早泄、阴茎痛、疝气等男科病症。现将魏之琇的《续名医类案》中的相关病案摘录，以示启发：己巳年夏，文选李渐庵公祖的夫人，患有产后血厥症，神志昏迷，两脚突然肿胀起来，疼痛难忍，病情危重。于是徐、何二堂尊召见魏之琇为其诊治，魏氏为其号脉，见脉象空大无力且有间歇。立针三阴交治疗，经一顿饭的时间，病人便醒了，脚部的肿胀随即消失了。再举一例关于治疗男科的经典医案，这个医案来源于《针灸学简编》。王某，男，46岁。夜梦遗精已半年之久，常感头晕，疲倦乏力，不思饮食，精神不振，舌质淡红，尺脉细数。当即刺三阴交，留针20分钟。次日复诊时夜能安眠，未发生梦遗。仍照前法连针2次，梦遗消失，身体逐渐恢复健康。

（3）**三阴交用于下肢痿痹**。本穴是肝、脾、肾三经交会穴，肝主筋，肾主骨，脾主肌肉、四肢，因此本穴可治疗下肢瘫痪、麻木、痹痛等相关病症。

（4）**三阴交是治疗皮肤病常用穴**。临床中常用于荨麻疹、湿疹、神经性皮炎、脚气等皮肤病。尤其对阴囊湿疹、外阴瘙痒、会阴肛周局限性湿疹等有特效。因脾主运化水湿，脾虚失运则水湿下注，故可出现上述湿疹、脚气、瘙痒症，刺之本穴可从健脾化湿之功，从本论治。

（5）**三阴交其他方面的治疗功效**。本穴对神志疾患也有很好的功效，尤对失眠、多梦、神经衰弱疗效突出；也可用于咽喉肿痛，其原理是根据经络所行之用，因脾经“夹咽，连舌本，散舌下”，肾经“夹舌本”，肝经“循喉咙”之后，因此治疗咽喉疾病有特效，尤对慢性咽炎、梅核气最效。

【常用配穴】

（1）三阴交配足三里治疗脾胃疾患。

（2）三阴交配神门治疗心脾两虚所致的失眠。

（3）三阴交配阳陵泉治疗筋骨疼痛。

（4）三阴交配通里治疗失语。

（5）三阴交配内关治疗心肾不交所致诸症。

（6）三阴交配血海治疗妇科病。

（7）三阴交配中脘、内关、足三里治疗血栓闭塞性脉管炎。

（8）三阴交配阴陵泉、膀胱俞、中极治疗癃闭。

（9）三阴交配归来、太冲治疗疝气偏坠。

【注意事项】

针刺三阴交时应当缓慢进针，以防触及胫神经。孕妇应慎针或禁针，可引起流产。

【古代文献摘录】

（1）**《针灸甲乙经》卷十**：足下热痛，不能久坐，湿痹不能行，惊不得眠，三阴交主之。

（2）**《备急千金要方》卷四**：治白崩方，灸小腹横纹，当脐孔直下百壮，又灸内踝上三寸左右各百壮。

（3）**《针灸大成》卷六**：主脾胃虚弱，心腹胀满，不思饮食，脾痛身重，四肢不举，腹胀肠鸣，溏泻食不化，痃癖，腹寒，膝内廉痛，小便不利，阴茎痛，足痿不能行，疝气，小便遗，胆虚，食后吐水，梦遗失精，霍乱，手足逆冷，呵欠，颊车蹉开，张口不合，男子阴茎痛，元脏发动，脐下痛不可忍，小儿客忤，妇人临经行房，羸瘦，癥瘕，漏血不止，月水不止，妊娠胎动横生，产后恶露不行，去血过多，血崩晕，不省人事。

（4）**《杂病穴法歌》**：呕噎阴交不可饶；死胎阴交不可缓。

（5）**《胜玉歌》**：阴交针入下胎衣。

（6）**《百症赋》**：针三阴交与气海，专司白浊久遗精。

（7）**《玉龙赋》**：绝骨、三里、阴交，脚气宜此。

（8）**《通玄指要赋》**：文伯泻死胎于阴交，应针而陨。

（9）**《标幽赋》**：二陵、二跷、二交，似续而交五大。

（10）**《长桑君天星秘诀歌》**：脾病血气先合谷，后刺三阴交莫迟。

（11）**《席弘赋》**：冷嗽先宜补合谷，却须针泻三阴交。

（12）**《医学入门·治病要穴》**：三阴交，主痞满，疝气，脚气，遗精，妇人脉不调，久不成孕，难产，赤白带下，淋证。

（13）**《灵枢·四时气第十九》**：飧泻补三阴之上，补阴陵泉，皆久留之，热行乃止。

（14）**《乾坤生意》**：配大敦，治疗小肠疝气。

（15）**《针灸资生经》**：足踝以上病，宜灸三阴交、绝骨、昆仑。

地 机

地机属于足太阴脾经之郄穴，本穴具有健脾利湿、调经止痛的作用。是治疗各种血证和脾失健运之中焦之疾的常用要穴，尤对痛经治疗作用佳。

本穴首见于《针灸甲乙经》。“地”，土为地之本，意指足太阴脾土；“机”，重要的意思。本穴属足太阴脾经的郄穴，为太阴气血深聚的要穴，故名“地机”，别名“脾舍”“地箕”。

【穴性】

活血理血，调经止痛（根据其穴性，本穴主要用于西医学中的妇科疾病和急性脾胃疾病）。

【定位】

在小腿内侧，阴陵泉下 3 寸，胫骨内侧缘后际（图 4–4）。

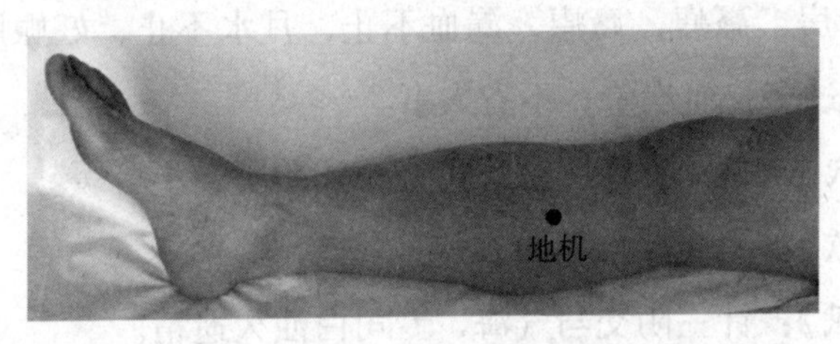

图 4–4 地 机

【取穴方法】

正坐或仰卧位，阴陵泉直下四横指，胫骨内侧面后缘处取穴。

【主治】

（1）**脾胃病**：腹痛，腹泻，腹胀，急性胰腺炎，急性胆囊炎。

（2）**水湿证**：小便不利，水肿。

（3）**妇科病**：痛经，崩漏，月经不调，子宫肌瘤，卵巢囊肿。

（4）**出血证**：小便出血，便血，子宫出血，紫癜。

（5）下肢痿痹。

【操作方法】

直刺 1~1.5 寸。多以泻法为用，可灸。

【经验总结】

（1）**地机善治各种血证**。本穴为足太阴脾经之郄穴，阴经郄穴善治血症。脾为统血之脏，脾不统血，则血不归经致子宫出血、月经不调、紫癜、便血、尿血等各种出血证。因此，地机是临床治疗出血性疾病的要穴，根据不同的出血病因调配相关穴位。

（2）**地机能治疗相关的痛证**。郄穴所具有的基本特性是治疗各种痛证，尤对急性痛证的治疗作用更为突出。本穴为脾经之穴，其治疗作用是通过调脾经之经气，疏通气血而止痛，可用于治疗痛经、腹痛、腰痛、胸胁痛等，尤对气滞血瘀所致的痛经疗效最为突出。如笔者曾治一位21岁的青年女性，自月经初潮便伴有痛经，当来经第一二天症状明显，疼痛非常剧烈，一直服用止痛药缓解，经患者介绍来诊，经查未见其他不适症状，并在地机穴处有明显压痛，因患者特别惧针，故仅针双侧地机穴，每次月经前5天开始治疗，到月经来潮停止，共治疗3个月经周期，疼痛自此而愈。

（3）**地机用于治疗消化系统疾病**。本穴属脾经，脾胃主运化水谷，故可治疗脾失健运之中焦诸症。可用于大便溏泻、水肿、腹胀、腹痛、急性胰腺炎、急性胆囊炎等病。

【常用配穴】

（1）地机配三阴交治疗痛经。

（2）地机配阴陵泉、水分、足三里健脾利湿。

（3）地机配阳陵泉治疗胸胁痛。

（4）地机配梁丘、足三里、胃脘下俞治疗急性胰腺炎。

（5）地机配中都、跗阳治下肢不行。

（6）地机配三阴交、水分治疗水肿。

（7）地机配肾俞、关元、血海治疗月经不调。

【注意事项】

地机应在阴陵泉与内踝尖连线上，不能偏离本线取穴。针刺时应注意不可触及胫神经。

【古代文献摘录】

（1）**《针灸甲乙经》卷十一**：溏瘕，腹中痛，脏痹，地机主之。

（2）**《针灸大成》卷六：**主腰痛不可俯仰，溏泄，腹胁胀，水肿腹坚，不嗜食，小便不利，精不足，女子癥瘕，按之如汤沃股内至膝。

（3）**《百症赋》：**抑又论妇人经事改常，自有地机、血海。

阴陵泉

阴陵泉归属足太阴脾经，为足太阴脾经经气所入之合穴，在五行中属水。具有健脾利湿、益气固本、消肿止痛的作用。临床主要用于治疗腹胀、水肿、心胸痞满等疾病以及膝关节疾病。

本病首见于《灵枢·本输》。膝之内侧为阴，股骨内侧髁高突如陵，髁下凹陷似泉。穴为足太阴之合穴，属水，比喻阴侧陵下的深泉，故称“阴陵泉”，别名“阴陵”“阴之陵泉”。

【穴性】

健脾化湿，通利三焦，益气养血（根据其穴性，主要用于西医学中的水肿及小便异常之疾病）。

【定位】

在小腿内侧，胫骨内侧髁下缘与胫骨内侧缘之间的凹陷中（图 4–5）。

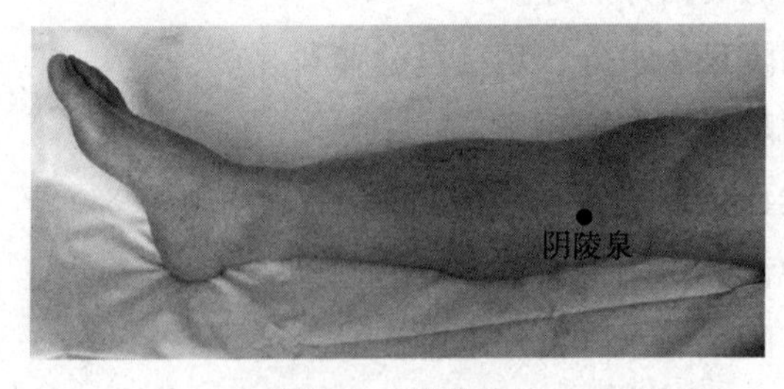

图 4–5 阴陵泉

【取穴方法】

正坐屈膝或仰卧，用拇指沿小腿内侧骨内缘（胫骨内侧）自下往上推，至拇指抵膝关节下，胫骨向内上弯曲之凹陷处取穴。

【主治】

（1）**四肢疾病：**肩周炎，膝痛，下肢痿证，痹证。

（2）**水湿证**：水肿，泄泻，腹胀，小便不利，尿失禁。

（3）**消化系统疾病**：腹胀，泄泻，黄疸。

（4）**泌尿生殖系统疾病**：带下，阴挺，阴痒，盆腔炎，遗精，早泄，淋证。

【操作方法】

直刺1~2寸。临床常以泻法为常用，可灸。

【经验总结】

（1）**阴陵泉有健脾利湿之作用**。本穴为脾经之合穴，脾有运化水湿之功，在五行中属于水，所以刺之有健脾补肾、利水渗湿的作用，在临床中有“健脾利湿第一穴”之称，可用于各种水肿、黄疸、心胸痞满、小便不利等症，常配水分、足三里、三阴交应用。如《百症赋》中言：“阴陵水分去水肿之脐盈。”《杂病穴法歌》中言：“心胸痞满阴陵泉；小便不通阴陵泉。”由此可见，本穴是治疗水肿之疾的特效穴。也可用于湿邪下注所引发的带下症，有祛湿止带的作用。

（2）**阴陵泉可用于治疗脾胃之疾**。本穴为脾经之合穴，故有健脾胃的作用，“合主逆气而泄”，所以可用于腹胀、腹痛、泄泻等脾失健运所致诸症。《灵枢·九针十二原》中言：“疾高而内者，取之阴陵泉。”“疾高而内者”，即属病在于脏，而足太阴脾经循行于下肢的内侧，入腹属脾络胃。所以取其合穴阴陵泉进行治疗，以应其在上之内。也就是说，病变表现在上部，而属于内脏的疾病，就可以取足太阴脾经的合穴阴陵泉治疗。

（3）**阴陵泉用于治疗膝病**。本穴处于膝部，根据“腧穴所在，主治所在”的原理，可治疗膝关节及关节周围疾病，尤对膝关节内侧肿痛、膝关节腔积液、阴雨天膝关节疼痛加重等均有良好的治疗作用，临床操作多以阴陵泉透阳陵泉、阳陵泉透阴陵泉合用。

（4）**阴陵泉还可用于男女生殖泌尿系统疾病**。常用于各种淋证、尿失禁、阴茎痛、遗精、阳痿、阴道炎、带下症、盆腔炎等。早在《针灸甲乙经》有载：“妇人阴中痛，少腹坚急痛，阴陵泉主之。”足太阴经筋，上循阴股，结于髀，聚于阴器，故用于生殖系统疾病。

【常用配穴】

（1）阴陵泉配水分治疗水肿。

（2）阴陵泉配三阴交、足三里治疗腹部虚寒及消化系统疾病。

（3）阴陵泉配至阳、三阴交、胆俞、阳纲治疗黄疸。

（4）阴陵泉配水分消肿利尿。

（5）阴陵泉配关元、中极利水通淋。

（6）阴陵泉配涌泉治疗腹膜炎、腹内气痛、少腹坚痛。

（7）阴陵泉配阳陵泉治疗膝痛。

（8）阴陵泉配地仓、承浆治疗流涎。

（9）阴陵泉配水分、天枢、上巨虚治疗急性腹泻。

【注意事项】

针刺时为直刺，由脾经向胆经刺。常加用灸法。

【古代文献摘录】

（1）**《灵枢·热病第二十三》**：热病挟脐急痛，胸胁满，取之涌泉与阴陵泉，取以第四针，针嗌里。

（2）**《针灸甲乙经》卷十二**：妇人阴中痛，少腹坚急痛，阴陵泉主之。

（3）**《百症赋》**：阴陵、水分，去水肿之脐盈。

（4）**《杂病穴法歌》**：心胸痞满阴陵泉；小便不通阴陵泉。

（5）**《窦太师针经》**：治大小便不通，膝盖红肿，筋急不能开，先补后泻，浑身胀满。

（6）**《备急千金要方》**：阴陵泉、关元，主寒热不节，肾病不可俯仰，气癃尿黄；阴陵泉、阳陵泉，主失禁遗尿不自知；阴陵泉、隐白，主胸中热，暴泻。

（7）**《玉龙歌》**：膝盖红肿鹤膝风，阳陵二穴亦可攻，阴陵针透尤收效，红肿全消见异功。

（8）**《席弘赋》**：阴陵泉治心胸满。脚痛膝肿针三里，悬钟二陵三阴交。

（9）**《通玄指要赋》**：阴陵能开通于水道。

（10）**《灵光赋》**：阴跷阳跷两踝边，脚气四穴先寻取，阴阳陵泉亦主之，阴跷阳跷与三里。。

（11）**《医宗金鉴》**：阴陵泉治胁腹满，刺中下部尽皆松。

（12）**《长桑君天星秘诀歌》**：如是小肠连脐痛，先刺阴陵后涌泉。

（13）**《针灸大成》卷六**：主腹中寒不嗜食，胁下满，水胀腹坚，喘逆不得卧，腰痛不可俯仰，霍乱，疝瘕，遗精，尿失禁不自知，小便不利，气淋，寒热不节，阴痛，胸中热，暴泻飧泄。

血　海

血海归属足太阴脾经，具有统血养血、活血理血的作用，其功能与脾脏的生理功能密切相关，可用于瘀血闭阻、血热妄行、阴血不足等各种血证，是治疗血证之要穴。

本穴首见于《针灸甲乙经》。汇聚之处为“海”。本穴为脾血归聚之海，有引血归脾之功，犹如江河百川，终归大海之意，故名“血海”，又名“百虫窠”。

【穴性】

健脾养血，活血理血，通利三焦（根据其穴性，本穴可用于西医学中的妇科病和皮肤疾病）。

【定位】

在股前区，髌底内侧端上 2 寸，股内侧肌隆起处（图 4–6）。

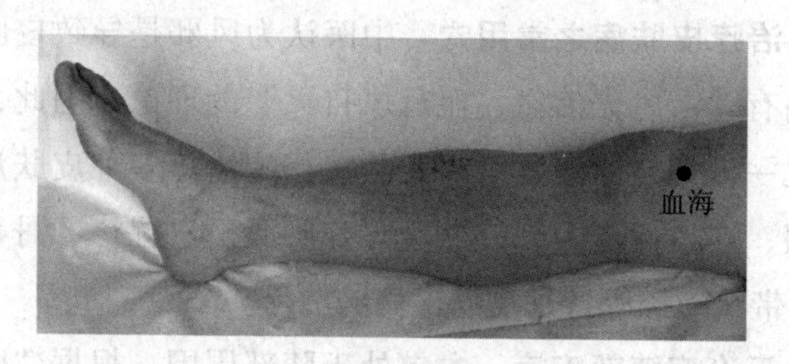

图 4–6　血　海

【取穴方法】

（1）患者屈膝，医者以手掌心按于患者膝髌骨上缘（左手放右膝，右手放左膝），二至五指向上伸直，拇指约呈 45 度斜置，拇指尖下取穴。

（2）患者仰卧于床上，用力蹬直下肢，髌骨内上缘约二横指处鼓起之肌肉（股内收肌）的中点处取穴。

【主治】

（1）**过敏性疾病**：荨麻疹，风疹，湿疹，皮肤瘙痒，丹毒，银屑病，白癜风，股癣，黄褐斑，局限性硬皮病，神经性皮炎，过敏性紫癜，带状疱疹。

（2）**妇科病症：**月经不调，经闭，痛经，崩漏，带下，产后恶露不尽，功能性子宫出血。

（3）**运动系统疾病：**股内侧痛，下肢痿痹，坐骨神经痛，膝关节疼痛。

（4）**其他：**如眼睑下垂，睾丸炎，阳痿，小便不畅，气逆，腹胀，贫血。

【操作方法】

直刺 1~2 寸。多施以平补平泻法，可灸。

【经验总结】

（1）**血海用于治疗与血有关的病症。**本穴属于足太阴脾经，脾统血，本穴又为血所会聚之处，即本穴具有调血之功，故能治疗各种与血有关的病症。《针灸甲乙经》有“血闭不通，血海主之”之用。《针灸大成》有“暴崩不止，血海主之”之用。妇人以血为本，故尤其对妇科之疾的血证作用突出，如月经不调、痛经、经闭、功能性子宫出血、产后恶露等症，常与三阴交、地机、足三里相配，组成治疗血证之基本方，用之则能起健脾统血，养血和血的作用。

（2）**血海是治疗皮肤病之常用穴。**中医认为风邪是导致皮肤病之根源，在临床治疗皮肤病有“治风先治血，血行风自灭”的理论，因此，血海穴是治疗皮肤病的要穴之一，常与曲池、三阴交等穴相配治疗多种皮肤病，常用于荨麻疹、过敏性紫癜、神经性皮炎、皮肤瘙痒症、股癣、湿疹、丹毒、银屑病、白癜风、黄褐斑、带状疱疹等各种皮肤疾病的治疗。

（3）**血海用于治疗膝部疾病。**本穴处于膝部周围，根据“腧穴所在，主治所在”理论，常用于膝关节疾病，常配用膝关节周围的梁丘、鹤顶、膝阳关、阳陵泉、阴陵泉、内外膝眼等穴用之。

（4）**血海其他方面的治疗作用。**在临床中还常用于小便淋漓、睾丸炎、阳痿、气逆、腹胀、贫血、胁痛、痿证、痹证等多种疾病。

【常用配穴】

（1）血海配三阴交、带脉治疗月经不调。

（2）血海配合谷、三阴交、曲池治疗皮肤病。

（3）血海配膈俞治疗各种瘀血证。

（4）血海配内庭、阴陵泉治疗丹毒。

（5）血海配曲池、三阴交治疗膝关节疼痛；或配膝阳关、阴陵泉。

【注意事项】

血海的位置在股四头肌内侧头最隆起处。本穴主要以活血行血为用，但无补血之功，临床运用时应当注意。

【古代文献摘录】

（1）**《针灸甲乙经》卷十二**：妇人漏下，月闭不通，逆气腹胀，血海主之。

（2）**《医学入门》**：此穴极治妇人血崩，血闭不通；血海，主一切血疾，主诸疮。

（3）**《类经图翼》**：崩漏不止，膈俞、肝俞、肾俞、命门、气海、中极、间使、血海、复溜、行间均灸。

（4）**《胜玉歌》**：热疮臁内年年发，血海寻来可治之。

（5）**《针灸大成》卷六**：主气逆腹胀，女子漏下恶血，月事不调。

（6）**《百症赋》**：痃癖兮冲门、血海强；抑又论妇人经事改常，自有地机、血海。

（7）**《灵光赋》**：气海血海疗五淋，中脘下脘治腹坚。

手少阴心经

通　里

通里为心经之络穴，别走手太阳小肠经，具有宁心安神、固表开音、清热止痛的作用，可用于心痛、心悸、怔忡等多种疾病，是心经治疗范围最广的穴位。

本穴首见于《灵枢·经脉》。经过为“通”，脉气所聚处为“里”。由于本穴是手少阴之络脉通向手太阳经的地方，且手少阴心经之经气会于此，故名“通里”。

【穴性】

宁心安神，祛瘀开音。(根据其穴性，临床主要用于西医学中的精神性疾病和失音性疾病)。

【定位】

在前臂前区，腕掌侧远端横纹上 1 寸，尺侧腕屈肌腱的桡侧缘（图 5-1）。

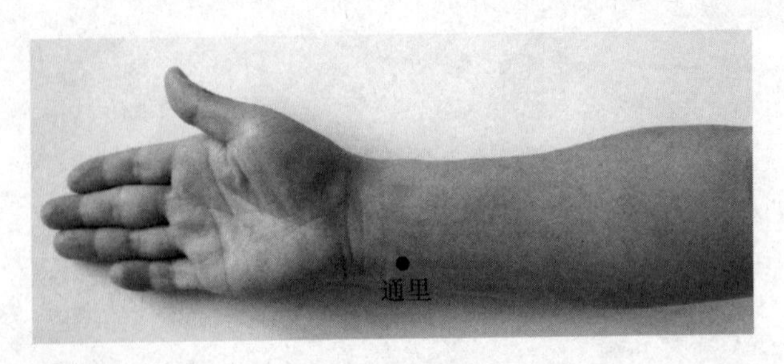

图 5-1　通　里

【取穴方法】

仰掌，手掌小鱼际小角有一突起圆骨，其后缘向上可摸到一条大筋，沿着这条大筋之外侧缘（桡侧）向上一横指（拇指）处取穴。

【主治】

（1）**神志病**：失眠，多梦，智力低下，健忘，恐怖症，神经衰弱，精神分裂症，癔病。

（2）**失语性疾病**：暴喑，舌强不语。

（3）**心脏疾病**：心悸，怔忡，心绞痛，心律失常。

（4）**其他**：如腕臂痛，小儿遗尿，木舌，重舌等。

【操作方法】

直刺 0.3~0.5 寸；不宜深刺，避开血管和神经。可灸，但较少用之。

【经验总结】

（1）**通里用于治疗失语、言语不清之疾**。本穴是治疗失语症的常用穴，尤其对急慢性喉炎、声带息肉和结节、癔病性失语疗效最为满意。咽喉为经脉循行之要冲，是经脉循行交会之处，其中手少阴心经“从心系，上夹咽，系目系”，以夹食道上循咽喉。言为心声，舌为发音器官之一。“手少阴之别，循经入心中，系舌本”“心开窍于舌”，故取手少阴心经的络穴通里治疗失音，以通心脉，益心气，清咽喉，利舌咽，而达治疗目的。《马丹阳天星十二穴》中言“欲言声不出，……毫针微微刺，方信有神功”之用。

（2）**通里治疗神志病**。本穴为手少阴心经之络穴，用之有养心血、安心神之效，可用于心悸、怔忡、失眠、多梦、心痛、癔病等心神疾患。临床常配三阴交、神门等养血安神。

（3）**通里治疗舌疾**。本穴是心经之络穴，别走小肠经，心开窍于舌，心经络脉系于舌本，小肠经上走喉，所以对舌疾有特效。如舌强、舌疮、木舌、重舌等，常配合金津、玉液点刺放血治疗。

（4）**通里其他方面的治疗作用**。本穴还可用于呃逆、腕臂痛、小儿遗尿、目痛、汗闭、胀满、崩漏等疾病。在针灸临床中对这类病案均有相关报道，摘录 1 例用通里治疗小儿遗尿的病案供大家参考。针刺通里、大钟治疗小儿遗尿：取通里、大钟为主穴，用 1 寸毫针刺入 5 分左右深，留针 15~30 分钟，中间行针 1 次，10 次为 1 个疗程，一般治疗 1~3 个疗程。30 例中治愈 24 例，有效 4 例，无效 2 例，总有效率 93%。[谭玉华，李小林. 针刺通里、大钟治疗小儿遗尿 30 例. 中国中医药科技，2003，10（5）：300]

【常用配穴】

（1）通里配廉泉、哑门治疗失语。

（2）通里配内关、心俞治疗胸痹心痛。

（3）通里配心俞治疗心律不齐。

（4）通里配太阳、百会、风池治疗头痛、目眩。

（5）通里配三阴交治疗失眠。

（6）通里配腕骨治疗腕臂内侧痛。

（7）通里配列缺、照海治疗声带嘶哑和声带麻痹。

（8）通里配廉泉、哑门治疗舌强不语。

（9）通里配行间、三阴交治疗经血过多。

（10）通里配解溪治疗头风，面目赤。

【注意事项】

通里取穴时手腕松弛立掌，宜找到尺侧腕屈肌腱，针刺不宜过深，以免伤及血管和神经。一般不用灸法。

【古代文献摘录】

（1）**《灵枢·经脉第十》**：手少阴之别，名曰通里，去腕一寸半，别而上行，循经入于心中，系舌本，属目系。其实则支膈，虚则不能言。取之掌后一寸，别走太阳也。

（2）**《铜人腧穴针灸图经》卷五**：目眩头痛，面赤而热，肘臂臑痛，苦呕，喉痹，少气。

（3）**《针灸大成》卷六**：主目眩头痛，热病先不乐，数日懊侬，数欠频呻悲，面热无汗，头风，暴喑不言，目痛心悸，肘臂臑痛，苦呕喉痹，少气遗溺，妇人经血过多崩中。实则支满膈肿，泻之；虚则不能言，补之。

（4）**《玉龙歌》**：连日虚烦面赤妆，心中惊悸亦难当，若须通里穴寻得，一用金针体便康。

（5）**《马丹阳天星十二穴治杂病歌》**：通里腕侧后，去腕一寸中，欲言声不出，懊侬及怔忡，实则四肢重，头腮面颊红，虚则不能食，暴喑面无容，毫针微微刺，方信有神功。

（6）**《百症赋》**：倦言嗜卧，往通里、大钟而明。

（7）**《窦太师针经》**：治虚烦，头面赤，泻补；手臂酸疼，补泻；心虚怕惊，宜补。

（8）**《备急千金要方》卷三十**：卒痛烦心，心中懊侬，数欠频伸，心下悸，悲恐，遗尿。

（9）**《外台秘要》**：通里主热病，卒心中懊侬，悲恐，癫，少气，遗溺。

（10）**《医宗金鉴》**：主治温病，面热无汗，懊侬，心悸惊恐。

神　门

神门为心经之原穴，补之则能益心气、宁心神，泻之则能清心火，具有双向调节的功能。临床可用于心痛、心烦、惊悸、怔忡、健忘、失眠、癫狂痫等疾病。

本穴首见于《针灸甲乙经》。“神”，神明之谓；“门”，出入之口。心者，君主之官，神明出焉。心藏神，穴为神气出入之门，故名“神门”，别名“兑冲”“中都”“兑骨”“锐中”“兑后”。

【穴性】

清心泻火，宁心安神（根据其穴性，主要用于西医学中的失眠和精神类疾患）。

【定位】

在腕前区，腕掌侧远端横纹尺侧端，尺侧腕屈肌腱的桡侧缘（图5–2）。

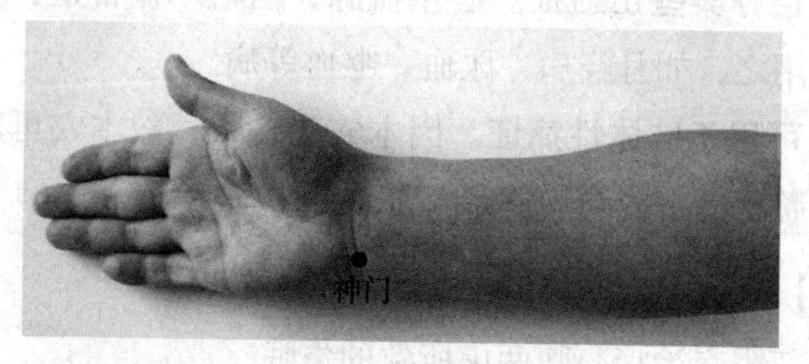

图5–2　神　门

【取穴方法】

仰掌，掌小鱼际上角有一突起圆骨，其后缘向上可扪及尺侧腕屈肌腱，腕屈肌腱桡侧缘与掌后腕横纹的交点处取穴。

【主治】

（1）**精神神志疾病：**心烦，健忘，失眠，痴呆，癫狂痫，神经衰弱，癔病，小儿惊厥。

（2）**心脏疾病：**心痛，心律不齐，心悸，怔忡。

（3）**其他：**如腕臂痛，胸胁痛，手指麻木，目黄胁痛，呕血，吐血，失音，掌中热，头晕，高血压等。

【操作方法】

直刺 0.3~0.5 寸，避开动、静脉。可灸，但较少用之。

【经验总结】

（1）**神门是治疗神志病之要穴。**本穴是心之原穴，“五脏有疾取之十二原”。心藏神，故治疗各种神志病。针刺神门穴，能调和阴阳，宁心安神，调畅气机，使心气畅通，脑有所养，神有所归，故能收到良好效果。如失眠、记忆力减退、老年痴呆、躁狂症、癔病、小儿惊风等。《玉龙歌》载曰：“痴呆之症不堪亲，不识尊卑枉骂人，神门独治痴呆症，转手骨开得穴真。”由此可见，神门治疗精神类疾患是长期实践经验的总结。本穴不仅能治疗失眠，而且还可以治疗嗜睡；不但能治疗躁狂症，也能治疗抑郁症。可见本穴具有良好的双向调节作用。

（2）**神门能治疗心脏相关疾病。**本穴为手少阴之输穴、原穴，故能治疗心脏的病症，如心痛、心烦、惊悸、高血压等病。

（3）**神门能治疗某些出血症。**心主血脉，当血不循常道，皆与其有关，因此某些出血症可用之，如月经病、尿血、呕血等病。

（4）**神门还可用于肢体性痛证。**因本穴为输穴，故本穴可用于经络循行相关病症，如用于腕臂痛、胸胁痛、踝关节损伤等。

【常用配穴】

（1）神门配三阴交治疗心脾两虚所致的失眠。

（2）神门配肾俞、太溪、三阴交治疗心肾不交所致的失眠。

（3）神门配内关治疗心脏疾患。

（4）神门配涌泉治疗小儿鹅口疮。

（5）神门配丰隆、大椎治疗精神病。

（6）神门配内关、大陵、心俞治疗心悸怔忡，失眠，健忘。

（7）神门配血海、膈俞治疗呕血，吐血，便血。

（8）神门配合谷、风池治疗喉痹。

（9）神门配少海治疗手臂挛痛。

【注意事项】

心经穴位不可深刺，一般不超过0.5寸，特别是神门。过深恐引动心火，扰乱神明，并可伤及血管神经。本穴极少用灸法。取穴时手腕松弛立掌。

【古代文献摘录】

（1）**《针灸甲乙经》卷七：**心疟，令人烦心甚，欲得见清水，寒多，不甚热，刺手少阴，是谓神门。

（2）**《备急千金要方》卷三十：**唾血，数噫，恐悸不足。

（3）**《铜人腧穴针灸图经》卷五：**心烦甚欲得饮冷，恶寒则欲处温中，咽干不嗜食，心痛，手臂寒，喘逆，身热，狂悲哭，呕血，上气，遗溺，大小人五痫。

（4）**《针灸大成》卷六：**主疟心烦，甚欲得冷饮，恶寒则欲处温中。咽干不嗜食，心痛数噫，恐悸，少气不足，手臂寒，面赤喜笑，掌中热而哕，目黄胁痛，喘逆身热，狂悲狂笑，呕血吐血，振寒上气，遗溺，失音，心性痴呆，健忘，心积伏梁，大小人五痫。

（5）**《玉龙歌》：**痴呆之症不堪亲，不识尊卑枉骂人，神门独治痴呆症，转手骨开得穴真。

（6）**《百症赋》：**发狂奔走，上脘同起于神门。

（7）**《杂病穴法歌》：**神门专治心痴呆。

（8）**《胜玉歌》：**后溪、鸠尾及神门，治疗五痫立便瘥。

（9）**《通玄指要赋》：**神门去心性之呆痴。

（10）**《窦太师针经》：**治心内呆痴，泻；癫痫，先补后泻；发狂等症，泻。治健忘失记，喜怒不常，失笑无则，多言。又云：转手勾阳骨开，方可下针。

（11）**《医宗金鉴》：**神门主治悸怔忡，呆痴中恶恍惚惊，兼治小儿惊痫症，金针补泻疾安宁。

（12）**《十二经治症主客原络》**：少阴心痛并干嗌，渴欲饮兮为臂厥，生病目黄口亦干，胁臂疼兮掌发热，若人欲治勿差求，专在医人心审察，惊悸呕血及怔忡，神门支正何堪缺。

（13）**《卧岩凌先生得效应穴针法赋》**：神门去心性之呆痴，应在太冲。

手太阳小肠经

少 泽

少泽为手太阳小肠经之井穴，五行中属金，本穴具有清热利咽、醒神通乳的作用，是临床治疗乳汁不通之常用穴，也能用于阳实郁闭神志病变之急救穴，临床以点刺出血或以泻法为常用。

本穴首见于《灵枢·本输》。“少”，小也；“泽”，指润泽。本穴为手太阳经之井穴，穴居手小指外侧端，与手少阴经互相络通，小肠主液，得心火而润泽全身之功能，故名，别名“小吉”“小结”。

【穴性】

泄热开窍，活络通乳（根据其穴性，临床主要用于西医学中的乳汁不足和热性疾病）。

【定位】

在手小指末节尺侧，指甲根角侧上方 0.1 寸（图 6–1）。

【取穴方法】

掌心向下，伸直小指，沿手小指指甲基底部和尺侧缘各作一直线，两线相交处取穴。

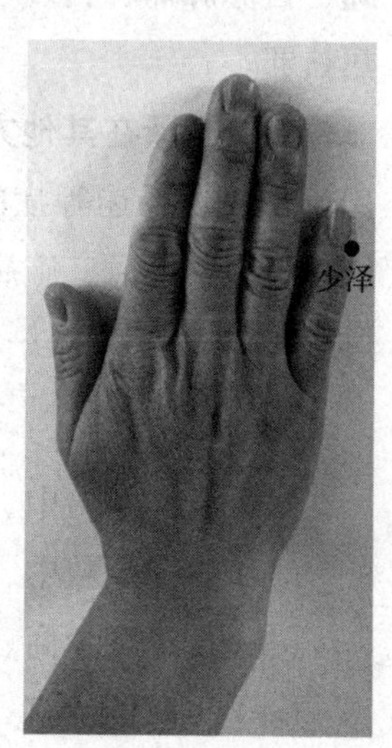

图 6–1 少 泽

【主治】

（1）**乳房疾病**：缺乳，乳痈。

（2）**头面五官疾病**：耳疾（耳鸣、耳聋），咽喉肿痛，目赤肿痛。

（3）**急救**：中风，昏迷，休克，中暑。

（4）**上肢病症：**手指麻木，疼痛，肩臂外后侧疼痛。

【操作方法】

浅刺 0.1~0.2 寸；或点刺出血，可灸。

【经验总结】

（1）**少泽是通乳之要穴。**本穴是历代通乳之效穴，亦是临床通乳之首选穴，正如《千金翼方》所言："妇人无乳法初针两手小指外侧近爪甲深一分……若欲试之，先针一指即知之，神验不传。"《诸病源候论》载："妇人手太阳、少阴之脉，下为月水，上为乳汁。"由此可见，本穴通乳之用由来已久，是长期临床实践之总结。用本穴通乳之用也有多方面的相关理论，少泽为手太阳小肠经之井穴，亦是手少阴相交接处。小肠分清泌浊，又因心主血脉，以上之理为乳汁的生成提供了重要的物质来源，所以临床之作用特效。如余曾治一女性患者，产后 20 余天，乳汁即不足，乳汁量越来越少，服用中药及偏方治疗无效来诊，即针刺双侧少泽、膻中、乳根，经治疗 1 次后症状较前改善，3 次后已满足喂养。笔者在临床以本穴为主穴治疗数例相关患者，均取效满意。

（2）**少泽可用于治疗五官科疾病。**本穴为手太阳小肠经腧穴，小肠经从手走头，在头面部广泛分布，到达目内外眦、鼻旁、耳中及喉旁，根据"经脉所过，主治所及"之理，故可用于头面五官科病症。临床常用于耳鸣、耳聋、鼻衄、目赤肿痛、目翳、咽喉肿痛等病。因本穴为井穴，尤适宜于点刺放血以泻热祛邪。

（3）**少泽在其他方面的治疗作用。**本穴为井穴，井穴有急救之功效，故可用于休克、昏迷等症的急救；又因小肠与心相表里，用之可调心神、通血脉，能治心痛、中风、癫痫等；也可用于小指疼痛、麻木等病，《针灸甲乙经》载曰："振寒，小指不用……少泽主之。"用之可以舒筋通络、活血止痛。

【常用配穴】

（1）少泽配膻中、合谷、肩井、太冲治疗乳痈。

（2）少泽配膻中、乳根治疗乳汁少。

（3）少泽配少商、合谷治疗咽喉肿痛。

（4）少泽配听宫、翳风治疗耳疾。

（5）少泽配水沟、内关、十二井穴放血，治疗热病昏迷。

【古代文献摘录】

（1）**《针灸甲乙经》卷七：**振寒，小指不用，寒热汗不出，头痛，喉痹，舌卷，小指之间热，口中热，烦心，心痛，臂内廉及胁痛，聋，咳，瘛疭，口干，头痛不可顾，少泽主之。

（2）**《铜人腧穴针灸图经》卷五：**目生肤翳覆瞳子。

（3）**《针灸大成》卷六：**主疟寒热，汗不出，喉痹舌强，口干心烦，臂痛瘛疭，咳嗽，口中涎唾，颈项急不得回顾，目生肤翳覆瞳子，头痛。

（4）**《针方六集》卷五：**疟疾，妇人无乳及乳痈痛，乳汁不通，鼻衄不止。

（5）**《百症赋》：**攀睛攻少泽、肝俞之所。

（6）**《医宗金鉴》：**鼻衄不止，妇人乳肿。

（7）**《杂病穴法歌》：**心痛翻胃刺劳宫，寒者少泽细手指。

（8）**《灵光赋》：**心疼手颤针少海，少泽应除心下寒。

（9）**《玉龙歌》：**妇人吹乳痛难消，吐血风痰稠似胶，少泽穴内明补泻，应时神效气能调。

（10）**《玉龙赋》：**妇人乳肿，少泽与太阳之可推。

后　溪

后溪归属手太阳小肠经，是手太阳小肠经脉气所注之“输穴”，在五行中属木，又为八脉交会穴之一，通于督脉，具有舒筋通络、清热截疟、通督镇静的作用。可用于头项强痛、腰背痛、痉挛性疾病、抽搐性疾病、疟疾等病。

本穴首见于《灵枢·本输》。“后”，指小指本节后，“溪”，指小水沟也。本穴在手小指外侧，本节后凹陷处，当握拳时，穴处肉起如山峰，按之似小溪之渠，故名“后溪”。

【穴性】

通督镇静，解痉止痛，祛邪截疟，解表祛热（根据其穴性，临床用于西医学中的颈椎病、肩周炎、腰背痛、癫痫等）。

【定位】

在手第 5 掌指关节后尺侧的远侧掌横纹头赤白肉际凹陷中（图 6–2）。

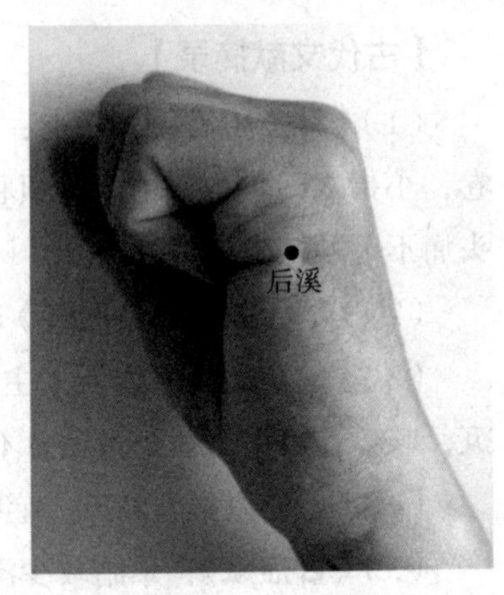

图 6–2　后　溪

【取穴方法】

微握拳，当第 5 掌骨小头后尺侧，远侧掌横纹尽头赤白肉际处取穴。

【主治】

（1）**颈肩腰腿痛：**落枕，颈椎病，肩痛，腰背痛，坐骨神经痛，急性腰扭伤，手指及肘臂挛急。

（2）**头面五官疾病：**头痛，三叉神经痛，面肌痉挛，耳聋，目赤肿痛，麦粒肿，角膜炎，鼻衄，扁挑体炎。

（3）**镇静安神：**癫狂痫，癔症。

（4）**其他：**如盗汗，疟疾，疥疮，荨麻疹，痔疮等多种杂症。

【操作方法】

微握拳，直刺 0.5~1 寸，可灸。

【经验总结】

（1）**后溪有通督镇静之效。**本穴为八脉交会穴之一，通于督脉，督脉“上额交颠上，入络脑”，故本穴有极强的镇静安神之效。《拦江赋》载：“后溪治督脉病。”故本穴可治疗神志类疾病。用于抑郁症、癔症、躁狂症、癫痫、疟疾、角弓反张、惊风、痉挛等病的治疗，是治疗神志病、止痉的要穴。临床操作时宜透向劳宫，加强镇静安神的功效。

（2）**后溪是治疗颈肩腰腿痛的常用要穴。**本穴是手太阳小肠经之输穴，“输主体重节痛”。手太阳经脉在肩背部广泛循行，“出肩解，绕肩胛，交肩上”。因此在古代本经脉被称为“肩脉”，是治疗颈肩痛之要穴，根据这一特性，后人将其运用总结为“头项后溪取”之用。又根据手足太阳为同名经，同名经同气相求，后溪为八脉交会穴之一，通于督脉，根据以上循行原理，足太阳、督脉循行于腰背部，故用后溪可治疗一切腰背之疾。腰背为督脉及膀胱经脉所行，根据“痛则不通，通则不痛”，针之本穴，能使气至病所，行气血而通经络，即经脉所过主治所及，故通调手足太阳经脉及督脉之气血。尤其对急性腰扭伤作用特效，在针刺同时嘱患者活动患处，可起到立竿见影之效。如笔者曾治一男性患者，36岁，因搬抬重物不慎扭伤腰部2日，经针后溪1次而愈。笔者在临床中仅用本穴或以本穴为主穴治愈数例落枕、腰扭伤患者，多能达到立竿见影之效，是临床治疗本类疾患之特效穴。

（3）**后溪能治疗头面五官疾病**。手太阳小肠经在面部广泛分布，“上颊，至目锐眦，却入耳中。其支者：别颊上䪼，抵鼻，至目内眦（斜络于颧）”。根据经脉所行之用，对面部疾病有良好的治疗作用，如面瘫、三叉神经痛、面痉挛均有良好的治疗效果。后溪是手太阳之输，“输主体重节痛”，故对疼痛有效；后溪又通督脉，督脉有镇静之效，所以就有镇定止痛之功，当治疗痉挛性疾病时，后溪透劳宫其效更加显著。

（4）**后溪有清湿热的作用**。本穴是小肠经腧穴，用之可有清利小肠湿热的作用，小肠为分水之官，故能祛湿。临床可用于黄疸、小便赤涩、疥疮等。

（5）**后溪有解表清热的作用**。太阳主表主开，故后溪有清热、宣阳、解表的功能，临床对扁桃体炎、鼻衄、角膜炎、麦粒肿、耳鸣、耳聋、盗汗等有一定的治疗作用。

【常用配穴】

（1）后溪配水沟治疗急性腰扭伤。

（2）后溪配列缺治疗颈项强痛。

（3）后溪配天柱、肩髃、曲池治疗肩周炎。

（4）后溪配阳陵泉治疗腰痛。

（5）后溪配大椎、间使治疗疟疾。

（6）后溪配环跳、阳陵泉治疗下肢痿痹。

（7）后溪配神门、大椎、鸠尾治疗癫狂痫。

（8）后溪配天柱、大杼治疗颈项强痛。

（9）后溪配阴郄治疗盗汗。

（10）后溪配劳宫镇静安神。

【注意事项】

后溪取穴时应微握拳，针刺后尽量保持原姿势，起针时也应保持针刺时姿势，以免引起疼痛。一般不向外斜刺。

【古代文献摘录】

（1）**《针灸甲乙经》卷七：**振寒寒热，肩臑肘臂痛，头不可顾，烦满，身热恶寒，目赤痛，眦烂，生翳膜，暴痛，鼽衄，发聋，臂重痛，肘挛，痂疥，胸满引臑，泣出而惊，颈项强，身寒，头不可以顾，后溪主之。

（2）**《针灸大成》卷五：**手足拘挛战掉，中风不语癫痫，头疼眼肿泪涟涟，腿膝背腰痛遍。项强伤寒不解，牙齿腮肿喉咽，手麻足麻破伤牵，盗汗后溪先砭。**卷六：**主疟寒热，目赤生翳，鼻衄，耳聋，胸满，头项强不得回顾，癫疾，臂肘挛急，痂疥。

（3）**《针方六集》卷五：**小肠疝痛，五痫，癫狂不识前后，痂疥。

（4）**《圣惠方》：**肘臂腕重难屈伸，五指尽痛，不可掣也。

（5）**《拦江赋》：**后溪专治督脉病，癫狂此穴治还轻。

（6）**《玉龙歌》：**时行疟疾最难禁，穴法由来未审明，若把后溪穴寻得，多加艾火即时轻。

（7）**《百症赋》：**阴郄、后溪，治盗汗之多出；后溪、环跳，腿痛刺而即轻；治疸消黄，谐后溪、劳宫而看。

（8）**《通玄指要赋》：**痫发癫狂兮，凭后溪而疗理；头项痛，拟后溪以安然。

（9）**《肘后歌》：**胁肋腿痛后溪妙。

（10）**《胜玉歌》：**后溪、鸠尾及神门，治疗五痫立便瘥。

（11）**《医宗金鉴》：**后溪能治诸疟疾，能令癫痫渐渐轻。

（12）**《八脉交会穴歌》：**后溪督脉内眦颈，申脉阳跷络亦通。

（13）**《玉龙赋》：**时疫痎疟寻后溪。

（14）**《八法手诀歌》：**后溪前上外肩背，列缺针时脉气通。

（15）**《针灸聚英》：**若患脉象洪浮，面色赤红，口干爱笑，为小肠病。如果患者身体沉重，全身关节疼痛，刺后溪可愈。

（16）**《窦太师针经》：**治五痫病，癫狂不识尊卑。

（17）**《卧岩凌先生得效应穴针法赋》**：头项强宜后溪而安然，应在承浆。痫发癫狂兮，凭后溪而疗理，应在鸠尾。

天 宗

天宗属于手太阳小肠经之腧穴，本穴具有通络、理气通乳的作用，临床主要用于肩胛痛、乳痈、乳腺增生、咳喘等疾病。

本穴首见于《针灸甲乙经》。肩胛区之诸穴，犹如天象之诸星，排列如星象。《淮南子·时则训》天宗注："凡属天上神，日月星辰，皆为天宗。"本穴当肩胛骨中央，与曲垣、秉风诸穴彼此相望，受曲垣、秉风外绕，有天宗之象焉，故仿星名以命名。

【穴性】

通络止痛，散风舒筋（根据其穴性，临床主要用于西医学中的肩周炎及乳房疾病）。

【定位】

在肩胛区，肩胛冈中点与肩胛骨下角连线上 1/3 与下 2/3 交点凹陷中（图 6–3）。

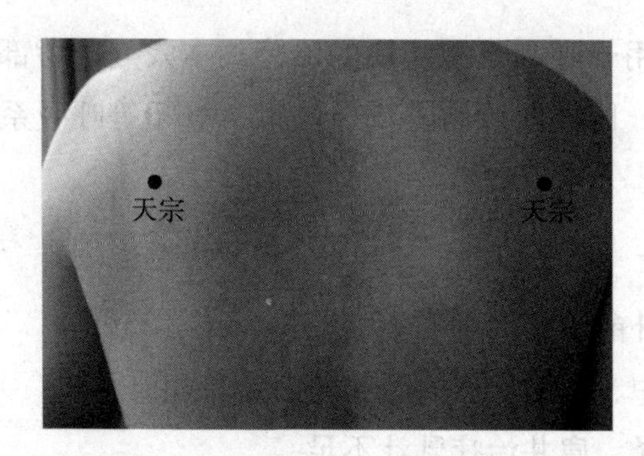

图 6–3　天　宗

【取穴方法】

正坐垂臂或俯卧，于肩胛冈下缘中点和肩胛冈下角之间的上 1/3 折点处取穴。

【主治】

（1）**颈肩部疾病**：落枕，肩周炎，肩背部损伤。

（2）**乳房疾病**：乳痈，乳腺增生。

（3）**呼吸系统疾病**：咳嗽，气喘，胸闷。

【操作方法】

直刺或斜刺0.5~1寸。多施以平补平泻法，可灸。

【经验总结】

（1）**天宗是治疗颈肩痛之常用效穴**。本穴系手太阳经之腧穴，手太阳“出肩解，绕肩胛，交肩上”。乃是经络所行之用，当颈肩部有疾病时，常在天宗穴有反应点，且临床常根据天宗穴处的按压反应确诊颈椎病。早在《针灸甲乙经》中载曰：“肩重，肘臂痛，不可举，天宗主之。”《铜人腧穴针灸图经》中言：“主肩胛痛，臂肘外后廉痛，颊颔肿。”针刺天宗穴有舒筋活络、祛风除湿、活血止痛的作用，临床主要用于落枕、颈椎病、肩周炎、臂丛神经损伤等颈肩疾病。

（2）**天宗是治疗乳房疾病的重要穴位**。本穴为小肠经穴，与乳房前后相对，以对应所取用，针刺天宗理气通络、散结化瘀、消肿止痛。临床可以毫针刺，也可以点刺放血加拔火罐，针刺时使针感向肩或胸前传导为佳。常用于急性乳腺炎、乳腺增生。

（3）**天宗也常用于呼吸系统疾病的治疗**。本穴处于背部，近于肺脏，用之有行气宽胸的作用，因此对胸胁支满、咳嗽、气喘等呼吸系统疾病也有较好的功效。

【常用配穴】

（1）天宗配肩外俞治疗肩胛痛。

（2）天宗配膻中、乳根、肩井、梁丘治疗乳痈。

（3）天宗配少泽、肩井治疗乳汁不足。

（4）天宗配膻中、郄门、太冲、乳根治疗乳腺增生。

（5）天宗配曲池、外关治疗肘臂外后侧痛。

（6）天宗配肺俞、膻中、天突治疗气喘。

（7）天宗配肩髃、曲池治疗中风后肩部疼痛活动不利。

【古代文献摘录】

（1）《针灸甲乙经》卷十：肩重，肘臂痛不可举，天宗主之。

（2）《外台秘要》卷三十九：胸胁支满，抢心，咳逆。

（3）《针灸大成》卷六：主肩臂酸疼，肘外后廉痛，颊颔肿。

（4）《铜人腧穴针灸图经》：肩胛痛，臂肘外后廉痛，颊颔肿。

听　宫

听宫归属于手太阳小肠经，为手足少阳与手太阳经之会，具有通经活络，开窍聪耳的作用，是治疗耳部疾患之要穴。

本穴首见于《灵枢·刺节真邪》。“宫”，即宫庭，意指要处。本穴在耳屏的前方，“耳者听也”，是主治耳鸣、耳聋，恢复听力的要穴，故名，别名“多所闻”“窗笼”“耳中”。

【穴性】

通经活络，祛风解表，开窍聪耳（根据其穴性，本穴主要用于西医学中的耳部疾病以及面部疾病）。

【定位】

在面部，耳屏前，下颌骨髁状突的后方，张口时凹陷处（图 6–4）。

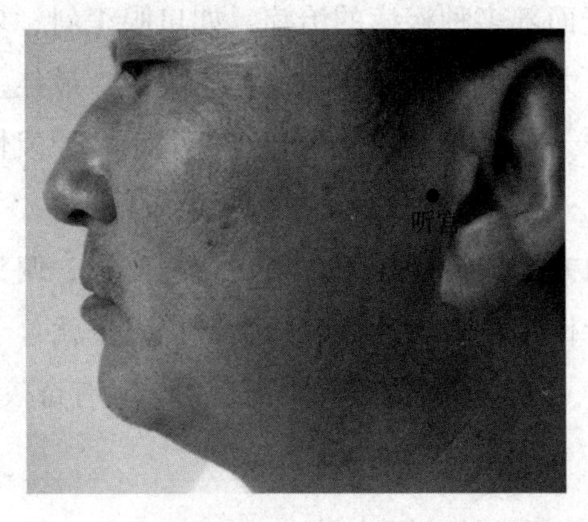

图 6–4　听　宫

【取穴方法】

于耳屏和下颌关节间，取穴时，嘱患者张口，耳屏前凹陷处取穴。

【主治】

（1）**治疗耳疾：**耳鸣，耳聋，聤耳。

（2）**面部疾病：**牙痛，颞颌关节紊乱症，三叉神经痛，面瘫，斜视，失音。

（3）**其他：**如落枕，漏肩风，坐骨神经痛，偏头痛，眩晕，癫狂、痫病。

【操作方法】

张口，直刺 0.5~1 寸。临床以平补平泻法为常用，慎灸。

【经验总结】

（1）**听宫是治疗耳疾之要穴。**本穴是手足少阳、手太阳之会，手足少阳均从“耳后入耳中，出走而前”，手太阳经“入耳中”，三条经脉直接与耳朵有联系，刺之一穴，即可调理三经脉之气血，舒耳内瘀滞，使其达到通经活络，开窍聪耳的功能，故可治疗各种耳疾。在《灵枢·刺节真邪》:“夫发蒙者，耳无所闻，目无所见……刺此者，必于日中，刺其听宫，中其眸子，声闻于耳，此其输也。”《针灸大成》中言:“主失音，癫疾，心腹满，聤耳，耳聋如物填塞无闻，耳中嘈嘈憹憹蝉鸣。”可见本穴治疗耳疾是古人临床经验所得，为我们的临床治疗提供了可靠的佐证。虚实之证皆可运用，实证常配外关、侠溪、行间；虚证常配太溪、液门、足三里合用。

（2）**听宫可治疗头面五官疾病。**本穴位于面部，根据“腧穴所在，主治所在”的理论，可用于面部多种疾病的治疗，如口眼歪斜、牙痛、颞颌关节紊乱症、三叉神经痛等，尤其对牙痛、三叉神经痛的治疗最佳，对原发性三叉神经痛有很好的止痛之效，有效率超过 80% 以上，是治疗原发性三叉神经痛极为有效的穴位。

（3）**听宫在其他方面的治疗作用。**本穴对漏肩风、偏头痛、落枕、坐骨神经痛均有一定的治疗作用，著名针灸大师贺普仁先生就善于用听宫治疗这类疾病，并取得显著疗效，在临床若能正确辨证运用，确有奇效。

【常用配穴】

（1）听宫配翳风、风池治疗耳疾。

（2）听宫配合谷、颊车治疗牙痛。

（3）听宫配合谷、再根据患支配穴治疗三叉神经痛。

（4）听宫配下关治疗颞颌关节紊乱症。

（5）听宫配听会、翳风、支正、中渚、足临泣治疗突发性耳聋。

【注意事项】

针刺时应微张口，留针过程中不宜说话或做大张口等动作，以免滞针、弯针或断针。

【古代文献摘录】

（1）**《灵枢·刺节真邪第七十五》：**夫发蒙者，耳无所闻，目无所见……刺此者，必于日中，刺其听宫，中其眸子，声闻于耳，此其输也。

（2）**《针灸甲乙经》卷十二：**刺此者，必于日中刺其听宫，中其眸子，声闻于外，此其俞也。**卷十一：**癫疾，狂，瘈疭，眩仆；癫疾，喑不能言，羊鸣沫出，听宫主之。

（3）**《针灸大成》卷六：**主失音，癫疾，心腹满，聤耳，耳聋如物填塞无闻。

（4）**《循经考穴编》：**耳虚鸣痒，或闭塞无闻，或耳出清汁。

（5）**《百症赋》：**听宫、脾俞，祛残心下之悲凄。

（6）**《针灸聚英》：**主失音，癫疾，心腹满，聤耳，耳聋如物填塞无闻，耳中嘈嘈憹憹蝉鸣。

足太阳膀胱经

睛　明

睛明归属于足太阳膀胱经，为手足太阳经、足阳明经、阴跷脉、阳跷脉五经之交会，具有疏风清热，通络明目的作用，是治疗目疾之常用穴、主穴、要穴，可治疗一切眼病。

本穴首见于《针灸甲乙经》。“睛”，指眼睛；“明”，指光明、明亮。因该穴在目内眦，主治一切目疾，有明目的作用，故名，别名“泪孔”“泪空”“泪腔”“精明”“目内眦”。

【穴性】

疏风清热，通络明目（根据其穴性，本穴主要用于眼病的治疗）。

【定位】

在面部，目内眦内上方眶内侧壁凹陷处（图 7–1）。

【取穴方法】

在眼内角内侧旁开约 0.1 寸，再向上约 0.1 寸处，即眼眶内缘与眼睑内侧之间即是，需闭眼取穴。

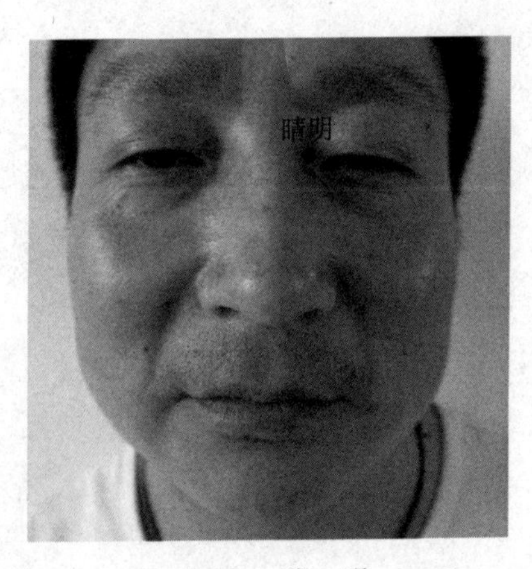

图 7–1　睛　明

【主治】

（1）**眼部疾病：**目赤肿痛，眼痒，胬肉攀睛，流泪，视物不清，夜盲，青盲，近视，视神经萎缩，电光性眼炎。

（2）**疼痛证：**坐骨神经痛，外踝扭伤，急性腰扭伤。

（3）**其他：**如心动过速，呃逆，癔症，头痛，鼻塞等病的治疗。

【操作方法】

针刺时，首先嘱患者闭目，医者押手向外轻轻固定眼球，刺手持针，于眶缘和眼球之间缓慢直刺 0.3~0.8 寸，不宜提插捻转，禁灸。

【经验总结】

（1）**睛明是治疗眼疾的要穴、主穴。**本穴处于眼部，“腧穴所在，主治所在”，无论急慢性眼疾均适宜，是古今临床治疗眼疾之特效穴。《针灸大成》中言：“睛明主目远视不明，恶风泪出……小儿疳眼，大人气眼冷泪。”《百症赋》有：“观其雀目肝气，睛明行间细推。”《玉龙歌》言：“两眼红肿痛难消，怕日羞明心自焦，只刺睛明鱼尾穴，太阳出血自然消。”皆是用睛明治疗眼疾之经验总结。在魏之琇《续名医类案》中有一病案记载：倪新溪母陶氏，因失去孩子，哭瞎眼睛已有 11 年。有一天，有人造访说可治疗她的失明，于是就用针刺了睛明、瞳子髎两穴，陶氏顿时看到事物了，顿时传为佳话。现代针灸临床用睛明穴治疗眼疾的病案报道更多见，治证更广范，现摘录一则验案供参考。陈某，女，48 岁。渐见视力模糊，连续医治 7 年无效，病势日益加重，7 年后双眼瞳孔长出一层白膜，视力仅剩下一线光感，走路需人扶持。检查后诊断为白内障。主取睛明，配合谷、风池、足三里、光明等穴，治疗 10 多天后，双眼白膜全部消退，瞳孔转清，恢复原有视力。经多年追踪访问，迄今未再复发［黄大纳．针灸治疗眼疾患的点滴经验介绍．福建中医药，1965，（1）：33］。黄大纳医生用本法治疗 100 余例，效果满意。睛明治疗眼疾的功效毋庸置疑，是各种眼疾的首选穴。

（2）**睛明是治疗急性腰扭伤的效穴。**足太阳经循行于腰部，根据“经脉所过，主治所及”的理论治疗腰痛。《灵枢·经脉》中记载“足太阳经主筋所生病”，因此针刺睛明穴可以治疗腰痛，特别是急性腰扭伤作用特效。笔者在十余年前经常用本穴治疗急性腰扭伤病患，取效满意，一般 1~2 次可愈。

（3）**睛明其他方面的治疗作用。**睛明穴对心动过速、癔症、呃逆、太阳经型坐骨神经痛、外踝关节的扭伤也有较好的治疗功效，临床根据病症可选择本穴治疗。

【常用配穴】

（1）睛明配球后治疗视神经萎缩。

（2）睛明配合谷、四白治疗目生翳膜。

（3）睛明配行间治疗雀目。

（4）睛明配后合谷、风池治疗目赤肿痛，目痒。

（5）睛明配瞳子髎治疗外斜视。配合谷、太冲治疗内斜视。

（6）睛明配养老治疗色盲。

（7）睛明配肝俞、肾俞治疗夜盲。

（8）睛明配光明、肝俞治疗散光、近视、夜盲。

（9）睛明配球后、风池、太冲治疗青光眼。

【针刺注意事项】

操作时，医者以一手向外侧轻推眼球并固定，另一手持针紧靠眶缘缓慢进针，遇到阻力时，不宜强行进针，不捻转，不提插，出针后按压针孔 2~3 分钟，以防出血，禁灸。

【古代文献摘录】

（1）《针灸甲乙经》卷十二：目不明，恶风，目泪出憎寒，目痛目眩，内眦赤痛，眦痒痛，淫肤白翳，睛明主之。

（2）《备急千金要方》卷六：目远视不明，恶风，目泪出，憎寒，头痛目眩瞢。

（3）《针灸大成》卷六：主目远视不明，恶风泪出，憎寒头痛，目眩，内眦赤痛，眦痒，淫肤白翳，大眦攀睛胬肉侵睛，雀目，瞳子生瘴，小儿疳眼，大人气眼冷泪。

（4）《玉龙歌》：两眼红肿痛难熬，怕日羞明心自焦，只刺睛明鱼尾穴，太阳出血自然消。

（5）《百症赋》：观其雀目肝气，睛明、行间而细推。

（6）《灵光赋》：睛明治眼胬肉攀。

（7）《玉龙赋》：睛明、太阳、鱼尾，目症凭兹。

（8）《黄帝明堂经》：睛明，主目不明恶风，目泪出憎寒，头痛目眩，内眦赤痛，眦痒痛。

（9）**《铜人针灸腧穴图经》卷三**：攀睛翳膜覆瞳子，小儿雀目疳眼，大人气眼冷泪。

（10）**《席弘赋》**：睛明治眼未效时，合谷光明安可缺。

（11）**《审视瑶函》**：配合谷、足三里、太阳，治疗目赤肿痛。

（12）**《针灸资生经》**：配后溪、目窗、瞳子髎，治疗目赤。

肺 俞

肺俞归属足太阳膀胱经，是肺脏经脉之气输注于背部之背俞穴，其穴近于肺脏，与肺有直接内外相应的关系，能调节肺脏经气，是治疗肺病之常用穴，尤其对哮喘作用佳。

本穴首见于《灵枢·背俞》。本穴内应肺脏，是肺经经气转输之处，为治疗肺疾的重要腧穴，故名“肺俞”。

【穴性】

宣肺平喘，止咳化痰，疏风散邪（根据其穴性，临床主要用于西医学中的感冒、肺部疾病和皮肤疾病）。

【定位】

在脊柱区，第 3 胸椎棘突下，后正中线旁开 1.5 寸（图 7–2）。

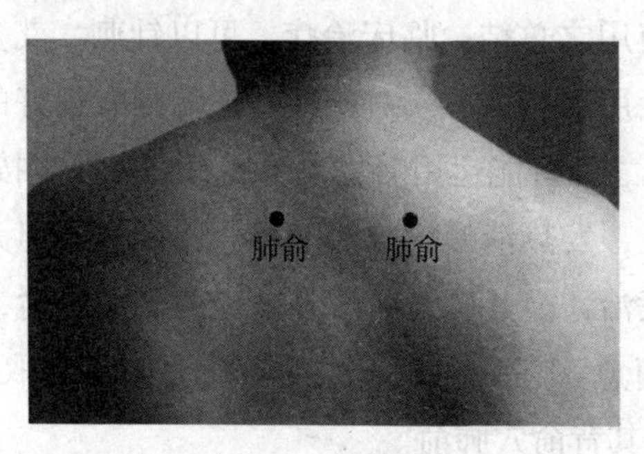

图 7–2 肺 俞

【取穴方法】

先定第 7 颈椎的棘突，再由此向下数 3 个胸椎棘突，此椎棘突下旁开两横指处取穴。

【主治】

（1）**外感表证**：感冒，发热。

（2）**呼吸系统疾病**：咳嗽，咳血，气喘，胸闷。

（3）**皮肤病**：皮肤瘙痒，瘾疹，皮疹，痤疮，牛皮癣。

（4）**其他**：如骨蒸潮热，盗汗，痿证，鼻炎，麦粒肿等。

【操作方法】

斜刺 0.5~0.8 寸，不宜直刺深刺。可灸。

【经验总结】

（1）**肺俞是治疗外感表证的常用穴。**本穴乃为足太阳经之腧穴，又为肺的背俞穴，太阳主表，肺主皮毛。故用本穴治疗外感病症甚效，是临床常用要穴，可以点刺放血、拔火罐、艾灸或针刺均可，临床根据患者病情寒热虚实选择治疗方法。

（2）**肺俞是治疗肺病之主穴。**本穴是肺的背俞穴，为肺气转输、输注之处，近迫于肺脏，与肺有直接内外相应的关系，能调节肺脏经气，故能治疗咳嗽、气喘、咳血、胸闷等肺疾，是呼吸系统疾病的重要穴位，尤其对哮喘、慢性支气管炎等有良好的疗效。《针灸甲乙经》载曰："肺气热，呼吸不得卧，上气呕沫，喘气相追逐，胸满胁膺急，息难……肺俞主之。"《针灸资生经》载曰："凡有喘与哮音，为按肺俞，无不酸疼，皆为缪刺肺俞，令灸而愈。"由以上可见，肺俞治疗哮喘是历代应用之总结。临床治疗，可以针刺、艾灸、贴敷、埋线、刺血及拔火罐等方法运用。总之本穴对咳嗽、哮喘则有很好的实效性，是临床所用之主穴，无论虚实之证皆能运用。早在余震《古今医案按》中有一病案记载：一患者，患咳嗽咳血，发热消瘦。曾治疗数年，疾病不但无好转，且更加严重了。后朱丹溪为其医治，摸其脉涩。于是就灸两侧的肺俞，经过五次的治疗就将多年的顽疾轻松而愈。五脏病最基本的治疗原则是首取相应病经的背俞穴，因此肺脏有病就首取其背俞穴肺俞。

（3）**肺俞是治疗皮肤病之常用穴。**本穴有疏风散邪，解表泻热的作用，临床可用于多种皮肤病的治疗，如皮肤瘙痒、瘾疹、痤疮、带状疱疹、皮炎、牛皮癣等皮肤病。运用原理是根据肺主皮毛、太阳主一身之表。肺俞是肺的背俞穴，其穴位在足太阳经脉上，所以肺俞穴就能取之有效了。临床常以毫针针刺配合点刺放血而发挥治疗功效。

（4）**肺俞其他方面的治疗作用**。临床还常用于痿证、骨蒸潮热、盗汗、鼻炎、麦粒肿、多种体虚病证及各种上焦之病，这类疾病一般多用灸法。

【常用配穴】

（1）肺俞配列缺、合谷、外关治疗风寒咳嗽。

（2）肺俞配尺泽、曲池、大椎治疗风热咳嗽。

（3）肺俞配太渊、丰隆、阴陵泉治痰湿咳嗽。

（4）肺俞配血海、曲池、大椎、合谷治疗痤疮。

（5）肺俞配曲池、血海、三阴交、风池治疗皮肤瘙痒、皮疹等皮肤病。

（6）肺俞配天突、定喘、膻中治疗哮喘发作。

（7）肺俞配复溜、谚语治盗汗。

（8）肺俞配膈俞、孔最、太渊、鱼际治咳血。

（9）肺俞配膏肓、三阴交治疗骨蒸，潮热。

【注意事项】

肺俞深部为胸膜腔及肺，故不宜直刺、深刺，以免损伤内部脏器，一般多为斜刺，当直刺时一般不超过0.8寸，根据患者的胖瘦决定，以斜向脊柱方向刺入最佳。古言“背部薄似饼，腹部深似井”。故在背部操作时均应注意针刺深度，防止引发气胸。

【古代文献摘录】

（1）**《针灸甲乙经》卷八**：肺寒热，呼吸不得卧，咳上气，呕沫，喘，气相追逐，胸满胁膺急，息难，振栗，脉鼓，气膈，胸中有热，支满不嗜食，汗不出，腰脊痛，肺俞主之。

（2）**《备急千金要方》卷八**：肺中风者，其人僵卧而胸满，短气，冒闷汗出者，肺风之证也，视目下鼻上两边下行至口，色白者尚可治，急灸肺俞百壮。

（3）**《千金翼方》卷二十七**：咳痹气逆，咳嗽，口中涎唾，灸七壮，亦随年壮，可至百壮。

（4）**《太平圣惠方》卷一百**：理癫痫，瘿气，上气，吐逆，支满，脊强，寒热不食，肉痛皮痒，传尸骨蒸，肺咳。

（5）**《医宗金鉴·刺灸心法要诀》**：肺俞内伤咳嗽吐红，兼灸肺痿与肺痈，小儿龟背亦堪灸，肺气舒通背自平。

（6）**《行针指要歌》：**或针嗽，肺俞、风门须用灸。

（7）**《玉龙歌》：**咳嗽须针肺俞穴，痰多宜向丰隆寻。

（8）**《百症赋》：**咳嗽连声，肺俞须迎天突。

（9）**《铜人针灸腧穴图经》：**治骨蒸劳，肺痿咳嗽。

（10）**《针灸资生经》：**哮喘，按其肺俞穴，痛如锥刺。

（11）**《胜玉歌》：**若是痰涎并咳嗽，治却须当灸肺俞。

（12）**《玉龙赋》：**丰隆、肺俞，痰嗽称奇。

（13）**《医学入门·治病要穴》：**肺俞，主内伤外感，咳嗽吐血，肺痈，肺痿，小儿龟背。

（14）**《针灸大成》卷六：**主瘿气，黄疸，劳瘵，口舌干，劳热上气，腰脊强痛，寒热喘满，虚烦，传尸骨蒸，肺痿咳嗽，肉痛皮痒，呕吐，支满不嗜食，狂走欲自杀，背偻，肺中风，偃卧，胸满短气，瞀闷汗出，百毒病，食后吐水，小儿龟背。

（15）**《灵枢·五邪第二十》：**邪在肺，则病皮肤痛，寒热，上气喘，汗出，咳动肩背。取之膺中外腧，背三节五脏之旁，以手疾按之，快然，乃刺之，取之缺盆中以越之。

膈　俞

膈俞归属于足太阳膀胱经，为八会穴之血会，具有和血理血、祛瘀行血、通膈降逆，是治疗膈肌病变之常用穴，血证之要穴。

本穴首见于《灵枢·背俞》。“膈”，指横膈。本穴内应横膈，横膈之气系于背，又因穴近膈膜，而为之俞，故名“膈俞”，别名“七焦之间”。

【穴性】

宽胸利膈，降逆和胃，养血活血，理血化瘀（根据其穴性，临床可用于西医学中的膈肌痉挛、恶心、呕吐、胃胀、胃痛、呼吸系统疾病及皮肤疾患等）。

【定位】

在脊柱区，第 7 胸椎棘突下，后正中线旁开 1.5 寸（图 7–3）。

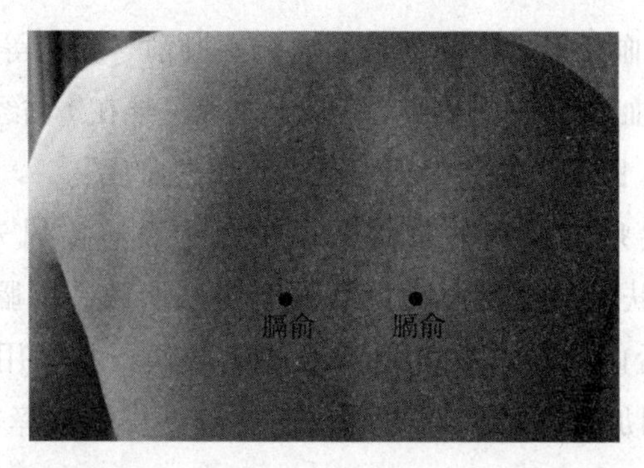

图 7–3　膈　俞

【取穴方法】

于第 7 胸椎棘突下（横平双侧肩胛骨下角）所作水平线与后背正中线旁开 1.5 寸平行直线交点处取穴。

【主治】

（1）**各种出血证**：用于呕血，衄血，便血，咳血，崩漏。

（2）**消化系统疾病**：恶心，呕吐，呃逆，胃痛。

（3）**过敏性疾病**：瘾疹，皮肤瘙痒，痤疮。

（4）**心肺疾患**：咳嗽，哮喘，胸闷，冠状动脉粥样硬化性心脏病，心绞痛，心律失常。

（5）**可活血、理血、补气血**：气血虚弱，潮热，盗汗，五劳七伤，贫血。

（6）**其他**：颈淋巴结核，精神分裂症，黄疸，背痛等。

【操作方法】

斜刺 0.5~0.8 寸，不宜直刺深刺。可灸。

【经验总结】

（1）**膈俞有通膈降逆的作用**。本穴近于横膈，膈之功用在于隔塞上下，使气与谷不相乱也，膈间气机以降为顺，又食道下行，亦有膈肌穿过，故刺之能开通关格，降逆和胃，临床上可用于呕吐、呃逆、饮食不下、腹部胀满不适等病，尤其对呃逆疗效甚佳。

（2）**膈俞是治疗血证之要穴**。本穴为八会之血会，可活血、补血、理血，治疗一切与血有关的疾病。补之则能补血养血，常与足三里、三阴交、脾俞等合用；泻之可以活血化瘀，常与太冲、血海、肝俞、支沟等合用；也可以用于各种出血证，如咳血、便血、尿血、崩漏出血等。早在《循经考穴编》中载“膈俞主诸血症妄行”,《医宗金鉴》中载“更治一切失血症”。

（3）**膈俞是治疗皮肤病的常用穴。**中医中言“治风先治血，血行风自灭”。中医认为皮肤病的发生多为风邪侵袭肌肤所致，因膈俞为八会之血会，用膈俞可有行血活血之功。故可用于某些皮肤病，其运用原理和血海相同，临床两穴常常合用加强疗效。如荨麻疹、湿疹、皮肤瘙痒等病，最适宜刺血为用。

（4）**膈俞用于治疗心肺疾患。**本穴近于心肺，根据“穴位所在，主治所在”的理论，可用于心肺疾患的治疗。如肺部疾病的咳嗽、哮喘、支气管炎等症；心脏疾患的心动过速、心脏肥大、心膜炎等症。

（5）**膈俞其他方面的治疗作用。**临床还常用于某些消化系统疾病，如胃脘痛、胃炎、胃溃疡、肝病、食道癌、胃癌等病的治疗；也常用于某些气血虚弱、五劳七伤之虚证。

【常用配穴】

（1）膈俞配中脘、内关治疗胃痛、呃逆。

（2）膈俞配胆俞，名曰“四花穴”，可治疗五劳七伤、气血虚弱，尤善于用灸法。

（3）膈俞配足三里、三阴交、脾俞治疗血虚证。

（4）膈俞配太冲、血海、地机治疗血瘀证。

（5）膈俞配行间、劳宫治疗血热证。

（6）膈俞配孔最治疗咳血。

（7）膈俞配上星治疗衄血。

（8）膈俞配承山、孔最治疗便血。

（8）膈俞配天鼎、气舍治疗喉痹、噎膈，咽肿不能消食饮不下。

（9）膈俞配阴谷治疗腹胀胃脘暴痛。

（10）膈俞配肝俞治疗癫疾。

（11）膈俞配膏肓治疗痰饮。

（12）膈俞配胃俞、大椎、血海、足三里治疗贫血。

（13）膈俞配曲池、三阴交治疗荨麻疹、皮肤瘙痒。

【注意事项】

因膈俞深层有肺脏，所以在针刺时不宜过深，应注意针刺角度与深度，一般深度为 0.5~0.8 寸，以免刺入胸腔，造成气胸。临床常以点刺放血最为常用。

【古代文献摘录】

（1）**《针灸甲乙经》卷八**：咳而呕，鬲寒，食不下，寒热，皮肉骨痛，少气不得卧，胸满支两胁，鬲上兢兢，胸脘暴痛，上气，肩背寒痛，汗不出，喉痹，腹中痛，积聚，默然嗜卧，怠惰不欲动，身常湿，心痛，膈俞主之。

（2）**《针灸大成》卷六**：主心痛，周痹，吐食翻胃，骨蒸，四肢倦怠，嗜卧，痃癖，咳逆，呕吐，膈胃寒痰，食饮不下，热病汗不出，身重常温，不能食，食则心痛，身痛肿胀，胁腹满，自汗盗汗。

（3）**《类经图翼》**：诸血病者皆宜灸之，如吐血、衄血不已，虚损昏睡，血热妄行，心肺二经呕血，脏毒便血不止。

（4）**《千金要方》**：膈俞主吐食，又灸章门、胃管（中脘）；膈俞、譩譆、京门、尺泽，主肩背寒痓，肩胛内廉痛。

（5）**《针灸资生经》**：配命门、太溪，治疗痃疟。

肾　俞

肾俞归属于足太阳膀胱经，是肾气输注之背俞穴，内应肾脏。具有滋补肾阴，温补肾阳，阴阳双补之特性。是补肾之要穴，凡肾气亏虚之疾皆可用之，临床常以补法为用，尤善适宜灸法。

本穴首见于《灵枢·背俞》。其穴内应于肾脏，是肾气输注之处，又是治疗肾病之要穴，故名“肾俞”。

【穴性】

补肾培元，强筋壮腰，明目聪耳，补虚疗损（根据其穴性，临床主要用于西医学中的男女生殖系统疾病、泌尿系统疾患、腰酸腰痛、耳鸣耳聋等病）。

【定位】

在脊柱区，第 2 腰椎棘突下，后正中线旁开 1.5 寸（图 7–4）。

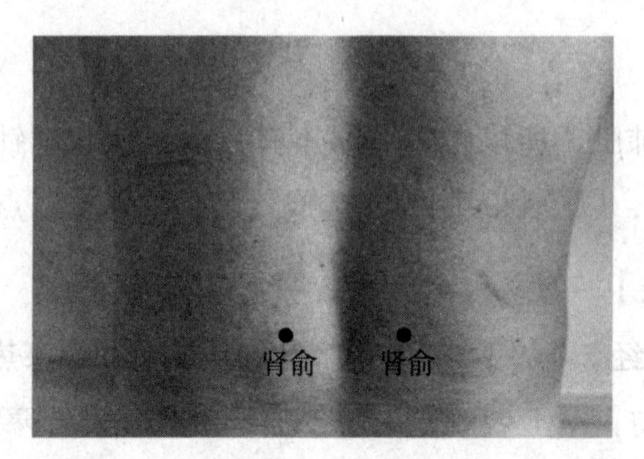

图 7–4　肾　俞

【取穴方法】

平脐正中作一水平线，该线与后正中线的交点即为第 2 腰椎，其旁开 1.5 寸处取穴。

【主治】

（1）**男女生殖系统疾病：**遗精，阳痿，早泄，不孕，不育，月经不调，带下，不孕。

（2）**泌尿系统疾患：**尿频，尿急，遗尿，尿失禁。

（3）**腰背痛：**腰痛，腰酸，腰无力。

（4）**补虚及保健：**如肾不纳气的咳喘，肾虚型耳鸣，耳聋，五更泄泻，头晕乏力等肾气亏虚之疾。

【操作方法】

直刺 0.5~1 寸。可灸。

【经验总结】

（1）**肾俞是治疗男女生殖系统疾病的常用要穴。**本穴为肾的背俞穴，为肾气输注之处，肾藏精，为“先天之本”。本穴既可以补阳又能滋阴，具有阴阳同调的作用，无论阴阳偏盛偏衰还是阴阳俱虚，皆可治疗。故可治疗男科的遗精、阳痿、早泄、少精、精子活动力低下及妇科月经病、不孕症、附件炎、盆腔炎等病。在《针灸资生经》中有一梦遗病案记述：有个年轻人，患有梦遗非常严重，前来找王执中医治，于是在肾俞穴部位按压，患者感觉此处非常酸痛，便在穴处施以艾灸，经数次治疗而愈。

（2）**肾俞是治疗腰痛的有效穴。**腰为肾之府，故本穴治疗腰痛甚效，尤其是肾虚性腰痛，是首选穴。《景岳全书》言：“腰痛证凡悠悠戚戚，屡发不止者，肾之虚也。”《诸病源候论》载曰：“肾主腰脚……劳伤于肾，动伤经络，又为风冷所侵，气血相博，故腰痛也。”如笔者曾治一女性患者，44岁，反复发作腰痛2年余，曾做CT、实验室检查，未见异常，用多种方法治疗未见疗效。患者感腰酸疼痛，足膝时时无力，遇劳加重，休息减轻，舌质淡，苔薄白，脉沉细。患者惧针严重，故让患者俯卧位针刺双肾俞，并加温针灸，针后当天即感轻松舒适，针1周后而愈。早在《针灸大成》中也有相关病案记载：明嘉靖四十一年，吏部许敬庵公，寓灵济宫，腰痛十分严重，同乡董龙山公推荐杨继洲为其诊治。经诊脉，见尺脉沉数有力，并结合症状，诊为湿热实证，患者惧针，于是立用手指以泻法按压肾俞，患者腰痛即可缓解，并服汤药1剂，腰痛即愈。

（3）**肾俞是治疗泌尿系统疾病之主穴**。临床常用本穴为主穴治疗肾炎、肾绞痛、尿频、尿急、遗尿、尿闭、尿路感染、泌尿系结石等病。本穴为肾的背俞穴，背俞穴是脏腑之气输注于背部之腧穴，五脏有病取之相应背俞穴。因为肾主水，所以当水液代谢失常发为上述系列病变时，刺肾俞以补肾固本、化气行水。

（4）**肾俞可治疗耳鸣、耳聋**。肾开窍于耳，耳的正常功能有赖于肾气的营养，当肾气亏虚可致髓海空虚，而致耳鸣、耳聋、头晕目眩的发生，由此所致的耳鸣、耳聋本穴是首选穴，以填精补髓，聪耳明目。

（5）**肾俞其他方面的治疗作用**。临床还常用于某些虚证的治疗，如五劳七伤、气喘少气、五更泄泻的治疗，此时多以灸法为用，其运用原理也是以肾主纳气而用。

【常用配穴】

（1）肾俞配气海、三阴交、志室治疗遗精、早泄。

（2）肾俞配关元、三阴交、太溪治疗一切肾亏之疾。

（3）肾俞配命门、天枢、足三里治疗五更泄泻。

（4）肾俞配关元、带脉治疗带下症。

（5）肾俞配中极、三阴交、膀胱俞治疗尿频、遗尿、小便不利。

（6）肾俞配太溪、液门、听宫治疗耳鸣、耳聋。

（7）肾俞配气海、定喘、肺俞、太渊治疗肾虚型咳喘。

（8）肾俞配脾俞治疗外阴白色病。

（9）肾俞配列缺治疗小儿遗尿症。

（10）肾俞配胃俞治疗胃主寒胀，食多身羸瘦，呕吐。

（11）肾俞配殷门、委中治疗腰膝酸痛。

【注意事项】

肾俞可以直刺，但针刺不宜太深，一般针刺深度为0.5~1寸，防止伤及到内脏。本穴最适宜于灸法，是临床常用灸穴。

【古代文献摘录】

（1）**《针灸甲乙经》卷八：**寒热，食多身羸瘦，两胁引痛，心下贲痛，心如悬，下引脐，少腹急痛，热，面黑，久喘咳，少气，溺浊赤，肾俞主之。

（2）**《备急千金要方》：**消渴小便数，灸肾俞二处三十壮……主喘咳少气百病。

（3）**《千金翼方》卷二十七：**丈夫梦失精，小便浊难。

（4）**《针灸大成》卷六：**主虚劳羸瘦，耳聋肾虚，水脏久冷……肾中风，踞坐而腰痛，消渴，五劳七伤，虚惫，脚膝拘急，腰寒如冰，头重身热，振栗，食多羸瘦，面黄黑，肠鸣，膝中四肢淫泺，洞泄食不化，身肿如水，女人积冷气成劳，乘经交接，羸瘦，寒热往来。

（5）**《医宗金鉴》卷八十五：**肾俞主灸下元虚，令人有子效多奇，兼灸吐血聋腰痛，女疸妇带不能遗。

（6）**《玉龙歌》：**肾弱腰痛不可当，施为行止甚非常，若知肾俞二穴处，艾火频加体自康。

（7）**《类经图翼》：**色欲过度，虚肿，耳痛耳鸣，肾俞刺三分，"得气"则补。

（8）**《通玄指要赋》：**肾俞把腰疼而泻尽。

（9）**《胜玉歌》：**肾败腰疼小便频，督脉两旁肾俞陈。

（10）**《百症赋》：**胸膈停留瘀血，肾俞、巨髎宜征。

（11）**《医学入门·治病要穴》：**肾俞，主诸虚证，不孕不育，及耳聋，吐血，腰痛，女劳疸，妇人赤白带下。

（12）**《医学纲目》：**配委中、人中，治疗肾虚腰痛。

（13）**《针灸资生经》：**配气海俞、中膂俞，治疗腰痛。

（14）**《针灸逢源》**：配照海、关元、三阴交，治疗经行腹痛。

（15）**《十四经要穴主治歌》**：肾虚主灸下元虚，令人有子效多奇。

（16）**《玉龙赋》**：老者便多，命门兼肾俞而着艾；心俞、肾俞，治腰肾虚乏之梦遗。

大肠俞

大肠俞归属足太阳膀胱经，是大肠之背俞穴。具有理气降逆、调肠通腑、强健腰膝的作用，是治疗腰腿痛之效穴、大肠疾病之常用穴。

本穴首见于《针灸甲乙经》。本穴内应大肠，是大肠之气输注之处，为治疗大肠疾病的要穴，故名“大肠俞”。

【穴性】

强健腰膝，通腑调肠（根据其穴性，临床主要用于西医学中的腰椎所致的腰痛、腿痛及肠道疾患）。

【定位】

在脊柱区，第 4 腰椎棘突下，后正中线旁开 1.5 寸（图 7–5）。

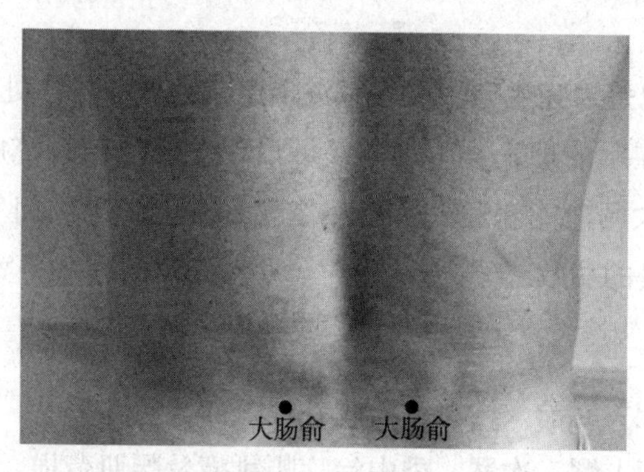

图 7–5　大肠俞

【取穴方法】

于第 4 腰椎棘突下（第 4 腰椎横平两髂嵴最高点）所作水平线与后背正中线的交点，其旁开 1.5 寸处取穴。

【主治】

（1）**肠道疾患，具有双向调节的作用**：便秘、腹泻、痢疾、腹胀、腹痛、阑尾炎。

（2）**泌尿生殖系统疾患**：带下症、小便不利、痔疾。

（3）**腰腿痛**：风湿腰痛、急性腰扭伤、慢性腰肌劳损、骨质增生、腰椎间盘突出症。

【操作方法】

直刺 0.8~1.2 寸。可灸。

【经验总结】

（1）**大肠俞是治疗腰痛的常用重要穴位**。本穴处于第 4 腰椎棘突之位置，从西医学来看，此处正是腰椎病变最多发部位，从中医学来看，此处是腰背阳气通行之处，有祛风化湿、温阳通脉之效。无论从中西医哪个方面，本穴点都是治疗腰痛的重要部位，故对腰痛的治疗有极效，特别是对风湿性腰痛、腰椎病变引发的腰腿疼痛疗效突出，是治疗这类疾病之要穴。

（2）**大肠俞是治疗肠道疾患之特效穴**。本穴属大肠的背俞穴，内应大肠，是大肠之气输注之处，刺之有调畅通腑的作用，凡大肠传导功能失常所致诸疾，皆能治疗。如腹痛、泄泻、痢疾、便秘等肠疾，临床多与腹募穴天枢相合运用，组成俞募配穴法。

（3）**大肠俞也是治疗生殖、泌尿系统疾患常用穴**。本穴处于下焦，根据“腧穴所在，主治所在”的理论，用之本穴可治疗泌尿生殖系统疾患。尤其对痔疮作用突出，针刺大肠俞能疏通大肠湿热之气，并能疏导肛门气血瘀滞，起到通络止痛、清热化瘀的功效。

【常用配穴】

（1）大肠俞配关元俞、气海俞治疗各种腰痛。

（2）大肠俞配上髎、次髎、委中治疗腰骶痛及腰肌劳损。

（3）大肠俞配次髎治疗大小便不利。

（4）大肠俞配天枢、气海治疗肠道疾患。

（5）大肠俞配阴陵泉、腰阳关治疗风湿性腰痛。

（6）大肠俞配环跳、风市、阳陵泉治疗坐骨神经痛。

（7）大肠俞配天枢、足三里治疗泄泻，痢疾。

（8）大肠俞配上巨虚、承山治疗便秘。

（9）大肠俞配腰阳关、至阳治疗腰背冷痛。

【古代文献摘录】

（1）**《备急千金要方》卷八：** 腹中雷鸣，肠澼泻痢，食不消化，小腹绞痛，腰脊疼僵，或大小便难，不能饮食。

（2）**《外台秘要》卷三十九：** 大肠转气，按之如覆杯，食饮不下，善噎，腹中鸣，腹胀而肿，暴泻，腰痛。

（3）**《针灸大成》卷六：** 主脊强不得俯仰，腰痛，腹中气胀，绕脐切痛，多食身瘦，肠鸣，大小便不利，洞泄食不化，小腹绞痛。

（4）**《铜人腧穴针灸图经》：** 大肠俞治腰痛，肠鸣腹胀，绕脐切痛，大小便不利，洞泄食不化。

（5）**《十四经要穴主治歌》：** 大肠俞治腰脊痛，大小便难此可通，兼治泄泻痢疾病，先补后泻要方明。

（6）**《针灸资生经》：** 配肾俞，治疗洞泄、食不化。

委　中

委中归属足太阳膀胱经，为足太阳经气所入之合穴，五行中属土，膀胱腑的下合穴，四总穴之一。本穴具有舒筋通络、活血散瘀、清热解毒等作用，是临床常用要穴之一，尤常用于腰腿痛之痿痹，是临床刺血要穴之一。

本穴首见于《灵枢·本输》。"委"，即委曲；"中"，即正中。穴在腘窝横纹中央，当足膝委折之中，弯曲而取之，故名"委中"，别名"血郄""郄中""腘中"。

【穴性】

舒筋通络，活血散瘀，通经止痛，清热解毒（根据其穴性，临床主要用于西医学中的颈椎病、背痛、腰痛、腿痛、急性肠胃炎及急性过敏性皮肤病）。

【定位】

在膝后区，腘横纹中点（图7-6）。

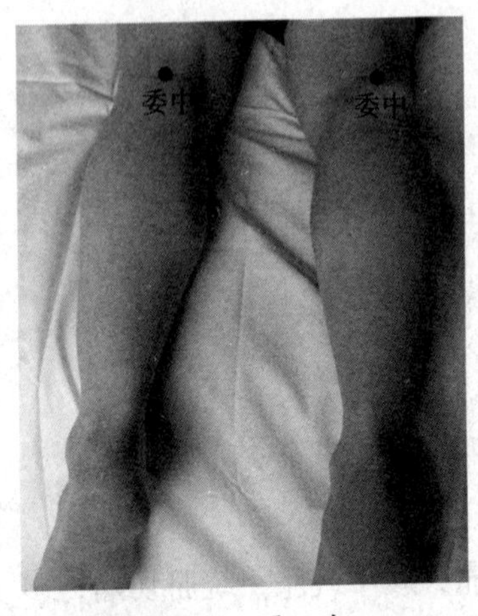

图 7–6　委　中

【取穴方法】

在腘横纹正中央，两筋之间凹陷中取穴。

【主治】

（1）**腰背及下肢疾患：**颈项强痛、腰背痛、急性腰扭伤、坐骨神经痛、踝关节扭伤、足跟痛。

（2）**急性吐泻：**中暑，腹痛，急性肠胃炎。

（3）**泌尿系统疾患：**小便不利，遗尿。

（4）**皮肤病：**瘾疹，荨麻疹，痤疮，疔，疮，痈。

【操作方法】

直刺 1~1.5 寸。常点刺出血为用，是临床刺血要穴之一。可灸，但极少用之。

【经验总结】

（1）**委中是治疗腰背痛、下肢痿痹之要穴。**本穴是足太阳经脉之合穴，足太阳经脉从头至足，沿整个腰背部循行，两循行支合于委中穴，根据“经脉所过，主治所及”的循经取穴规律，用委中可治疗腰背腿痛。这一临床运用，古人早已为我们留下了宝贵的经验。《席弘赋》中言“委中专治腰间痛”。《灵光赋》中言“五般腰痛委中安”。《马丹阳天星十二穴治杂病歌》有“膝头难伸屈，针入便安康”。如此相关的针灸古文献对委中穴治疗腰背痛的记载颇多。《备急千金要方》《外台秘要》《铜人腧穴针灸图经》《针灸大全》等均有相关的运用。《素问·刺腰痛》篇载有：“足太阳脉令人腰痛，引项脊尻背如重状，刺其郄中太阳正经出血。”这是古人为我们留下最早的实际运用经验记载。此后有最精当的经验概括“腰背委中求”，至今仍是指导我们临床运用的核心内容。临床既可以毫针刺，也可以刺血，用于治疗项、背、腰、骶、腘、踝等膀胱经循行线上之疼痛，临床应用屡屡有效。本穴治疗腰背腿痛已成为针灸界的共识，是不争的事实之方。

（2）**委中有良好的清热解毒之效。**本穴刺血有清热解毒之功，对血热不清，诸痛疮疡及各种皮肤病均有一定的治疗作用。临床常用于中暑、鼻衄、疔疮、痈毒、急性扁桃体炎、荨麻疹、带状疱疹、丹毒等热性病症。

（3）**委中也可用于泌尿系统疾患。**本穴为膀胱腑的下合穴，膀胱为州都之官，津液所藏之处，故既可治疗癃闭，又可治疗遗尿等疾病。

（4）**委中是治疗急性肠胃炎的特效穴。**本穴有通调胃肠气机，降逆止泻的作用。委中为膀胱经之合穴、下合穴，“合治内腑”“合主逆气而泄”。针刺委中能清血分之毒热，毒热之邪得解，气机复常，故病速愈，临床常和曲泽穴合用。如笔者曾治一患者，女性，50岁，突然上吐下泻2小时，来诊后立即于委中和曲泽点刺放血，再针刺内关、中脘、天枢、足三里、上巨虚，针刺15分钟后症状明显缓解，经治疗1次而愈。

【常用配穴】

（1）委中配承山治疗痔疾、便血。

（2）委中配曲泽、金津、玉液治疗上吐下泻。

（3）委中配人中、后溪治疗急性腰扭伤。

（4）委中配天宗治疗急性乳腺炎。

（5）委中配曲池、合谷治疗疔疮痈毒。

（6）委中配飞扬、承扶治疗痔篡痛。

（7）委中配关门、神门治疗遗尿。

（8）委中配承浆治疗衄血。

（9）委中配委阳治疗筋急身热。

（10）委中配曲池、风市治疗湿疹、疔疮。

【注意事项】

委中常用泻法，以刺血为常用。在针刺时不宜过强、过深，以免损伤血管和神经，虚证慎用或禁用。本穴以点刺放血为常用。

【古代文献摘录】

（1）**《灵枢·邪气藏府病形第四》：**膀胱病者，小腹偏肿而痛，以手按之，即欲小便而不得，肩上热若脉陷，及足小趾外廉及胫踝后皆热若脉陷，取委中央。

（2）**《素问·刺疟篇第三十六》：**足太阳之疟，令人腰痛头重，寒从背起，先寒后热，熇熇暍暍然，热止汗出，难已，刺郄中出血。

（3）**《灵枢·热病第二十三》：**风痉身反折，先取足太阳及腘中及血络出血，中有寒，取三里。

（4）**《素问·刺腰痛篇第四十一》**：足太阳脉令人腰痛，引项脊尻背如重状，刺其郄中，太阳正经出血，春无见血。

（5）**《灵枢·杂病第二十六》**：厥挟脊而痛者，至顶，头沉沉然，腰脊强。取足太阳腘中血络。

（6）**《针灸大成》卷六**：委中者，血郄也。大风发眉堕落，刺之出血。

（7）**《四总穴歌》**：腰背委中求。

（8）**《玉龙歌》**：强痛脊背泻人中，闪挫腰酸亦可攻，更有委中之一穴，腰间诸疾任君攻；环跳能除腿股风，居髎二穴亦相同，委中毒血更出尽，愈见医科神圣功。

（9）**《丹溪心法》**：腰屈不得伸，针委中出血立愈。

（10）**《万病回春》**：干霍乱者最难治，死在须臾，刺委中出血即愈。

（11）**《马丹阳天星十二穴治杂病歌》**：委中曲瞅里，横纹脉中央。腰痛不能举，沉沉引脊梁，酸疼筋莫展，风痹复无常，膝头难伸屈，针入即安康。

（12）**《百症赋》**：背连腰痛，白环、委中曾经。

（13）**《胜玉歌》**：委中驱疗脚风缠。

（14）**《肘后歌》**：腰软如何去得根，神妙委中立见效。

（15）**《杂病穴法歌》**：腰痛环跳、委中神，若连背痛昆仑武。

（16）**《行针指要歌》**：或针虚，气海、丹田、委中奇。

（17）**《席弘赋》**：委中专治腰间痛。

（18）**《灵光赋》**：五般腰痛委中安。

（19）**《通玄指要赋》**：腰脚疼，在委中而已矣。

（20）**《玉龙赋》**：人中、委中，除腰脊痛闪之难制；腿风湿痛，居髎兼环跳与委中。

（21）**《医学入门·治病要穴》**：委中，主中风湿，股膝挛痛，腰痛。

（22）**《针灸聚英》**：若患者脉象沉迟，面色发黑，容易恐惧，打呵欠，为膀胱病。如果逆气且泄泻，则刺委中穴即愈；霍乱上吐下泻，或腹中绞痛，刺委中。

（23）**《类经图翼》**：大风眉发脱落，太阳疟从背起，先寒后热，熇熇然，汗出难已，头重转筋，腰脊背痛，半身不遂，遗溺，小腹坚，足软无力。凡肾与膀胱实而腰痛者，刺出血妙，虚者不宜刺，慎之。此穴主泻四肢之热。委中，血郄也，凡热病汗不出，小便难，衄血不止，脊强反折，瘈疭癫疾，足热厥逆不得屈伸，取其经血立愈。

（24）**《医宗金鉴》**：环跳主治中风湿，股膝筋挛腰痛疼，委中刺血医前证，开通经络最相应。

（25）**《千金翼方》**：委中、昆仑，治腰相连。

（26）**《丹溪心法》**：腰屈不得伸，针委中出血立愈。

（27）**《天元太乙歌》**：虚汗盗汗补委中。

（28）**《外台秘要》卷二十九**：疟头痛寒从背起，先寒后热，渴不止，汗乃出；癫疾反折，然痛夹脊痛；痔，篡痛，遗溺；筋急，身热；少腹坚肿。少腹时热，小便难；尻骨寒，髀枢痛，外引季胁，内控八髎；衄血不止。取委中。

（29）**《卧岩凌先生得效应穴针法赋》**：人中除脊膂之强痛，应在委中。

承　山

承山归属足太阳膀胱经，具有舒筋解痉、理肠疗痔的作用。是治疗足太阳膀胱经循行通路下肢疾患和肛门病变之常用穴，是腓肠肌痉挛和痔疮之特效穴。

本穴首见于《针灸甲乙经》。“承”，意指承接，“山”，指腓肠肌之隆起处。本穴在腓肠肌肌腹下端凹陷处，其形如山谷，此处承载一身如山之重，故名“承山”，别名“鱼腹”“伤山”“肉柱”。

【穴性】

舒筋止痉，清热利湿，散瘀消痔（根据其穴性，本穴主要用于西医学中的痔疾、便秘、肛周瘙痒、痛经及腰腿痛）。

【定位】

在小腿后区，腓肠肌两肌腹与肌腱交角处，当伸直小腿或足跟上提时，腓肠肌肌腹下出现尖角凹陷处（图 7–7）。

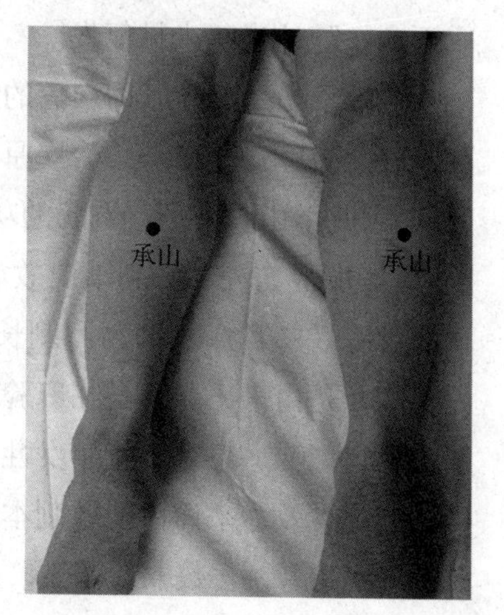

图 7–7　承　山

【取穴方法】

（1）俯卧位，下肢伸直，足背屈，腓肠肌部出现“人”字陷纹，在其尖下取穴。

（2）俯卧位，委中穴直下 8 寸，当委中穴与昆仑穴跟腱连线的中点处取穴。

【主治】

（1）**运动系统疾病：**落枕，肩臂痛，腓肠肌痉挛，急性腰扭伤，下肢瘫痪，坐骨神经痛，足下垂。

（2）**肛周疾病：**便秘，便血，痔疾，肛周瘙痒，肛周脓肿，脱肛。

（3）**其他：**如痛经，下肢发凉，小儿惊风，泌尿系统疾患，神经官能症等。

【操作方法】

直刺 1~2 寸。可灸。

【经验总结】

（1）**承山是治疗颈肩腰腿痛的常用穴。**本穴归属足太阳膀胱经腧穴，足太阳经脉分布于头项、脊背及下肢，根据“经脉所过，主治所及”的规律，用承山可治疗急性颈扭伤、急性腰扭伤、肩周炎、腓肠肌痉挛、坐骨神经痛、膝痛、脚痛等疾病，尤其对腓肠肌痉挛则有特效，是治疗本病的效穴、主穴。如笔者曾治一患者，中年男性，反复发作腓肠肌痉挛 3 年余，曾服用钙剂等多种方法治疗未效，故选择针灸治疗，经针刺承山和手三里，并在承山加用灸法，经 5 次而愈，随访半年未见复发。

（2）**承山是治疗肛周疾病的特效穴。**本穴可治疗多种肛周疾病，如痔疮、脱肛、肛周瘙痒、便秘。其治疗原理主要根据经别循行，足太阳膀胱经别“别入于肛”，因此承山具有理气调肠的功能，在历代皆有丰富的临床治验。《玉龙歌》言：“九般痔疾最伤人，必刺承山效如神。”《肘后歌》言：“五痔原因热血作，承山须下病无踪。”《百症赋》言：“刺长强于承山，善主肠风新下血。”可见本穴治疗肛周疾病乃是由来已久，是临床验用所得。笔者治疗肛周疾病均以本穴为主穴，屡屡获效。如治一患者，青年女性，肛周瘙痒反复发作 4 月余，曾奔波于多家医疗机构治疗无效，来诊后经针刺本穴为主穴而愈。笔者在临床以本穴为主穴治疗上百例痔疾患者，多数取效明显，是临床值得推广运用的有效方法。

（3）**承山其他方面的治疗作用。**本穴还可用于痛经、泌尿系统疾患、下肢发凉等病症，长期的临床运用均具有良好的实效性，临床根据病症搭配相关穴位治疗。如治疗下肢发凉，常配用阴市、下巨虚，并加用灸法，多能取得显著疗效。

【常用配穴】

(1)承山配阴市治疗下肢冷痛。

(2)承山配支沟、天枢治疗便秘。

(3)承山配二白治疗痔疾。

(4)承山配孔最治疗痔疮出血。

(5)承山配百会、长强治疗脱肛。

(6)承山配条口治疗肩周炎。

(7)承山配委中、阳陵泉治疗中风下肢拘急屈伸不利。

(8)承山配金门、仆参、承筋治疗霍乱转筋。

(9)承山配条口、足三里、承筋治疗足下热，不能久立。

(10)承山配肾俞、委中治疗腰脊背痛。

【注意事项】

承山虽然处于肌肉丰厚处，但不宜过深过强的刺激，以免引起腓肠肌痉挛或下肢酸胀不适。治疗肛周疾病时，最好采用向上斜刺法，使针感向肛门部放射。

【古代文献摘录】

(1)**《针灸甲乙经》卷七：**鼽衄，腰脊痛，脚踹酸重，战栗不能久立，踹如裂，脚跟急痛，足挛引少腹痛，喉咽痛，大便难，腹胀，承山主之。

(2)**《外台秘要》卷三十九：**癫疾，瘈疭。

(3)**《铜人腧穴针灸图经》卷五：**脚气膝下肿，霍乱转筋，久痔肿痛。

(4)**《针方六集》卷五：**风痹，痔漏，便血，脏毒。

(5)**《玉龙歌》：**九般痔漏最伤人，必刺承山效如神，更有长强一穴是，呻吟大痛穴为真。

(6)**《百症赋》：**刺长强与承山，善主肠风新下血。

(7)**《千金翼方》：**灸转筋随年壮神验。

(8)**《针灸大成》：**主大便不通，转筋，痔肿，战栗不能立，脚气膝肿，胫酸脚跟痛，筋急痛，霍乱，急食不通，伤寒水结。

（9）**《马丹阳天星十二穴治杂病歌》：**承山名鱼腹，踹肠分肉间，善治腰疼痛，痔疾大便难，脚气并膝肿，辗转战疼酸，霍乱及转筋，穴中刺便安。

（10）**《玉龙赋》：**长强、承山，灸痔最妙。

（11）**《长桑君天星秘诀歌》：**脚若转筋并眼花，先针承山次内踝；胸膈痞满先阴交，针到承山饮食喜。

昆　仑

昆仑归属足太阳膀胱经，是足太阳经经气所行之经穴，本穴具有疏通经络、消肿止痛、强健腰腿、通经化瘀的作用，是治疗头痛、项强、腰痛等足太阳经脉之病痛的要穴。

本穴首见于《灵枢·本输》。昆仑，原为山名，意为高大，因穴在外踝之后，以其踝高突起如山，故名“昆仑”，别名“下昆仑”“内昆仑”。

【穴性】

通经止痛，祛瘀通降，清头明目（根据其穴性，临床主要用于西医学中的头痛、颈椎病、腰痛、尾椎痛、坐骨神经痛、难产等）。

【定位】

在踝区，外踝尖与跟腱之间的凹陷中（图7-8）。

【取穴方法】

正坐，垂足着地或俯仰位，于外踝尖与跟腱连线中点凹陷处取穴。

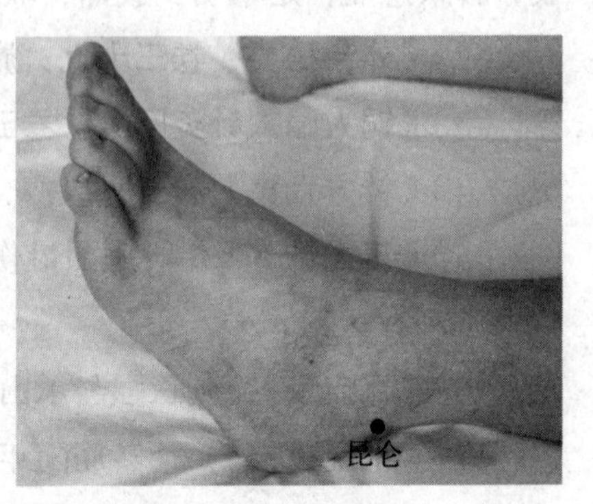

图7-8　昆　仑

【主治】

（1）**运动系统疾病：**落枕，颈椎病，颈肩痛，腰痛，腰骶痛，坐骨神经痛，足踝痛，足跟痛。

（2）**头面五官疾病：**头晕，鼻衄，目眩，头顶痛，后头痛，眉棱骨痛。

（3）**产科疾病：**难产，胞衣不下。

（4）**其他：**疟疾，高血压，癫痫。

【操作方法】

直刺 0.5~1 寸。可灸。

【经验总结】

（1）**昆仑是治疗颈肩腰腿痛常用要穴。**本穴为足太阳经脉之经穴，足太阳膀胱经自头向后背部循行至足，人体整个后部主要以膀胱经脉循行，根据“经脉所过，主治所及”，故可治疗足太阳经脉所过之病症，如落枕、颈椎病、肩关节周围炎、背痛、腰痛、腰骶痛、坐骨神经痛、踝关节扭伤等疾病，尤其对颈项部及腰骶部疼痛作用最效。《针灸大成》中载：“昆仑主腰尻脚气，足踹肿不得履地，腘如结，踝如裂，头痛，肩背拘急，咳喘满，腰脊内引痛，伛偻……”笔者在临床治疗这类疾病常以本穴为主穴而获佳效。如治疗一患者，青年女性，腰骶痛近半年，经查未见器质性疾病，用多种方法治疗未曾获效，来诊后经针双侧昆仑 7 次而愈。早在《医宗金鉴·刺灸心法要诀》中载：“转筋腰尻痛，膊重更连阴，头痛脊背急，暴喘满冲心，举步行不得，动足即呻吟，若欲求安乐，须将此穴针（昆仑）。”著名针灸家张世杰医师非常善用本穴治疗各种运动系统疾患，多能立显奇效，用法在其所著的《古法针刺举隅》中写的极为详尽。

（2）**昆仑是治疗后头痛、头顶痛、眉棱骨痛的效穴。**足太阳经脉起于目内眦，上于头项，循行于后头部，用之也是经络所行之用，临床运用确有良好的实效性。如治疗一青年男性患者，每次感冒后，若不及时治疗，皆会引起眉棱骨痛，并且发病急，疼痛剧烈，难以忍受，感眼球如脱的感觉，曾于各级医疗机构就诊，未查出器质性疾病，治疗十余年，始终无法解除这一症状，甚为苦恼。经人介绍来诊，来诊后即针本穴，10 余分钟后疼痛缓解，留针 30 分钟病痛消失，巩固治疗 1 周，随访 1 年未见复发。《灵枢·经脉》中载：“冲头痛，目似脱”“太阳为目上纲”，又足太阳起于目内眦，因足太阳主一身之表，外感风寒侵袭，故易伤及，用之则能针到病除。临床只要辨证到位，取穴准确，手法得当，无论常见病还是疑难病，都会针到病除。这就验证了《内经》所言的“言不治者，未得其术也”的理论。

（3）**昆仑是治疗难产、胞衣不下的效穴。**本穴为足太阳之腧穴，与肾经相表里，与太溪相通，胞脉相连，刺之能调理胞脉，从阳刺阴，又因本穴有较强活血通络的作用，故可以用于难产和胞衣不下的治疗，正如《针灸大成》说："妊娠刺之落胎"。故孕妇不可用之。

【常用配穴】

（1）昆仑配风池、天柱、后溪治疗颈项强痛。

（2）昆仑配太溪、申脉、照海治疗足跟痛。

（3）昆仑配攒竹治疗眉棱骨痛。

（4）昆仑配丘墟治疗足踝痛。

（5）昆仑配承山治疗转筋。

（6）昆仑配大肠俞、秩边、委中治疗坐骨神经痛及下肢痹证。

（7）昆仑配肾俞、腰眼治疗肾虚性腰痛。

（8）昆仑配阳陵泉、曲泉、鹤顶治疗膝关节痛。

（9）昆仑配曲泉、飞扬、前谷、少泽、通里治疗眩晕、头痛。

（10）昆仑配天柱、陶道治疗目眩不明。

（11）昆仑配风府、束骨治疗狂躁，多言不休。

（12）昆仑配次髎、合阳、三阴交治疗阴部肿痛。

【注意事项】

孕妇禁用，经期（尤其月经量多者）慎用。

【古代文献摘录】

（1）**《针灸甲乙经》卷七**：痓，脊强，头眩痛，脚如结，踹如裂，昆仑主之；疟，多汗，腰痛不能俯仰，目如脱，项如拔，昆仑主之。

（2）**《太平圣惠方》**：恶血，风气肿痛，脚肿；寒热，女子绝产。

（3）**《铜人腧穴针灸图经》卷五**：阴中痛，小儿发痫，瘈疭。

（4）**《医宗金鉴》卷八十二**：足脚红肿，齿痛。

（5）**《玉龙歌》**：肿红腿足草鞋风，须把昆仑二穴攻，申脉、太溪如再刺，神医妙诀起疲癃。

（6）**《胜玉歌》**：踝跟骨痛灸昆仑，更有绝骨共丘墟。

（7）**《针灸大成》卷六**：主腰尻脚气，足踹肿不能履地，鼽衄，腘如结，踝如裂，头痛，肩背拘急，咳喘满，腰脊内引痛，伛偻，阴肿痛，目眩痛如脱，疟多汗，心痛与背相接，妇人孕难，胞衣不出，小儿发痫瘛疭。

（8）**《通玄指要赋》**：大抵脚腕痛，昆仑解愈。

（9）**《杂病穴法歌》**：腰连背痛昆仑试。

（10）**《医宗金鉴》**：足腿红肿昆仑主，兼治齿痛亦能安。

（11）**《席弘赋》**：转筋目眩针鱼腹，承山昆仑立便消。

（12）**《肘后歌》**：脚膝经年痛不休，内外踝边用意求，穴号昆仑并吕细。

（13）**《灵光赋》**：犊鼻治疗风邪疼，住喘却痛昆仑愈。

（14）**《马丹阳天星十二穴治杂病歌》**：昆仑足外踝，跟骨上边寻。转筋腰尻痛，暴喘满冲心，举步行不得，一动即呻吟，若欲求安乐，须于此穴针。

（15）**《备急千金要方》**：昆仑、曲泉、飞扬、前谷、少泽、通里，主头眩痛。

（13）**《医学纲目》**：草鞋风，足腕痛，取昆仑透太溪，又取丘墟、商丘各寸半，泻之。

（14）**《玉龙赋》**：太溪、昆仑、申脉，最疗足肿之迍。

（15）**《卧岩凌先生得效应穴针法赋》**：大抵脚腕痛昆仑解愈，应在丘墟；筋转而疼，泻承山而在早，应在昆仑。

申　脉

申脉归属足太阳膀胱经，为八脉交会穴之一，通于阳跷脉，十三鬼穴之一。本穴具有补阳益气、舒筋活络、镇静安神的作用，是治疗失眠、癫痫、颈项痛、腰骶痛特效穴。

本穴首见于《针灸甲乙经》。“申”，通伸，“脉”，指血脉、筋脉。本穴主筋脉拘急，针之可使血脉畅通，筋脉得伸，故名“申脉”，别名“阳跷”“鬼络”“巨阳”。

【穴性】

协调阴阳，舒筋活络，镇静安神（根据其穴性，临床可用于西医学中的足外翻、踝关节损伤、腰腿痛、失眠及癫痫）。

【定位】

在踝区，外踝尖直下，外踝下缘与跟骨之间凹陷中（图 7-9）。

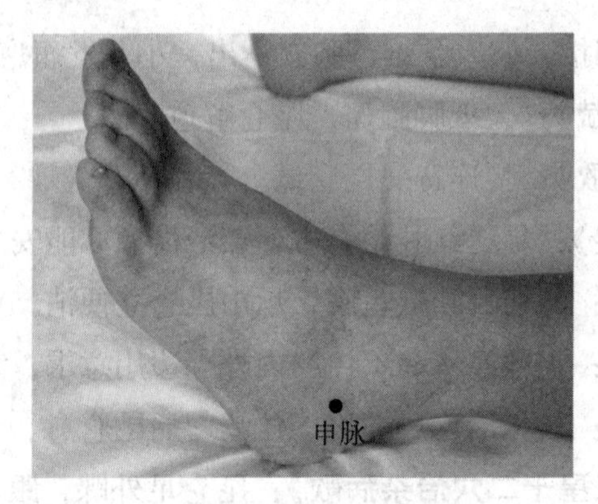

图 7–9　申　脉

【取穴方法】

垂足正坐或仰卧，于外踝尖直下，外踝骨下缘凹陷处取穴。

【主治】

（1）**颈肩腰腿痛**：落枕，颈椎病，腰背痛，坐骨神经痛，下肢冷痛，外踝痛，足外翻，足痿，足跟痛。

（2）**镇静安神**：失眠，嗜睡，癫狂痫。

（3）**其他**：如目赤痛，眼睑下垂，眼肌痉挛，头痛，体寒等疾病。

【操作方法】

直刺 0.3~0.5 寸。可灸。

【经验总结】

（1）**申脉是治疗颈肩腰腿痛常用穴**。本穴属足太阳经脉，足太阳经脉行于颈、背、腰、腿、足，根据“经脉所过，主治所及”的运用规律，可治疗颈项强痛、肩周炎、腰背痛、下肢痿痹、足踝痛、足跟痛。申脉通于阳跷，“跷”是举足抬高之意，对足痿无力痿废不用则有奇效；阳跷有通阳温阳的作用，故对寒湿冷痛则有效。

（2）**申脉具有镇静安神的作用**。本穴为八脉交会穴之一，通于阳跷，刺之则能协调阴阳，镇静安神，尤对失眠有良好的功效。《灵枢·寒热病》载“阳气盛则瞋目，阴气盛则瞑目”。阴阳跷脉濡养眼目，司眼睑开合。若阴跷脉、阳跷脉失其调和，则眼睑闭合无度，睡眠失常。针刺申脉、照海两穴能平衡阴阳，达到“阴平阳秘，精神乃治”的效果。治疗失眠泻申脉补照海为用，嗜睡则反之。临床还常用于狂躁、癫痫昼发、角弓反张等病的治疗，具有独到的作用。这一运用在古代有大量的病案记载，现摘录一例以供参悟。魏敬甫之子四岁，以长老摩顶授记，众僧念咒，因而大怒，遂惊搐，痰涎壅塞，目多白睛，项背强急，喉中有声，一时许方省。后每见衣皂之人，辄发。多服朱、犀、龙、麝镇坠之药，四十余日，前证仍在，又添行步动作、神思如痴，命予治之。诊其脉沉弦而急，《黄帝内经》云："心脉满大，痫瘛筋挛，肝脉小急，痫瘛筋挛。"盖小儿血气未定，神气尚弱，因而惊恐，神无所依，又动于肝。肝主筋，故痫瘛筋挛。病久气弱小儿，易为虚实，多服镇坠寒凉之药，复损其气，故行步动作如痴。《黄帝内经》云："暴挛痫眩，足不任身，取天柱穴者是也。天柱穴乃足太阳之脉所发，阳痫附而行也。"又云："癫痫瘛疭，不知所苦，两跷主之，男阳女阴。"洁古老人云："昼发取阳跷申脉，夜发取阴跷照海，先各灸二七壮。阳跷申脉穴，在外踝下容爪甲白肉际陷中；阴跷照海穴，在足内踝下陷中是也。次与沉香天麻汤，服三剂而痊愈（《卫生宝鉴》）。"这是申脉与照海合用治疗癫痫病最早的病案记载，可见两穴合用治疗痫证是古人之经验。

（3）**申脉是治疗足外翻的特要穴。**本穴为阳跷之交会穴，在《难经·二十九难》曰："阳跷为病，阴缓而阳急。"这是阳跷脉的主要病症之一，是指踝关节以上部位的皮肉、筋脉内侧的驰缓，外侧的拘急，主要表现足外翻，临床用之则有特效。

【常用配穴】

（1）申脉配照海：泻申脉、补照海治疗失眠。泻照海、补申脉治疗嗜睡。

（2）申脉配外关治疗肢体冷痛。

（3）申脉配后溪治疗目内眦、颈项、肩膊部位等疾病。

（4）申脉配足三里、金门治疗眩晕、头痛。

（5）申脉配承山、大陵、下关治疗足跟痛。

（6）申脉配解溪、治疗足痿无力。

（7）申脉配京骨治疗鼻衄。

（8）申脉配丘墟治疗腋下肿，外踝肿痛。

（9）申脉配大椎、风池治疗癫痫。

【注意事项】

本穴处于外踝骨边缘凹陷中，取穴时应在凹陷深处，否则难以进针，针刺时应当注意。

【古代文献摘录】

（1）**《针灸甲乙经》卷八**：寒热颈腋下肿，申脉主之。

（2）**《备急千金要方》卷十一**：劳冷气逆，腰髋冷痹，脚屈伸难。

（3）**《针灸大成》卷六**：痫病昼发，灸阳跷；主风眩，腰脚痛，胻酸不能久立，如在舟中，劳极，冷气逆气，腰髋冷痹，脚膝屈伸难，妇人血气痛。

（4）**《标幽赋》**：头风头痛，刺申脉与金门。

（5）**《素问·缪刺论第六十三》**：邪客于足阳跷之脉，令人目痛从内眦始，刺外踝之下半寸所各二痏，左刺右，右刺左，如行十里顷而已。

（6）**《灵光赋》**：阴跷、阳跷两踝边，脚气四穴先寻取。

（7）**《八脉交会穴主治歌》**：后溪督脉内眦项，申脉阳跷络亦通。

至 阴

至阴归属足太阳膀胱经，为膀胱经脉气所出之井穴，五行中属金。本穴具有增益精血、理气转胎、疏风散邪、通络止痛的作用，是治疗胎位不正特效穴。

本穴首见于《灵枢·本输》。"至"，指尽、极、到的意思；"阴"，指足少阴。因穴在足小指外侧端，足太阳膀胱脉气极尽之处，并由此交至于足少阴经，故名"至阴"，别名"独阴"。

【穴性】

通络止痛，清头明目，理气转胎（根据其穴性，临床主要用于西医学中的头痛、眼病、胎位不正）。

【定位】

在足趾，小趾末节外侧，指甲根角侧后方0.1寸（图7-10）。

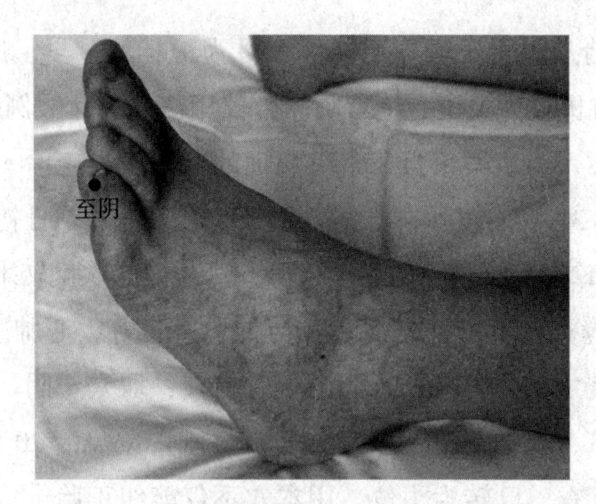

图 7-10　至　阴

【取穴方法】

与足小趾爪甲外侧缘，与基底部各作一直线，两线交点处取穴。

【主治】

（1）**头面五官科疾患**：眼疾，鼻塞，鼻衄。

（2）**妇科、产科疾患**：胎位不正，难产，滞产，胎衣不下。

（3）**经脉循行疾患**：头痛，尿潴留，前列腺疾病。

（4）**其他**：昏厥，足下热，颈项痛，感冒。

【操作方法】

浅刺 0.1 寸，或点刺出血。可灸，胎位不正用灸法。

【经验总结】

（1）**至阴是矫正胎位不正的效验穴**。本穴治疗胎位不正是历代临床经验总结，古人有诸多的相关论述。如《类经图翼》云："子鞠不能下，至阴三棱针出血，横者即转直。"《太平圣惠方》载："一治横逆难产，危在顷刻……急于本妇右脚小指尖灸三壮，炷如小麦，下火立产如神。"至阴穴为足太阳膀胱经之井穴，膀胱与肾相表里，是州都之官，为壬水之府，可振奋阳气，有利于顺利胎气。用本穴治疗胎位不正是目前最有效的治疗方法，纠正率达到 85% 以上，具有效果好、痛苦小、经济安全等优点。只要掌握正确的施治方法，一般经 3~5 次的治疗，可达到转正复位的目的。操作时嘱患者排空小便，取仰卧位或坐于椅上，松开腰带，身心放松，于一侧至阴穴施灸 20 分钟，每日 1 次，当胎位转正即停止施术。治疗时机于妊娠后7~8个月为最佳，过早、过晚疗效均不佳，抓住合适的治疗时机最为关键。笔者临床曾仅用本穴治疗数例患者，疗效满意。现摘录一经典验案，本病案来自《常见病证的针灸辨证施治》中，是名医徐恒泽的医案。江某，33岁，教师，已婚，于1985年10月7日初诊。主诉：妊娠8个月，产科检查诊断为横位。曾行多次膝胸卧位及2次倒转术，均未见效。经产科介绍来诊。检查：孕妇神志清楚，精神发育良好，心肺正常，腹部隆起，子宫底在脐与剑突之间。苔薄白，脉滑数。治疗：取穴至阴。使孕妇坐位，背靠座椅，松其裤带、衣扣，以艾条悬灸之，每侧穴位灸治20分钟，每日1次。共灸7次，产科复查，已转为头位。用本穴不仅能纠正胎位，而且对难产、胎盘滞留、产后、术后尿潴留皆有甚效，一般施以点刺放血或毫针刺，即可调畅膀胱经气，收缩子宫、膀胱，发挥治疗作用。

（2）**至阴是治疗头面五官疾病之常用穴。**本穴为足太阳经脉气所出之井穴，初运生发，其性轻扬，功善宣散，足太阳经脉从头循行至足，“病在头者，取之足”，故可用于治疗头痛、鼻塞、鼻衄、目赤肿痛等头面五官疾病。足太阳起于目，布于头项腰背，其经筋“结于鼻”，故治疗头面五官疾病甚效。《肘后歌》对此有精当的概述：“头面之疾针至阴”。临床所用屡屡获效。如笔者曾治一患者，中年女性，时有后头痛发作2年余，本次发作4小时来诊，立针至阴穴，5分钟疼痛缓解，20分钟症状消失，经治疗1周病痛消失。至阴为膀胱经之井穴。井之源，根之意，治井乃治本也。故对太阳经经脉阻滞、气血不畅所致的头面疾病是针对性的治疗。

【常用配穴】

（1）至阴配风池、天柱、太阳、太冲治疗头项痛。

（2）至阴配天柱、后溪治疗后头痛。

（3）至阴配中极、昆仑、三阴交治疗难产、胎衣不下。

（4）至阴配睛明治疗眼疾。

（5）至阴配风池、攒竹、瞳子髎治疗头痛，目痛。

（6）至阴配迎香、上星、合谷治疗鼻衄。

（7）至阴配中极、蠡沟、漏谷、承扶治疗小便不利。

（8）至阴配印堂、迎香、风门、合谷治疗鼻流清涕。

【注意事项】

本穴因有收缩子宫，具有催产的作用，故孕妇禁针，宜灸。

【古代文献摘录】

（1）**《针灸甲乙经》卷七**：头重鼻衄及瘈疭，汗不出，烦心，足下热，不欲近衣，项痛，目翳，鼻及小便皆不利，至阴主之。

（2）**《太平圣惠方》**：疟寒发热，小便淋，失精；张文仲救妇人横产，手先出，诸般药符不捷，灸妇人右脚小指头三壮，炷如小麦大，下火立产。

（3）**《医学入门》卷一**：鼻塞，鼻鼽清涕，胁痛无常处，腰胁引痛，转筋。

（4）**《针方六集》卷五**：治妇人难产。

（5）**《肘后歌》**：头面之疾针至阴。

（6）**《席弘赋》**：脚膝肿时寻至阴。

（7）**《百症赋》**：至阴、屋翳，疗痒疾之疼多。

（8）**《杂病穴法歌》**：妇人通经泻合谷，三里、至阴催孕妊（虚补合谷）。

（9）**《素问·刺疟篇第三十六》**：身体小痛，刺至阴。诸阴之井无出血，间日一刺。

（10）**《素问·缪刺论第六十三》**：邪客于足太阳之络，令人头项肩痛，刺足小趾爪甲上，与肉交者各一痏，立已。不已，刺外踝下三痏，左取右，右取左，如食顷已。

（11）**《类经图翼》十一卷**：至阴，三棱针出血，横者即转直。

（12）**《太平圣惠方》**：一治横逆难产，危在顷刻……急于本妇右脚小指尖灸三壮，炷如小麦，下火立产如神。

足少阴肾经

涌　泉

涌泉归属足少阴肾经，是本经脉气所出之井穴，在五行中属木，具有滋阴降火、清利泄热、祛风解痉、开窍醒神、通经活络的作用，是治疗咽喉、口舌疾病之常用穴，并是神志疾病之急救要穴。

涌泉首见于《灵枢·本输》。本穴为足少阴之井穴，属肾水，穴位于足底，足少阴脉气从足底而出，如泉水涌出，故名“涌泉”，别名“地冲”“蹶心”。

【穴性】

开窍醒神，滋阴降火，通经活络（根据其穴性，本穴主要用于西医学中的昏迷、休克、癫痫的急救，也可用于咽干咽痛、头顶痛等病的治疗）。

【定位】

在足底，屈足卷趾时足心最凹陷中（当足底第 2、3 趾蹼缘与足跟连线的前 1/3 与 2/3 的交点处）（图 8–1）。

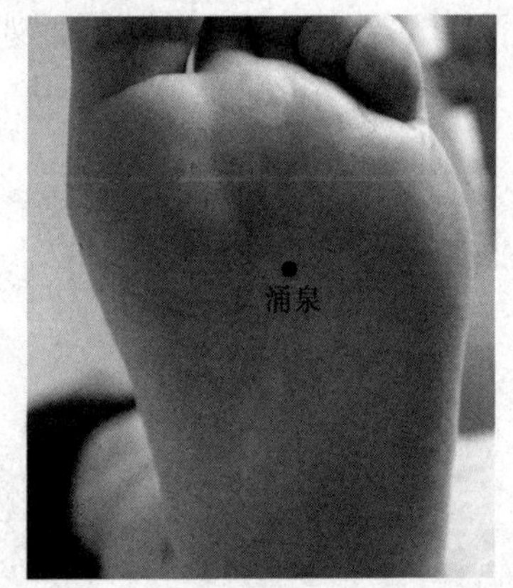

图 8–1　涌　泉

【取穴方法】

（1）屈足时，足底出现一“人”字形沟，约当足底（不含足趾前 1/3 与后 2/3 交界处）第 2、3 趾骨间取穴。

（2）仰卧，五趾跖屈，再屈足掌，于足跖心前部正中凹陷处取穴。

【主治】

（1）**急救：**昏厥，中暑，癫狂痫。

（2）**五官疾病：**咽喉肿痛，舌强不语，喉痹。

（3）**头部疾病：**头晕，失眠，颠顶痛。

（4）**其他：**如小便不利，便秘，不射精症，三叉神经痛，足心热，乳汁不通，呃逆，婴儿不啼等。

【操作方法】

直刺 0.5~1 寸，多施以泻法。可灸。

【经验总结】

（1）**涌泉具有开窍醒神的作用，临床用于急救。**本穴为足少阴肾经之井穴，“病在脏者取之于井”。井穴具有急救的作用，尤其本穴在急救方面更有独特的功效，是“回阳九针穴”之一。针刺涌泉穴具有开窍醒神、滋阴潜阳、引火下行的功效，从而使阴阳之气互相接续，神志恢复正常。常用于昏迷、休克、癫狂等急性病症，常配用水沟、内关、十宣运用。

（2）**涌泉是治疗高血压的有效穴。**本穴为足少阴之井穴，针刺涌泉可调整肾经经气，平衡阴阳，以滋肾阴而平肝阳，引火下行以潜阳。对于肝阳偏亢、风阳升动所致的高血压疗效最佳，临床多配百会、太冲、行间、曲池合用。

（3）**涌泉是治疗五官疾病常用穴。**“足少阴之脉……循喉咙，夹舌本”“足少阴之正……直者，系舌本，复出于项，合于太阳”。由此可见，足少阴肾经与舌、咽喉有密切的联系，故常用于治疗咽喉肿痛、舌干、失音等疾病。《备急千金要方》言：“涌泉、然谷，主喉痹，哽咽寒热，五指尽痛不能践地”。

（4）**涌泉是治疗颠顶痛的要穴。**本穴处于足底，颠顶为人身最高处，根据“上有病下取之，头有病脚上针”的对应取穴理论而用。又因本穴其性降泻，所以对气逆上冲所致的颠顶痛则有甚效。《肘后歌》载曰：“顶心头痛眼不开，涌泉下针定安泰。”如治疗一患者，男性，42 岁，颠顶胀痛 3 天，疼痛剧烈，经 CT 等相关检查未查出器质性疾病，经输液及口服药物不见好转而来诊。检查见苔薄黄，脉弦数。快速针刺涌泉穴，向太冲方向斜刺，施以泻法，10 分钟疼痛缓解，留针 30 分钟后症状明显缓解，共治疗 3 次诸症消失。

（5）**涌泉其他治疗作用。**本穴还能治疗其他多种疾病，如小便不利、便秘、不射精症、足心热而痛、顽固性呃逆、顽固性三叉神经痛、乳汁不通、婴儿不啼、小儿惊风、失眠等相关病症，若能正确施治，多能使诸多顽疾迎刃而解。

早在《史记·扁鹊仓公列传》就有用涌泉治疗热厥案记载，其医案记述：济北王阿母自言足热而闷，臣意告曰："热厥也。"则刺其足心各三所，案之无出血，病旋已。病得之饮酒大醉。这是因为涌泉为肾经之井穴。井穴善泻本经之热，正如《百症赋》中所言"热厥涌泉清"。故针刺涌泉以调和阴阳，引火下行，清热开窍。

【常用配穴】

（1）涌泉配水沟、内关用于急救的治疗。

（2）涌泉配百会、行间、太冲、风池用于肝阳上亢型高血压。

（3）涌泉配然谷治疗咽喉干痒肿痛。

（4）涌泉配太冲治疗颠顶痛。

（5）涌泉配少府、照海、申脉治疗足心热。

（6）涌泉配通里、哑门治疗失语。

（7）涌泉配其他保健穴有补肾强身的功效。

（8）涌泉配四神聪、神门治疗头晕，失眠。

（9）涌泉配少商、合谷治疗咽喉肿痛。

（10）涌泉配水沟、百会治疗昏厥、癫痫、休克。

（11）涌泉配少泽治疗乳汁不足。

【针刺注意事项】

涌泉针刺较痛，针刺时速度宜快。当斜刺时要防止刺伤足底动脉。

【古代文献摘录】

（1）**《灵枢·热病第二十三》**：热病挟脐急痛，胸胁满，取之涌泉与阴陵泉，取以第四针，针嗌里。

（2）**《素问·缪刺论第六十三》**：邪客于足少阴之络，令人嗌痛，不可饮食，无故善怒，气上走贲上，刺足下中央（即涌泉穴）之脉各三痏，凡六刺，立已，左刺右，右刺左。

（3）**《肘后歌》**：顶心头痛眼不开，涌泉下针定安泰；伤寒痞气结胸中，两目昏黄汗不通，涌泉妙穴三分许，速使周身汗自通。

（4）**《通玄指要赋》**：胸结身黄，取涌泉而即可。

（5）**《百症赋》**：行间、涌泉，主消渴之肾竭；厥寒厥热涌泉清。

（6）**《灵光赋》**：足掌下去寻涌泉，此法千金莫妄传，此穴多治妇人疾，男蛊女孕两病痊。

（7）**《医宗金鉴》**：涌泉主刺足心热，兼刺奔豚疝气疼，血淋气痛疼难忍，金针泻动自安宁。

（8）**《杂病穴法歌》**：劳宫能治五般痫，更刺涌泉疾如挑；小儿惊风少商穴，人中、涌泉泻莫深。

（9）**《席弘赋》**：鸠尾能治五般痫，若下涌泉人不死；小肠气撮痛连脐，速泻阴交莫在迟，良久涌泉针取气，此中玄妙少人知。

（10）**《针灸资生经》**：涌泉治心痛不嗜食，妇人无子，男子如蛊，女子如阻，五指尽痛，足不得履地；涌泉、太冲主胫酸；涌泉、神堂治胸腹满。

（11）**《医学入门·治病要穴》**：涌泉，主足心热，疝气，奔豚，血淋，气痛。

（12）**《玉龙歌》**：传尸劳病最难医，涌泉出血免灾危，痰多须向丰隆泻，气喘丹田亦可施。

（13）**《针灸铜人腧穴图经》**：治腰痛大便难，心中结热，风疹风痫，心痛不嗜食。

（14）**《备急千金要方》**：涌泉、然谷，主喉痹，哽咽寒热，五指尽痛不能践地。

（15）**《玉龙赋》**：涌泉、关元、丰隆，为治尸劳之例。

（16）**《长桑君天星秘诀歌》**：如是小肠连脐痛，先刺阴陵后涌泉。

（17）**《卧岩凌先生得效应穴针法赋》**：胸结身黄取涌泉而即可，应在至阳。

太 溪

太溪归属足少阴肾经，为肾脏元气所过和留止于足少阴经之原穴，肾经经气所注之输穴，五行中属土。具有补肾调经、滋阴降火、调经利湿、安神开窍的作用。是治疗一切肾虚精亏所致诸疾之常用要穴。

太溪首见于《灵枢·本输》。“太”，指大的意思；“溪”，指山间的流水。该穴名意指肾经水液在此形成较大的溪水。言肾水出于涌泉，通过然谷，至此聚流而成太溪之意，故名“太溪”，别名“吕细”。

【穴性】

益肾补虚，滋阴降火，调经利湿（根据其穴性，临床主要用于西医学中的腰酸腰痛、耳鸣耳聋、遗精、早泄、不孕不育、失眠及肾脏有关的疾病）。

【定位】

在踝区，内踝尖与跟腱之间的凹陷中（图 8-2）。

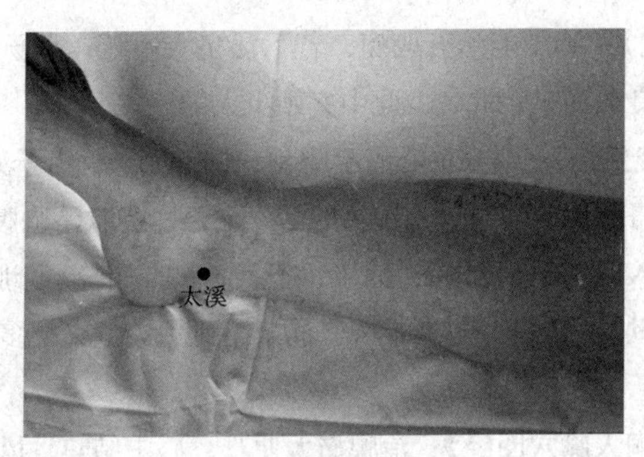

图 8-2　太　溪

【取穴方法】

在足内踝尖与跟腱连线的中点处取穴。

【主治】

（1）**妇科病**：月经不调，经闭，痛经，崩漏，不孕症。

（2）**男科病**：阳痿，早泄，遗精，不育。

（3）**泌尿系统疾患**：小便频数，前列腺疾病，遗尿，便秘。

（4）**呼吸系统疾病**：咳嗽，咳血，气喘，咽喉肿痛。

（5）**神志病症**：失眠，健忘，多梦，注意力不集中。

（6）**五官疾病**：耳鸣，耳聋，牙痛，咽干，鼻出血。

（7）**运动系统疾病**：足跟痛，足踝肿痛，四肢厥冷，手脚无力，腰酸，腰痛。

【操作方法】

直刺 0.5~1 寸，可灸。

【经验总结】

（1）**太溪是治疗男女生殖系统疾病之常用穴**。本穴为肾经之原穴，是肾经元气输注之穴，肾为“先天之本”，生殖发育之源。所以用于与肾有关的胎、产、经、带、精等病症，如遗精、阳痿、早泄、带下、崩漏、经闭、不孕症、不育等病，常用本穴为治疗的主穴。

（2）**太溪是调理肾气虚损之首选穴。**本穴是肾脏原气所过和留止足少阴经之原穴，是肾之经气所聚之处，用之能补阳，也能滋阴，无论肾阴亏耗、还是肾阳虚衰的病症，用太溪可滋阴壮阳。用本穴可治疗一切肾气亏虚所致的相关病症，如因肾气虚损所致的头晕、耳鸣、牙痛、腰酸、腰痛、足跟痛等症皆能治疗。如笔者曾治一患者，男性，57 岁，牙痛月余，曾数次治疗未见疗效。患者时有隐隐牙痛，疼痛波及多个牙齿，当咀嚼时疼痛加重，感牙齿松动，并时有耳鸣、腰酸之症状，舌质淡，苔略黄，脉沉细。取之太溪、液门治疗 3 次而愈。用太溪治疗牙痛自古有记载，如《景岳全书》曰：“肾衰则齿豁，精固则齿坚，肾虚牙痛可补太溪。”《通玄指要赋》言“牙齿痛，吕细堪治”。此处也举一例针灸名家医案。黄某，女，68 岁，1987 年 10 月 26 日初诊。主诉：牙龈疼痛半个月。现病史：患者牙龈疼痛半个月，每在午后及劳累后加重。检查：无龋齿，牙龈无红肿，舌尖红无苔，脉细数。诊断：牙痛（阴虚火旺）。治则：滋阴补肾、降火止痛。治疗：太溪，针 3 次，疼痛消失（本病案摘录于《针灸名家医案解读·陈作霖验案》)。《景岳全书》中治疗原理是根据齿为骨之余而辨证，肾主骨，牙齿松动、脱落及小儿齿迟等，多与肾精不足有关，所以用太溪就可以治疗。所举案例是根据肾阴不足，阳气必胜之理。肾阴不足，抑止、宁静、凉润等功能减退，则致脏腑机能虚性亢奋，新陈代谢相对加快。产热相对增多，发为虚热性病证。针刺太溪滋阴而热退，故疼痛而愈。

耳的听觉功能灵敏与否，与肾精、肾气的肾衰密切相关。故《灵枢·脉度》曰：“肾气通于耳，肾和则耳能闻五音矣。”人到年老，由于肾精及肾气衰少，则往往就会出现耳鸣、耳聋的现象，在临床上所见的耳鸣耳聋多是因肾气亏虚为内因而致，所以也常以补肾气而用。现例举张世杰老师在《古法针刺举隅》所治一病案，以品味其中之奥妙。

田某某，女，55 岁。患原发性高血压 20 年，服药少效。近 2 年来，听力日益减退，迄来诊之日，已完全失聪。耳鼻喉科检查，除双耳鼓膜略凹陷外，余无异常。脉浮弦沉弱，舌质淡红，苔薄白。患者乃肾气不充所至耳无所闻，为之调肾以治，针双太溪，得气有如鱼吞钩，病立已。

一般肾气亏虚患者多在太溪处呈现明显的凹陷或触之较为松软，这早已被众多的临床医家所证实，通过临床观察，确实如此，病情越重者表现的越明显。如笔者曾治一患者，患有肾病综合征，其太溪处总如海绵一样松软，经治疗一段时间后，症状明显缓解，其太溪处的松软程度也随之改善。由此也明证了穴位既是疾病的反应点也是治疗点这一原则。

（3）**太溪也能治疗神志病**。本穴归属足少阴肾经，肾主水，心主神明属火，故能治疗心肾不交之神志病，临床可用于失眠、记忆力减退、注意力不集中等水火不济之症。

（4）**太溪是治疗哮喘的要穴**。肺为气之主，肾为气之根，肾虚则气不摄纳，肺虚则气无所主，故取太溪治疗肺肾俱虚之哮喘。肾主纳气，可摄纳肺吸入之清气而调节呼吸。又肾为人体脏腑阴阳之本，生命之源，故为“先天之本”，用本穴治疗哮喘是从根从本而治，所以因肾虚所致的咳嗽、哮喘、支气管炎均可治疗。

（5）**太溪其他方面的治疗作用**。本穴临床还常用于消渴、盗汗、咳血、大便难、小便频数等诸多疾病，这些疾病多为肾之封藏功能失权所致。《素问·六节藏象论》说：“肾者，主蛰，封藏之本，精之处也。”如果肾气虚衰，闭藏功能就会减退，导致肾失封藏。本穴是肾的原穴，故能有效的调理肾失职之功所致的上述诸症。本穴所治范围甚广，凡是因肾气亏虚所致诸疾皆能治疗。

【常用配穴】

（1）太溪配神门、心俞、三阴交治疗心肾不交所致的失眠。

（2）太溪配尺泽、孔最治疗咳血。

（3）太溪配气海、三阴交、志室治疗遗精、早泄。

（4）太溪配昆仑治疗足跟痛。

（5）太溪配中府、肺俞、关元治疗慢性气喘。

（6）太溪配肾俞治疗老年性耳聋耳鸣。

（7）太溪配肾俞、志室治疗遗精，阳痿，肾虚腰痛。

（8）太溪配少泽治疗咽喉炎，牙痛。

（9）太溪配复溜、列缺、合谷治疗咳嗽吐血。

【注意事项】

太溪下面有胫神经，针刺时应当注意避开，速度宜缓慢，防止伤及神经。

【古代文献摘录】

（1）**《针灸甲乙经》卷七：**热病汗不出，默默嗜卧，溺黄，少腹热，嗌中痛，腹胀内肿，涎下，心痛如锥针刺，太溪主之；足少阴疟，令人呕吐甚，多寒少热。欲闭户牖而处，其病难已，取太溪。

（2）**《备急千金要方》卷十一：**癥瘕，灸内踝后宛宛中，随年壮。

（3）**《针灸大成》卷六：**主久疟咳逆，心痛如锥刺，心脉沉，手足寒至节……大便难，咽肿唾血，痃癖寒热，咳嗽不嗜食，腹胁痛，瘦脊，伤寒手足厥冷。

（4）**《医学纲目》：**牙痛牙槽，取太溪灸之。

（5）**《通玄指要赋》：**牙齿痛，吕细堪治。

（6）**《百症赋》：**寒疟兮，商阳、太溪验。

（7）**《肘后歌》：**脚膝经年痛不休，内外踝边用意求，穴号昆仑并吕细，应时消散即时瘳。

（8）**《景岳全书》：**肾虚牙痛可补太溪。

（9）**《玉龙歌》：**肿红腿足草鞋风，须把昆仑二穴攻，申脉太溪如再刺，神医妙诀起疲癃。

（10）**《十二经治症主客原络歌》：**脸黑嗜卧不欲良，目不明兮发热狂，腰痛足疼步难履，若人捕获难躲藏，心胆战兢气不足，更兼胸结与身黄，若欲除之无更法，太溪飞扬取最良。

（11）**《杂病穴法歌》：**两足酸麻补太溪。

（12）**《玉龙赋》：**太溪、昆仑、申脉，最疗足肿之迍。

（13）**《医学入门·治病要穴》：**太溪，主消渴，房劳不称心意，妇人水蛊。

（14）**《素问·刺疟论第三十六》：**肾疟者，令人洒洒然，腰脊痛宛转，大便难，目眴眴然，手足寒，刺足太阳（指委中穴）少阴（指太溪穴）。

（15）**《针灸聚英》：**如患者脉象沉迟，逆气，小腹聚急疼痛，泻下后重，足胫部寒而厥逆，下腹部有胀气，痛有定处，为肾病；如全身关节疼痛不适，刺太溪可将其治愈。

（16）**《医宗金鉴》**：太溪主治消渴病，兼治房老不称情，妇人水蛊胸胁满，金针刺后自安宁。

照 海

照海归属足少阴肾经，为八脉交会穴之一，通于阴跷脉，为阴跷脉之起始穴，针刺本穴有调整足少阴肾经与阴跷脉气血的作用，有养阴、安神、利咽、调经等作用，是治疗肾阴所致诸疾之常用要穴。

本穴首见于《针灸甲乙经》。“照”，阳光照射之义；“海”，为百川归聚之处。因穴在内踝之下，为阴跷脉所生，足少阴脉气归聚处。因该穴处脉气明显阔大如海，故名“照海”，别称“阴跷”“漏阴”。

【穴性】

滋阴益肾，清利咽喉，安神定志（根据其穴性，临床可用于西医学中的慢性咽炎、失眠、癫痫、足内翻、便秘及男女生殖系统疾病）。

【定位】

在踝区，内踝尖下缘边际凹陷处（图 8-3）。

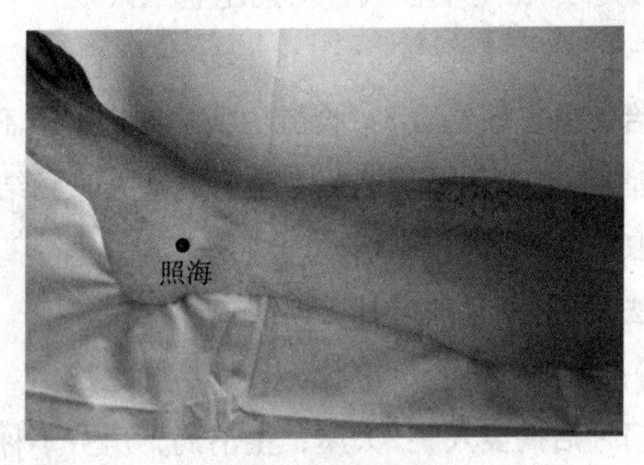

图 8-3　照　海

【取穴方法】

（1）于内踝尖处作一垂线与内踝下缘水平线交点之凹陷处取穴。

（2）由内踝尖往下推，至其下缘凹陷处取穴。

（3）两足心对合，当内踝下缘凹陷处，上与踝尖相直处取穴。

【主治】

（1）**咽喉疾病**：咽干，咽痒，咽痛，干咳，梅核气。

（2）**神志病**：失眠，痫病，惊恐不宁。

（3）**妇科病**：月经不调，痛经，带下，阴挺，阴痒。

（4）**泌尿系统疾患**：小便频数，癃闭，便秘，疝气。

（5）**下肢痿痹**：足跟痛，足内翻。

【操作方法】

直刺 0.5~0.8 寸，可灸。

【经验总结】

（1）**照海是治疗咽喉疾病之要穴**。本穴为足少阴肾经穴位，又为八脉交会穴之一，通阴跷脉，且肾经“入肺中，循喉咙，夹舌本”，故刺照海治疗咽喉疾病既是经脉循行之用，又是八脉交会穴之运用，用之则能使金水相生，达到滋阴补肾，清利咽喉的作用。“咽干，照海主之”，本穴治疗咽喉疾病早在《针灸甲乙经》就有记载。临床可用于咽干、咽痛、失音、干咳、扁挑体炎等，针刺时嘱患者深呼吸，并做吞咽动作，一般针之即效。临床常和列缺配用，形成固定配穴法，《医经小学》载曰：“列缺任脉行肺系，阴跷照海隔喉咙。”如笔者曾治一患者，女性，54 岁，因感冒后出现咽干痒、干咳 1 月余，经输液及口服药物治疗数日未效，故来诊，检查见：舌质红，苔少，乏津，脉弦。来诊后先经点刺少商出血，再针刺照海、列缺、廉泉，治疗 4 日后而愈。笔者曾治疗上述患者几十例，除 1 例患者，均取效满意。

（2）**照海是治疗妇科病的常用穴**。本穴属肾经之腧穴，又为阴跷脉所发，故能补肾益精，调理冲任，用于治疗肾阴亏虚所致妇科经带之疾。临床常用于月经不调、痛经、带下病、阴挺、阴痒及小便频数、癃闭之症。

（3）**照海是治疗便秘之常用穴**。本穴滋阴作用较强，有“滋肾阴第一穴”之称，尤适宜于阴虚火旺的便秘，《玉龙歌》中说：“大便秘结不能通，照海分明在足中，更把支沟来泻动，方知妙穴有神功。”临床常与支沟合用，支沟统泻三焦之火，照海滋补肾水，一泻火，一补水，便秘迎刃而解。

（4）**照海通阴跷脉的功能主治**。照海是阴跷脉所生，跷脉的功能主要为司目之开阖和主肢体运动。《灵枢·脉度》言：“跷脉者……气并相还则为濡目，气不容则目不合。”阴、阳跷脉交会于目内眦，阴阳气相并，能共同濡养眼目。当阳跷脉气盛时，则表现为精神振作，目开而不欲睡；阴跷脉气盛时，则表现为目合而安睡。即《灵枢·寒热病》所说的：“阳气盛则瞋目，阴气盛则瞑目。”也就是说跷脉与人的睡眠关系密切，只有跷脉的功能正常，人们才能保持“昼精夜眠”的正常状态。《难经·二十九难》云：“阴跷为病，阳缓而阴急；阳跷为病，阴缓而阳急。”由此可见，跷脉病候主要表现为两个方面，一是失眠或嗜睡；二是下肢拘急。根据这一特性理论，照海穴可用于失眠、嗜睡、夜发性癫痫、足内翻等，临床多配申脉合用，根据病情施以不同的补泻手法以达到治疗目的。

【常用配穴】

（1）照海配列缺治疗咽喉疾病。

（2）泻照海补申脉治疗嗜睡。

（3）补照海泻申脉治疗失眠。

（4）照海配中极、三阴交治疗癃闭。

（5）照海配关元、三阴交、膈俞、血海治疗月经不调。

（6）照海配中极、三阴交治疗痛经，带下。

（7）照海配支沟治疗便秘。

（8）照海配足三里治疗脚气。

（9）照海配申脉治疗足内翻、足外翻。

【注意事项】

照海刺激性大，孕妇用此穴时，慎刺，最好用按摩或用指压法。本穴处于内踝下缘边际凹陷处，取穴时应找到最凹陷处。

【古代文献摘录】

（1）**《针灸甲乙经》卷十二：**女子不下月水，照海主之；**卷十：**偏枯不能行，大风默默，不知所痛，视如见星，溺黄，小腹热，咽干，照海主之。

（2）**《标幽赋》：**取照海治喉中之闭塞；阴跷、阳维而下胎衣。

（3）**《玉龙歌》：**大便秘结不能通，照海分明在足中，更把支沟来泻动，方知妙穴有神功。

（4）**《针灸聚英》：**痫病夜发，灸阴跷、照海穴也。

（5）**《八法八穴歌》：**喉塞小便淋涩，膀胱气痛肠鸣，食黄酒积腹脐并，呕泻胃翻便紧，难产昏迷积块，肠风下血常频，膈中决气气痃侵，照海有功必定。

（6）《席弘赋》：若是七疝小腹痛，照海阴交曲泉针。

（7）《玉龙赋》：照海、支沟，通大便之秘；取内关于照海，医腹疾之块。

（8）《拦江赋》：噤口咽风针照海，三棱出血刻时安。

（9）《通玄指要赋》：四肢之懈惰，凭照海以消除。

（10）《百症赋》：大敦、照海，患寒疝而善蠲。

（11）《灵枢·热病第二十三》：目中赤痛，从内眦始，取之阴跷（即照海穴）。

（12）《八脉交会穴主治歌》：列缺任脉行肺系，阴跷照海膈喉咙。

复　溜

复溜归属足少阴肾经，为肾经经气所行之经穴，在五行中属金，是足少阴肾经的母穴。具有行气化水、通调水道、温补肾脏的作用，是治疗水液代谢失常所致诸疾之要穴。

本穴首见于《灵枢·本输》。“复”，指返还；“溜”，同流。足少阴脉气由涌泉经然谷、太溪，下行大钟、水泉，再绕至照海，复从太溪直上而流于本穴，故名“复溜”，别名“伏白”“伏留”“昌阳”“外命”“外俞”。

【穴性】

壮腰益肾，行气化水（根据其穴性，临床主要用于西医学中的腰痛、水肿、多汗及身体难以出汗）。

【定位】

在小腿内侧，内踝尖上 2 寸，跟腱的前缘（图 8–4）。

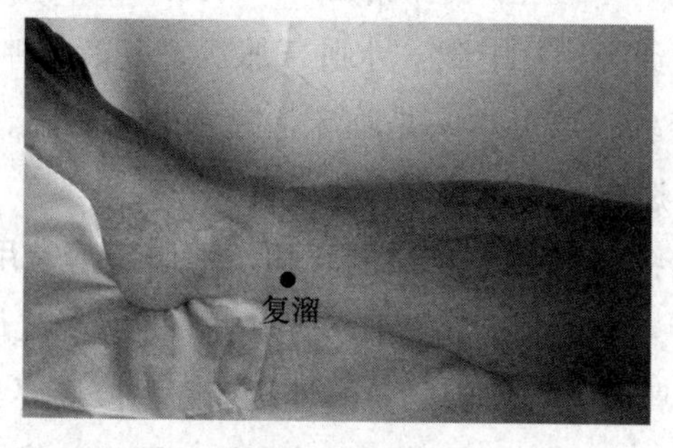

图 8–4　复　溜

【取穴方法】

在小腿内侧，于内踝尖直上 2 寸所作水平线与跟腱前缘交点处取穴。

【主治】

（1）**水肿与汗证**：盗汗，热病无汗，更年期潮热汗出，汗出不止，水肿，肾炎。

（2）**腰痛及下肢痿痹**：腰酸，腰痛，下肢无力。

（3）**其他**：如肠鸣，腹胀，泄泻，癃闭，遗尿，疟疾等。

【操作方法】

直刺 0.5~1 寸。可灸。

【经验总结】

（1）**复溜是治疗有汗无汗之要穴。**本穴是治疗汗证的重要穴位，用之既可补卫气以固表止汗，又可鼓动卫气以祛邪开腠理，治疗汗证，具有双向调节汗液的作用，在临床中有“有汗无汗针复溜”之用，历代对此多有记载。如《玉龙歌》言：“伤寒无汗泻复溜。”《针灸大成》载：“多汗先泻合谷，次补复溜；少汗先补合谷，次泻复溜。”《医学纲目》载：“伤寒汗不出，刺合谷、复溜；俱针泻之。”《十四经要穴主治歌》言：“复溜……伤寒无汗急泻此，六脉沉浮即可伸。”《肘后歌》言：“当汗不汗合谷泻，自汗发黄复溜凭。”由此可见，复溜是历代治疗汗证之要穴，并多与合谷配用，用于治疗机体汗液失常的病症。

（2）**复溜是治疗水肿之疾常用要穴。**本穴善疏通肾经经气，行气化水，通调水道，故对水液代谢有良好的调节作用，无论水肿癃闭之症，还是遗尿之疾，均能调理，这一临床运用也是双向调节作用。在古代医籍中也有许多关于用复溜治疗水液代谢失常的记载。如《灵光赋》中载：“复溜治肿如神医。”《备急千金要方》中载：“复溜、丰隆主风逆四肢肿。”《杂病穴法歌》中载：“水肿水分与复溜。”《铜人腧穴针灸图经》中载：“水肿气胀满，复溜、神阙。”以上所载均为用复溜治疗水肿之经验，可见本穴是临床治疗水肿之验穴、要穴，临床可用于水肿、癃闭、泄泻、遗尿及水液代谢失常之症。

（3）**复溜还是治疗肾气亏虚所致的腰痛、下肢痿痹常用要穴。**本穴是肾经之经穴，五行中属金，肾属水，金生水，所以复溜是肾经之母穴，根据虚者补其母，故用本穴可治疗肾气亏虚所致的急慢性腰痛、下肢痿痹、手麻等病。这一运用在古代临床中也有相关记载，如《铜人腧穴针灸图经》载：“治疗脊内引痛，不得俯仰起坐。”《太医歌》言：“刺治腰脊闪挫疼痛。”笔者在临床治疗因年老体衰、肾气亏虚所致的腰酸腰痛，均常规取用本穴治疗，一般可获得显著的疗效。

【常用配穴】

（1）补复溜泻合谷治疗多汗。

（2）泻复溜补合谷治疗无汗或少汗。

（3）复溜配水分、阴陵泉、足三里治疗水肿。

（4）复溜配天枢、足三里、关元治疗泄泻。

（5）复溜配中极、三阴交、水道治疗癃闭。

（6）复溜配太渊治疗无脉症。

（7）复溜配丰隆、大都治疗四肢水肿。

（8）复溜配肾俞治疗肾虚腰痛。

【古代文献摘录】

（1）**《针灸甲乙经》卷七：**疟，热少气，足胫寒不能自温，腹胀切痛引心，复溜主之。

（2）**《针灸大成》卷六：**主肠澼，腰脊内引痛，不得俯仰起坐……血痔，泄后肿，五淋，血淋，小便如散火，骨寒热，盗汗，汗注不止，齿齲，脉微细不见，或时无脉。

（3）**《玉龙歌》：**无汗伤寒泻复溜，汗多宜将合谷收。

（4）**《天元太乙歌》：**闪挫脊膂腰难转，举步多难行重蹇，遍体游气生虚浮，复溜一刺人健羡。

（5）**《神农经》：**治盗汗不收，面色萎黄，灸七壮。

（6）**《杂病穴法歌》：**水肿水分与复溜。

（7）**《肘后歌》：**疟疾三日得一发，先寒后热无他语，寒多热少取复溜，热多寒少用间使；伤寒四肢厥逆冷，脉气无时仔细寻，神奇妙穴真有之，复溜半寸顺骨行；自汗发黄复溜凭。

（8）**《席弘赋》：**髓骨腿疼三里泻，复溜气滞便离腰。

（9）**《玉龙赋》：**伤寒无汗，攻复溜宜泻；要起六脉之沉匿，复溜称神。

（10）**《灵光赋》：**复溜治肿如神医。

（11）**《医宗金鉴》：**复溜血淋宜乎灸，气滞腰痛贵在针，伤寒无汗急泻此，六脉沉浮即可伸。

（12）**《百症赋》**：复溜祛舌干口燥之悲。

（13）**《拦江赋》**：更有伤寒真妙诀，三阳需要刺阳经，无汗更将合谷补，复溜穴泻好施针。

（14）**《医学纲目》**：伤寒汗不出，刺合谷、复溜，俱针泻之。

（15）**《针灸铜人腧穴图经》**：足胫寒，复溜、申脉、历兑。

（16）**《素问・刺腰痛篇第四十一》**：足少阴令人腰痛，痛引脊内廉，刺少阴内踝上（指复溜穴）二痏，春无见血，出血太多不可复也。

手厥阴心包经

内　关

内关归属手厥阴心包经，为心包经之络穴，八脉交会穴之一，通于阴维脉。具有理气宽胸、和胃降浊、养心安神、醒神开窍的作用，临床应用广泛，实用性高，是临床常用的要穴之一，治疗疾病以胃、心胸和神志病为主。

本穴首见于《灵枢·经脉》。“内”，指胸膈之内，前臂内侧；“关”，指关隘。本穴为八脉交会穴，通于阴维脉，阴维为病在脏，本穴擅治内脏疾患，故名“内关”，别名“阴维”。

【穴性】

养心安神，理气止痛，宽胸散结，和胃降逆（根据其穴性，临床主要用于西医学中的各种心脏病、胸部疾病、消化系统等相关疾病）。

【定位】

在前臂前区，腕掌侧远端横纹上 2 寸，掌长肌腱与桡侧腕屈肌腱之间（图 9–1）。

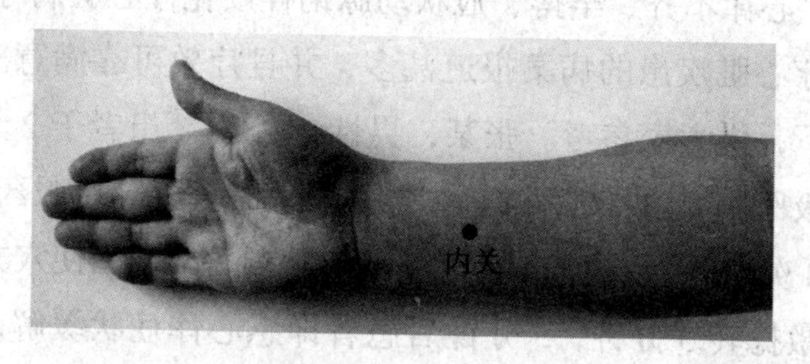

图 9–1　内　关

【取穴方法】

伸臂仰掌，于掌后第一横纹正中直上 2 寸，掌长肌腱和桡侧腕屈肌腱之间取穴。

【主治】

（1）**心脏疾病：**心悸，胸闷，胸痛，心律不齐，心动过缓，心动过速，心肌炎，冠状动脉粥样硬化性心脏病，心绞痛，风湿性心脏病，肺源性心脏病，高血压心脏病。

（2）**胃病的治疗：**胃痛，呕吐，呃逆，嗳气。

（3）**神志疾病：**头痛，失眠，郁证，脏躁，癔病，癫痫。

（4）**经脉循行病症：**手指麻木，肘臂痛。

（5）**急救：**晕厥，休克，中暑，晕针。

（6）**其他：**如乳腺疾病，晕动病，无脉病，血栓闭塞性脉管炎，膝痛，瘿气，梅核气，甲状腺功能亢进，疟疾等。

【操作方法】

直刺 0.5~1 寸，可灸。

【经验总结】

（1）**内关是治疗心脏病之常用穴、要穴、主穴。**本穴属于手厥阴心包经的腧穴，心包为心之外围，有代心受邪的作用，故本穴对心血管疾病有卓著的疗效，是临床治疗心血管疾病的首选穴，内关在调理心脏方面具有明显的双向调节功能，心动过速的针之可减慢心率，心动过患者可加快心率，具有广谱的作用，在临床中有“心脏病第一穴”之称。可用于多种心脏疾患，如心悸、怔忡、心痛、心肌炎、心律不齐、早搏、冠状动脉粥样硬化性心脏病等各种心脏疾患。临床用本穴治疗心脏疾患的病案报道甚多，并且疗效可靠满意。现将笔者曾治一病案例举如下，供大家参考。张某，男性，42 岁。患者于 2 天前突然出现心悸不安，于县级医院心电图检查，示“窦性心动过速”，口服药物未效而来诊。听诊心率为 130 次 / 分。治疗：取 2 寸毫针，从内关穴向间使穴方向刺入 1.5 寸，施以较强的刺激捻转 3 分钟，5 分钟后患者即感心悸症状缓解，留针 30 分钟，听诊心率为 78 次 / 分，第 2 日又巩固治疗一次，未见复发。

（2）**内关也是治疗神志疾病之常用穴。**本穴为心包经之穴，心包经属心包，系心脏，心主神明，藏神，刺之可祛邪而宁心安神，主治邪陷心包、痰热上扰、心神逆乱之中风脏躁、癫狂不寐等症。临床常用于眩晕、失眠、癫痫、头痛、抑郁症、癔症等多种神志病。

（3）**内关是治疗胃部疾病之要穴。**本穴为心包经的络穴，与三焦经相联络，又为八脉交会穴之一，通于阴维脉，能疏通三焦气机，降逆和胃，起到镇痛、止吐、解痉的治疗作用，临床用于各种胃部疾病，如胃痛、呕吐、呃逆等症，尤善治疗呕吐，临床有“止吐第一穴”之称。在临床常和中脘、足三里合用，被称为“胃三针”，专治各种胃疾。临床中常和公孙合用治疗胃心胸疾病，是八脉交会之用。

（4）**内关是治疗上肢痿痹的效穴。**手厥阴心包经“循臑内，行太阴、少阴之间，入肘中，行两筋之间，入掌中，循中指，其支者，别掌中，循小指次指出其端”。心包经经脉病候言“手心热，臂、肘挛急，腋肿”。根据“经脉所行，主治所及”的理论，以及与病候主治所言，用内关治疗手指麻木、上肢瘫痪及疼痛的相关病症是情理之中。

（5）**内关是疏肝解郁之常用穴。**手厥阴心包经与足厥阴肝经为同名经，根据同名经“同气相通”的原理所用，本穴有良好的疏肝解郁之效，临床中常用于肝郁气滞所致的胸闷、胸痛、嗳气、乳房疾病以及肝阳上亢所致的头痛、高血压、眩晕等病症，临床常和太冲合用。

（6）**内关是临床急救要穴之一。**因心包代心受邪，心主血脉，故心包经也主脉所生病，用之则有醒脑开窍、宣闭固脱的作用，对心阳虚衰、休克、低血压、中暑、晕厥等症皆有急救的作用，临床常和人中、涌泉合用。

【常用配穴】

（1）内关配公孙治疗胃心胸疾病。

（2）内关配中脘、足三里治疗各种胃病。

（3）内关配人中、涌泉用于急救。

（4）内关配合谷、太冲、膻中治疗乳腺疾病。

（5）内关配太渊治疗无脉病。

（6）内关配神门治疗失眠、心悸、怔忡。

（7）内关配三阴交、合谷、足三里治疗心气虚衰。

（8）内关配合谷、太冲、丰隆、心俞治疗癫狂。

（9）内关配间使治疗各种心脏病。

（10）内关配太冲、期门治疗胁痛腹胀。

（11）内关配公孙治疗呃逆、呕吐。

【注意事项】

内关下面有正中神经，操作时应当注意，当刺之神经可迅速传至中指，此时应改变针刺方向，行针不可过强，以免伤及正中神经。

【古代文献摘录】

（1）**《针灸甲乙经》卷七：**面赤皮热，热病汗不出，中风热，目赤黄，肘挛腋肿，实则心暴痛，虚则烦心，心惕惕不能动，失智，内关主之。

（2）**《备急千金要方》：**手中风热；凡心实者，则心中暴痛，虚则心烦，惕然不能动，失智，内关主之。

（3）**《针灸大成》卷七：**主手中风热，失志，心痛，目赤，支满肘挛。实则心暴痛，泻之；虚则头强，补之。

（4）**《扁鹊神应针灸玉龙经》：**伤寒发热，胸满，腹胀，肠鸣冷痢，脾黄癖块，泻痢，食积，咳嗽哮喘，肠风痔漏，五淋。

（5）**《八脉八穴主治症歌》：**中满心胸痞胀，肠鸣泄泻脱肛，食难下膈酒来伤，积块坚横胁抢，妇女血痛心痛，结胸里急难当，伤寒不解结胸膛，疟疾内关独当。

（6）**《针方六集》卷五：**心腹一切痛苦，喜笑悲哭，中指不用，宜吐不得吐。

（7）**《标幽赋》：**胸腹满痛刺内关。

（8）**《拦江赋》：**胸中之病内关担，脐下公孙用法拦。

（9）**《玉龙赋》：**取内关与照海，医腹疾之块。

（10）**《玉龙歌》：**腹中气块痛难当，穴法宜向内关防。

（11）**《杂病穴法歌》：**舌裂出血寻内关。

（12）**《百症赋》：**建里、内关，扫尽胸中之苦闷。

（13）**《医学入门·治病要穴》：**内关，主气块，及胁痛，劳热，疟疾，心胸病。

（14）**《黄帝明堂经》：**内关，主面赤皮热，热病汗不出，中风热，目赤黄，肘挛腋肿，心胸部突发剧烈疼痛的实证，以及心烦心乱的虚证。

大 陵

大陵归属手厥阴心包经，为心包经脉气所注之输穴，在五行中属土，亦为本经之原穴。本穴具有镇静安神、清心通络、理气止痛、舒筋活络的作用。是治疗心脏病、失眠之常用穴。

本穴首见于《灵枢·本输》。崇高者曰“大”；高处者称“陵”。本穴在腕骨隆起处的后方，故名，别名“心主”“鬼心”。

【穴性】

清心泻火，宁心安神（根据其穴性，本穴主要用于西医学中的心脏疾病、精神疾患及手部疾病）。

【定位】

在腕前区，腕掌侧远端横纹中，掌长肌腱与桡侧腕屈肌腱之间（图 9–2）。

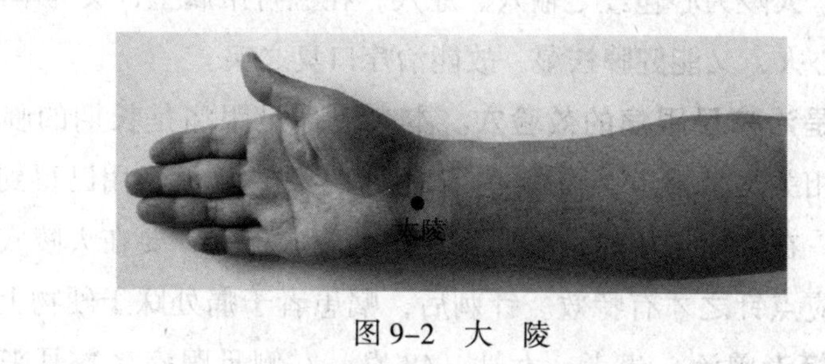

图 9–2 大 陵

【取穴方法】

伸臂仰掌，在掌后第一横纹上，当所出现两筋（掌长肌腱与桡侧腕屈肌腱）之间处取穴。

【主治】

（1）**心脏疾患**：心悸，胸胁痛，心痛。

（2）**神志疾病**：失眠，癔症，癫狂。

（3）**口腔内疾患**：口舌生疮，口臭。

（4）**其他**：如手指疼痛麻木，手腕疼痛麻木，足跟痛，胃痛，呕吐等。

【操作方法】

直刺 0.3~0.5 寸，可灸，但较少用之。

【经验总结】

（1）**大陵是治疗心脏病之主穴。**本穴为手厥阴之原穴，《内经》云："凡此十二原者，主治五脏六腑之有疾也。"因此心脏有病可取之原穴大陵，常用于心悸、心痛、胸胁胀痛等心脏疾病。

（2）**大陵是治疗神志疾患之效穴。**本穴为心包经之原穴，心包代心受邪，心主神明，故对神志疾患有非常好的调节作用。也是历代医家善用治疗神志疾患的要穴，孙思邈的《千金翼方》把此穴列为十三鬼穴之一，名为"鬼心"，是治疗癫狂、癔症、失眠、多梦、喜笑悲恐等精神类疾患的特效穴。

（3）**大陵能治疗口臭。**本穴是治疗口臭之疾的特效穴，历代医家对此早有所用，如《玉龙歌》言："口臭之疾最可憎，劳心只为苦多情，大陵穴内人中泻，心得清凉气自平。"《胜玉歌》云："心热口臭大陵驱。"那么为何用本穴治疗口臭有如此好的疗效呢？中医学认为口臭源于心包积热日久、灼伤血络，或由脾虚，湿浊上泛所致。大陵为心包经之输穴、原穴，在五行中属土，又为本经之子穴，用之既能清泻心火，又能健脾祛湿，故能治疗口臭之疾。

（4）**大陵是治疗足跟痛的效验穴。**本穴治疗足跟痛是长期的临床实践结果，有大量的相关文献报道，临床运用确实有疗效，这一运用已得到了临床医家一致的肯定。在临床运用时，不要拘泥于大陵穴点上，要在大陵穴下寻找压痛点，就此反应点针之才有特效。针刺后，嘱患者于痛处踩于硬物上，由轻至重的活动。如笔者曾治一患者，女性，48岁，左侧足跟疼痛数月来诊，以上述方法治疗5次而愈。其治疗原理是根据手足对应取穴法，大陵位于掌根，痛点在足跟，故相对应。经临床运用，效果确实，有屡试屡效的效果，值得推广运用。

（5）**大陵用于治疗上肢疾病。**临床还可用于治疗手指、手腕、肩臂疼痛麻木，大陵穴处于手腕正中，针刺后能改善局部的血液循环，减轻神经水肿，促进气血运行，达到治疗目的。

【常用配穴】

（1）大陵配人中治疗口臭。

（2）大陵配内关、心俞治疗心悸。

（3）大陵配阳溪、腕骨治疗中风后手腕活动不利。

（4）大陵配太冲、丰隆治疗气郁痰结之癫狂。

（5）大陵配心俞、膈俞、膻中治疗心血瘀阻之胸闷、心悸。

（6）大陵配内关治疗失眠。

（7）大陵配神门、丰隆治疗痰火所致之心悸不安。

【注意事项】

操作时应避开正中神经，不宜深刺，一般宜泻不宜补，一般不用灸法。

【古代文献摘录】

（1）**《针灸甲乙经》卷七：**热病烦心而汗不止，肘挛腋肿，善笑不休，心中痛，目赤黄，小便如血，欲呕，胸中热，苦不乐，太息，喉痹嗌干，喘逆，身热如火，头痛如破，短气胸痛，大陵主之。

（2）**《备急千金要方》卷三十：**咳逆，寒热发，手掣。

（3）**《千金翼方》卷二十六：**心中澹澹，惊恐。

（4）**《外台秘要》卷三十九：**厥逆，悬心如饥状，心中痛，耳鸣。

（5）**《玉龙歌》：**口臭之疾最可憎，劳心只为苦多情，大陵穴内人中泻，心得清凉气自平；劳宫穴在掌中寻，满手生疮痛不禁，心胸之病大陵泻，气攻胸腹一般针。

（6）**《胜玉歌》：**心热口臭大陵驱。

（7）**《十二经治症主客原络歌》：**包络主三焦客。包络为病手挛急，臂不能伸痛如屈，胸膺胁满腋肿乎，心中澹澹面色赤，目黄善笑不肯休，心烦心痛掌热极，良医达士细详，大陵、外关病消失。

（8）**《医宗金鉴》：**大陵一穴何专主，呕血疟疾有奇功。

（9）**《通玄指要赋》：**抑又闻心胸病，求掌后之大陵。

（10）**《玉龙赋》：**劳宫、大陵，可疗心闷疮痍；大陵、人中频泻，口气全除；肚痛秘结，大陵合外关与支沟。

（11）**《卧岩凌先生得效应穴针法赋》：**抑又闻心胸疼，求掌后之大陵，应在中脘。

（12）**《针灸大成》卷七：**主热病汗不出，手心热，肘臂挛痛，腋肿，善笑不休，烦心，心悬若饥，心痛掌热，喜悲泣惊恐，目赤目黄，小便如血。

劳 宫

劳宫属于手厥阴心包经，为心包经脉气所溜之荥穴，在五行中属于火，具有清心开窍、泻火安神、清热利湿的作用，是治疗心神实热证常用主穴，临床多施以泻法。

本穴首见于《灵枢·本输》。“劳”，指劳作、劳动；“宫”，指皇宫、中央。手是人类劳动的主要器官，形劳而不倦，而本穴在手掌中央，故名“劳宫”，别名“五里”“掌中”“鬼窟”“鬼络”。

【穴性】

清心泻火，降逆除湿（根据其穴性，临床主要用于西医学中的咽喉、胃肠及心脏疾病）。

【定位】

在掌区，横平第 3 掌指关节近端，第 2、第 3 掌骨之间偏于第 3 掌骨（图 9–3）。

【取穴方法】

屈指半握拳，食、中、无名及小指轻压掌心，以中指、无名指端切压在掌心横纹上，在此两指指尖之间取穴。

【主治】

（1）**心火上炎之疾**：口舌生疮，口臭，鼻衄。

（2）**神志病症**：心烦失眠，癫狂痫，癔症，喜笑不休。

（3）**急救**：中风昏迷，中暑，心绞痛。

（4）**某些皮肤病**：湿疹，鹅掌风，急性瘙痒。

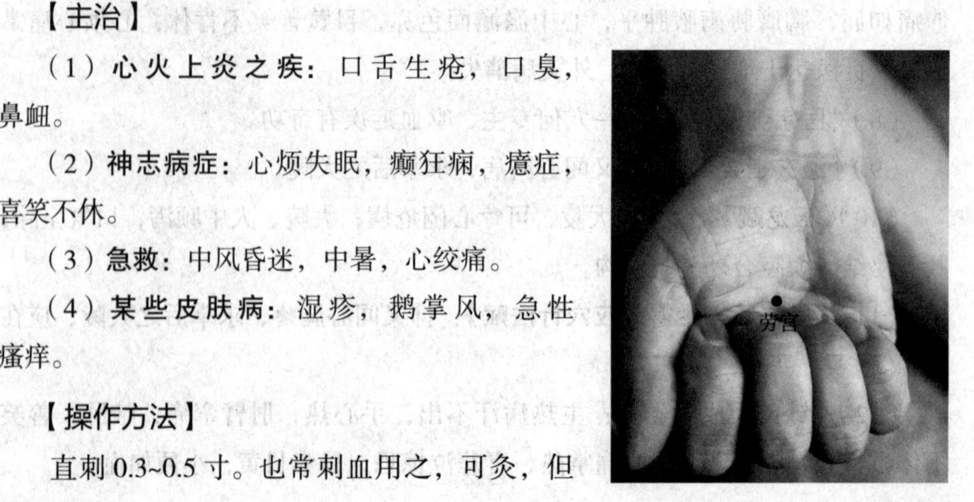

图 9–3 劳 宫

【操作方法】

直刺 0.3~0.5 寸。也常刺血用之，可灸，但较少用之。

【经验总结】

（1）**劳宫是清心经之热要穴。**心开窍于舌，劳宫为荥穴，在五行中属火，《难经·六十六难》言“荥主身热”。故用劳宫清心火，这是劳宫穴最主要的作用特点。临床可用于心火上炎所致的口舌生疮、齿龈肿痛、目赤肿痛、吐衄、口臭等，尤其是口舌生疮最具特效。心开窍于舌，舌为心之苗，故心火上炎于舌，使舌之气血壅塞，脉络阻滞，热腐生疮。劳宫乃手厥阴心包经之穴，心包代心用事，故用心包之穴可治疗心之疾。劳宫为荥穴，荥主身热，故可以泻心火。正如《十四经要穴主治歌》所言:“痰火胸痛刺劳宫，小儿口疮针自轻。”

（2）**劳宫也是急救常用穴。**本穴为回阳九针之一，有开窍醒神的功效，尤其对肝阳上亢引发的中风昏迷最效，因为本穴在五行中属火，火乃木之子，用清心热之时，还能泻肝火，所以用之则有特效，临床可用于癫狂、痫病、中暑等急性病症。

（3）**劳宫能治疗神志疾病。**《针灸甲乙经》中载曰:“风热善怒，心中喜悲，思慕歔欷，喜笑不休，劳宫主之。”《针灸资生经》中言:“劳宫、大陵，治喜笑不止……”可见本穴治疗神志疾病由来已久，劳宫为心包之荥穴，用之则能清心火而安神，因心火上炎或痰火蒙蔽清窍及本经气郁而上扰神明所致的神志类疾病用之则有良好的功效。如失眠、癔病、喜笑不休等神志疾患。

（4）**劳宫能治疗某些皮肤病。**本穴为火经之火穴，若因母病及子，可致脾失健运，湿热内蕴，郁于肌肤可见湿疹等皮肤病，中医认为“诸痛痒疮皆属于心”，所以用之可治疗某些皮肤病，尤其是急性发作性皮肤病，伴有剧烈瘙痒的患者。临床尤善治疗鹅掌风。如《针灸逢源》载曰:“中风悲笑不休，痰火胸痛，衄血，烦渴，口疮，鹅掌风”。如治一患者，女，53岁，双手鹅掌风3年余，经多方治疗效果不显而来诊，先于十宣、八邪刺血（每3天刺血1次），再针刺劳宫、曲池、合谷治疗12次而愈。鹅掌风一病在临床并不少见，但一般治疗往往难见其效，多迁延不愈。笔者在临床用针刺治疗20余例，除2例疗效不佳，均治愈。

【常用配穴】

（1）劳宫配照海治疗口舌生疮。

（2）劳宫配大陵、人中、内庭治疗口臭。

（3）劳宫配八邪、曲池治疗鹅掌风。

（4）劳宫配人中、涌泉、治疗中暑、昏迷。

（5）劳宫配委中治疗湿疹。

（6）劳宫配大陵治疗喜笑不休、口臭。

（7）劳宫配肝俞、期门治疗黄疸。

（8）劳宫配内关治疗急性吐泻。

【古代文献摘录】

（1）**《针灸甲乙经》卷七：**热病发热，烦满而欲呕哕，三日以往不得汗，怵惕，胸胁痛，不可反侧，咳满，溺赤，大便血，衄不止，呕吐血，气逆，噫不止，嗌中痛，食不下，善渴，舌中烂，掌中热，欲呕，劳宫主之。

（2）**《备急千金要方》卷三十：**大人小儿口中肿，腥臭，热痔。

（3）**《针灸大成》卷七：**主中风，善怒，悲笑不休，手痹，热病数日汗不出，怵惕，胁痛不可转侧，大小便血，衄血不止，气逆呕哕，烦渴食饮不下，大小人口中腥臭，口疮，胸胁楮满，黄疸目黄，小儿龈烂。

（4）**《针灸逢源》：**中风悲笑不休，痰火胸痛，衄血，烦渴，口疮，鹅掌风。

（5）**《玉龙歌》：**劳宫穴在掌中寻，满手生疮痛不禁。

（6）**《杂病穴法歌》：**劳宫穴能治五般痫。

（7）**《灵光赋》：**劳宫医得身劳倦。

（8）**《百症赋》：**治疸消黄，谐后溪、劳宫而看。

（9）**《通玄指要赋》：**劳宫退胃翻心痛亦何疑！

（10）**《玉龙赋》：**劳宫、大陵，可疗心闷疮痍。

（11）**《针灸资生经》：**劳宫、大陵，治喜笑不止……当取中指为是，今说屈第四指非也。

（12）**《太平圣惠方》：**小儿口有疮蚀，龈烂，臭秽气冲人，灸劳宫二穴各一壮，炷如小麦大。

（13）**《外台秘要》：**主热病发热，满而欲呕哕，三日以往不得汗，怵惕，胸胁痛不可反侧，咳喘，尿赤，大便血，衄不止，呕吐血，气逆噫不止，嗌中痛食不下，善渴，口中烂，掌中热，风热，善怒，心中善悲，屡呕，唏嘘，喜笑不休，烦心，咳，寒热，善哕，少腹积聚，小儿口中腥臭，胸胁支满，黄疸目黄。

（14）**《千金翼方》**：心中懊侬痛，针入五分补之。

（15）**《医宗金鉴》**：痰火胸疼刺劳宫，小儿口疮针自轻，兼刺鹅掌风证候，先补后泻效分明。

手少阳三焦经

液　门

液门穴归属手少阳三焦经之荥穴，在五行中属水，本穴具有清热解表，泻火解毒、调和表里、消肿止痛的功效，是治疗头面五官疾患常用效穴。

本穴首见于《灵枢·本输》。“液”，指水之精；“门”，为出入之处。穴为三焦经之荥穴，三焦者，决渎之官，水道出焉。脉气由此输注，水为气出入之门，故名“液门”，别名“腋门”“掖门”。

【穴性】

清热泻火，利咽明目，消肿止痛（根据其穴性，本穴主要用于西医学中的咽痛、眼疾、耳聋、牙痛等五官科疾病，也常用于肩臂、手掌肿痛）。

【定位】

在手背部，当第4、5指间，指蹼上方赤白肉际凹陷处（图10-1）。

【取穴方法】

俯掌微握拳，于第4、5指指缝间，指蹼缘后方赤白肉际处取穴。

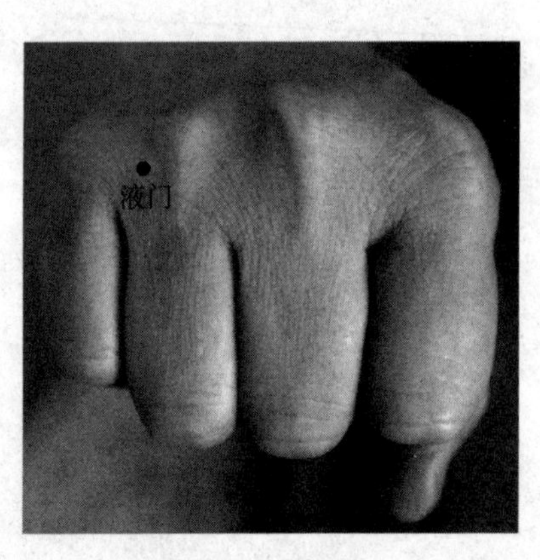

图10-1　液　门

【主治】

（1）**五官疾患**：咽喉肿痛，牙龈肿痛，舌痛，耳鸣，耳聋，眼睑无力，目赤，视疲劳。

（2）**经脉循行病症**：落枕，颈椎病，肩臂痛，手臂红肿，手指拘挛不伸。

（3）外感表证：感冒发热，感冒头痛，感冒后周身痛。

【操作方法】

直刺 0.3~0.5 寸。可灸。

【经验总结】

（1）**液门是治疗头面五官之疾的要穴。**本穴属于三焦经腧穴，三焦经脉“上项，系耳后，直上出耳上角，以屈下颊至頔”。其支者，“从耳后入耳中，出走而前，过客主人，前交颊，至目锐眦”。由此可见，三焦经脉在面部广泛分布，与耳、目、喉咙联系，其经筋又“入系舌本”，所以用本穴可以治疗头面五官疾病。如咽痛、咽干、耳聋、耳鸣、目赤、三叉神经痛、牙痛、眼皮酸胀无力等。

（2）**液门是治疗感冒之疾的效验穴。**感冒的发生多因外感风寒、风热之邪，侵犯肺卫，肺卫失宣而致。而三焦为“脏腑之外卫”，职司一身之气化，尤其与肺气的宣发功能密切相关。《内经》言：“荥输治外经。”针刺液门穴，可具有清热、解表、调和表里的作用，临床用之确有很好的实效性，因此在临床有“感冒第一穴”之称。在临床取用时根据患者具体症状加配相关穴位，如鼻塞流涕常配迎香；头痛常配太阳、风池；咽喉肿痛常配少商、鱼际、曲池；发热常配大椎、曲池。

（3）**液门治疗三焦经脉循行之病症。**本穴可用于偏头痛、落枕、颈椎病、肩臂痛、手背红肿、手指拘挛等上肢痿痹。如《玉龙歌》言：“手臂红肿连腕痛，液门穴内用针明。”本穴也是平衡针疗法中的颈痛穴，用于颈项疾病的治疗。在治疗颈项病时，要深刺，透向中渚疗效更佳。

【常用配穴】

（1）液门配少商、鱼际治疗咽喉肿痛。

（2）液门配合谷、颊车治疗牙痛。

（3）液门配申脉治疗眼睑无力。

（4）液门配中渚、外关治疗手臂红肿。

（5）液门配听宫、翳风、侠溪治疗耳鸣、耳聋。

（6）液门配太阳、风池、三间治疗感冒头痛。

（7）液门配风池、外关治疗风寒感冒。

（8）液门配颊车、合谷治疗牙痛。

【古代文献摘录】

（1）**《针灸甲乙经》**：疟，项痛，因忽暴逆，风寒热；胆眩，寒厥，手臂痛，善惊，妄言，面赤，泣，狂疾。

（2）**《针灸大成》卷七**：主惊悸妄言，咽外肿，寒厥，手臂痛不能自上下，痎疟寒热，目赤涩，头痛，暴得耳聋，齿龈痛。

（3）**《医宗金鉴》卷八十三**：咽喉红肿，手臂红肿，不得眠。

（4）**《玉龙赋》**：手臂红肿，中渚、液门要辨。

（5）**《百症赋》**：喉痛兮，液门、鱼际去疗。

（6）**《千金翼方》**：耳聋不得眠，针入三分，补之。

（7）**《玉龙歌》**：手臂红肿连腕痛，液门穴内用针明。

（8）**《外台秘要》**：液门主热病汗不出，风寒热，狂疾，疟头痛目涩，暴变耳聋鸣眩。

中　渚

中渚归属手少阳三焦经，为三焦经脉气所注之输穴，在五行中属木。具有通经止痛、清热泻火、开窍益聪的作用。是治疗手少阳三焦经循行通路上病变和头面五官疾病之常用穴。

本穴首见于《灵枢·本输》。“中”，指中间；“渚”，指水中小洲。因介于荥穴液门及原穴阳池中间，有如江中小洲，故名“中渚”，别名“下都”。

【穴性】

通络止痛，清热泻火，开窍益聪（根据其穴性，临床主要用于西医学中的颈椎病、肩周炎、手臂肿痛）。

【定位】

在手背，第4、5掌骨间，第4掌指关节近端凹陷中（图10–2）。

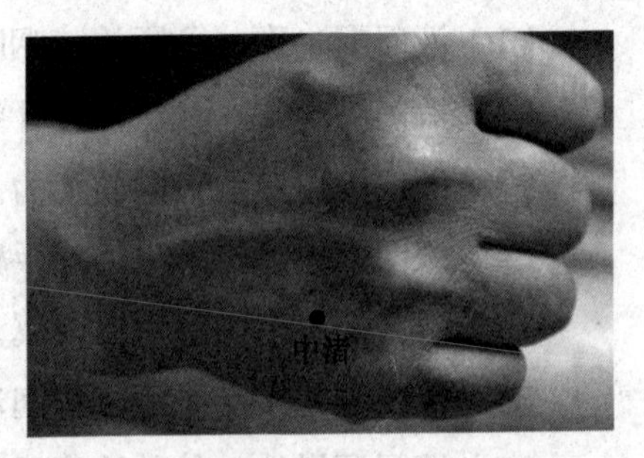

图10–2　中　渚

【取穴方法】

俯掌握拳，在手背第 4、5 掌骨头之间，掌指关节后方凹陷处取穴。

【主治】

（1）**上肢痿痹**：落枕，颈肩痛，肘臂痛，手指拘挛不伸，关节炎。

（2）**五官病症**：目赤，咽喉肿痛，耳鸣，耳聋。

（3）**其他病症**：如热病，消渴，疟疾，便秘，面部疣等。

【操作方法】

直刺 0.3~0.5 寸。可灸。

【经验总结】

（1）**中渚是治疗手少阳三焦经循行痛症之要穴。**手少阳三焦经“起于小指次指之端，上出两指之间，循手表腕，出臂外两骨之间，上贯肘，循臑外上肩，交出足少阳之后，入缺盆”“上出缺盆，上项，系耳后”。可见本经的循行经过上肢各关节部位，根据“经脉所过，主治所及”的原理，可选取该经上的穴位治疗。中渚为手少阳之输穴，“输主体重节痛”，故用中渚穴治疗颈项、肩背疼痛、手腕痛、手臂痛、手指拘挛不伸等痛症。针灸临床有许多相关文献记录，如《席弘赋》载：“久患伤寒肩背痛，但针中渚得其宜。”《肘后歌》载：“肩背诸疾中渚下。”《灵光赋》载：“五指不便取中渚。”《通玄指要赋》载：“脊间心后痛，针中渚立痊。”可见，本穴治疗三焦经脉循行痛证是长期临床实践经验总结。在这里举一例用中渚治疗落枕的名家医案供大家参考，这个医案摘录于《孙申田针灸医案精选》：患者周某，女，36 岁。2002 年 3 月 25 日初诊。主诉：右颈项强痛、转侧困难 1 天。中医诊断：落枕。初诊：该患者昨日夜卧不慎，清晨起床后自觉右颈项部强直，酸楚疼痛累及肩胛，不能做俯仰、转侧等动作，自行按摩，效果不佳。其平素颈部时感疼痛。现右颈项强硬、转侧困难。查：右侧颈部肌肉痉挛强直，颈项活动不利，不能俯仰及转侧。查其神志清楚，痛苦面容，形体消瘦，动作迟缓。舌质淡红，舌苔薄白，脉弦。这是由于睡姿不当，或枕头高低不当，或夜间睡觉感受风寒，气血瘀滞，致少阳筋脉拘急。不通则痛，故见活动障碍。立取中渚，针刺 1.5 寸深，行强刺激提插捻转手法 3~5 分钟，刺激强度以患者能耐受最大量为度，使针感直达肘关节部。留针过程中采用飞法以增强针刺感应，每 10 分钟行针 1 次，共留针 30 分钟。1 次治愈。

（2）**中渚是治疗头面五官之疾的常用穴。**手少阳循于侧头部，故善治偏头痛。手少阳经脉“从耳后入耳中，出走耳前”，止于眉梢外侧，故能治疗耳鸣、耳聋、眼疾、面部疾病。《灵枢·经脉》：“是动病，耳聋，浑浑焞焞……”《针灸甲乙经》载：“耳聋，两颞颥痛，中渚主之。”可见中渚治疗头面五官之疾由来已久。实证用泻法，虚证用补法，虚实皆可运用。

（3）**中渚其他方面的治疗作用。**本穴还可用于治疗消渴、疟疾、热病、风湿性关节炎、手背部和面部的疣等多种临床杂症。

【常用配穴】

（1）中渚配听宫、翳风治疗耳鸣、耳聋。

（2）中渚配八邪、外关治疗手指不能屈伸。

（3）中渚配液门治疗手臂肿痛。

（4）中渚配风池治疗少阳经头痛。

（5）中渚配外关、阳陵泉、期门治疗肋间神经痛、胁痛。

（6）中渚配太溪治疗咽喉肿痛。

（7）中渚配三间、后溪治疗肩臂痛。

【古代文献摘录】

（1）**《针灸甲乙经》：**嗌外肿，肘臂痛，五指瘈不可屈伸，头眩，颔额颅痛，中渚主之；狂，互引头痛，耳鸣，目痛，中渚主之；耳聋，两颞颥痛，中渚主之。

（2）**《外台秘要》卷三十九：**主热病，汗不出。

（3）**《针灸大成》卷七：**主热病汗不出，目眩头痛，耳聋，目生翳膜，久疟，咽肿，肘臂痛，手五指不得屈伸。

（4）**《肘后歌》：**肩背诸疾中渚下。

（5）**《席弘赋》：**久患伤寒肩背痛，但针中渚得其宜。

（6）**《医宗金鉴》卷八十五：**主治四肢麻木，战振蜷挛无力，肘臂连肩红肿疼痛，手背痈毒等证。

（7）**《玉龙赋》：**手臂红肿，中渚、液门要辨。

（8）**《杂病穴法歌》：**脊肩心痛针中渚。

（9）**《胜玉歌》：**脾疼背痛中渚泻。

（10）**《灵光赋》：**五指不伸中渚取。

（11）**《玉龙歌》**：手臂红肿连腕疼，液门穴内用针明，更将一穴名中渚，多泻中间疾自轻。

（12）**《通玄指要赋》**：脊间心后痛，针中渚立痊。

（13）**《卧岩凌先生得效应穴针法赋》**：肩背疼责肘前之三里，应在中渚。脊间心后者针中渚而立痊。

（14）**《症治要穴歌》**：四肢浮肿阴陵泉，合谷中都中渚先，行间内庭曲池穴，三阴交与液门连。

（15）**《医学入门·治病要穴》**：中渚，主手足麻木，战战卷挛，肩臂连背疼痛，手背痈毒。

外　关

外关归属手少阳三焦经，为三焦经别行之络穴，又为八脉交会穴之一，通于阳维脉。具有通经活络、行气止痛、清热解表的作用。是治疗手少阳三焦经郁火上攻所致头面五官疾患和本经脉循行病变之常用穴，外感表证之要穴。

本穴首见于《灵枢·经脉》。“外”，即体表；“关”，即关隘、要冲。本穴为手少阳三焦经之别络，与阳维脉相通，且别走心主厥阴，本穴位在外，与内关相对，故名“外关”。

【穴性】

通经活络，行气止痛，清热解表（根据其穴性，临床主要用于西医学中的神经性耳鸣、耳聋、手臂麻木、指关节疼痛麻木、感冒、发热等）。

【定位】

在前臂后区，腕背侧远端横纹上 2 寸，尺骨与桡骨间隙中点（图 10–3）。

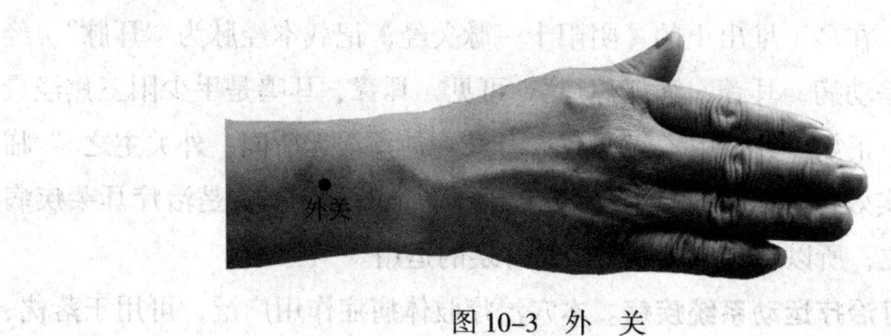

图 10–3　外　关

【取穴方法】

伸前臂俯掌，于腕背横纹中点直上 2 寸，在尺骨与桡骨之间处取穴。

【主治】

（1）**外感表证：**感冒，发热，风寒头痛。

（2）**五官疾病：**耳鸣，耳聋，目赤肿痛，结膜炎，鼻出血，痄腮，咽喉肿痛，颞颌关节紊乱症，牙痛。

（3）**运动系统疾病：**肩臂痛，手指麻木，腕下垂，坐骨神经痛，腰部冷痛，踝关节扭伤。

（4）**其他：**如鹅掌风，胁痛，瘰疬，腹痛，胆囊炎，阑尾炎，便秘，无汗症，失眠，遗尿等症。

【操作方法】

直刺 0.5~1 寸。可灸，但较少用之。

【经验总结】

（1）**外关是治疗外感风寒、发热之疾常用要穴。**本穴为八脉交会穴之一，通阳维脉，阳维脉维系一身之阳，《难经 · 二十九难》言“阳维病，苦寒热”。用之有和解少阳、除热散风的作用，是治疗感受外邪的重要穴位。本穴为解表退热之要穴，临床常用于感冒、热病、疟疾等疾病。尤善治疗外感头痛。《经验特效穴歌诀》云：“头痛发热外关安。”《杂病穴法歌》云：“一切风寒暑湿邪，头痛发热外关起。”《拦江赋》云：“伤寒在表并头痛，外关泻动自然安。”由此可见，本穴可广泛用于外感风寒所引发的疾病，是笔者治疗外感表证常用的主穴之一，临床运用根据具体病证调配相关穴位，皆可达到有效的治疗目的。

（2）**外关是治疗耳疾之要穴。**本穴是手少阳三焦经腧穴，对于耳部疾病的治疗有特异性，在马王堆出土的《阴阳十一脉灸经》记载本经脉为“耳脉”。经脉病候中言“是动病，耳聋，浑浑焞焞”。可见，耳聋、耳鸣是手少阳三焦经最主要的适应证，正如《针灸甲乙经》载：“耳聋炖炖浑浑无所闻，外关主之。”临床所用，确有实效性。通过现代报道文献资料统计来看，本穴是治疗耳朵疾病用之最多的穴位，所以临床应重视本穴对耳疾的运用。

（3）**外关可治疗运动系统疾病。**本穴治疗肢体痛症作用广泛，可用于落枕、肩痛、肘臂冷痛、关节屈伸不利、外踝关节扭挫伤、颞颌关节紊乱症、腰部冷痛、少阳经坐骨神经痛、髂腹下神经痛、臀上皮神经痛等运动系统疾病。《针灸铜人》载曰:“治肘臂不得屈伸，手五指尽痛不能握物。”临床常与足临泣合用，足临泣属于足少阳胆经，又通于带脉；带脉和足少阳经循行于腰髋部和胸胁部，故可用于上述疾病有良好的效果。尤其是因风寒所致的颈肩手臂痛，用之则能有效的祛除风寒之外邪。有些颈肩手臂痛的患者，每当感受风寒就会诱发或是加重，此时选用外关可有良效，是最对症的治疗。

（4）**外关还能治疗心脏疾患**。本穴为手少阳之络穴，络于心包，“手少阳之别，名曰外关，去腕一寸，外绕臂，注胸中，合心主”，直接与心脏相通。又因少阳三焦之穴，具有和解少阳、理气解郁、通络止痛的作用，故针之能宽胸理气、解郁通络、宁心安神，治疗瘀血性心脏疾病。

（5）**外关治疗梅核气特效**。本穴属于手少阳三焦经，为络穴，三焦主气，总司人体气化，疏通水道。针刺外关时，不仅可以调整三焦经的气化功能，以疏通水道、祛湿化痰，而且还可以调整厥阴经经气，以解除瘀滞，而使痰湿除，气机顺，症状消失。

（6）**外关其他方面的功效**。本穴治证广泛，不仅治疗上述病症，而且还可以治疗手指麻木、腮腺炎、牙痛、无汗症、失眠、便秘、胆囊炎、带状疱疹、高血压、糖尿病、脑血管病等多种杂症。如在《普济方》有病案记载：有一老妇人，患旧疾牙痛，有人教她灸外关穴七壮，牙就永远不疼了。老妇人依照此法，果真疾病治愈了。可见治疗杂症方面也有特效作用，笔者治疗手指麻木常以本穴为主穴，多能获得显著疗效。

【常用配穴】

（1）外关配会宗、听宫治疗耳鸣、耳聋。

（2）外关配阳陵泉治疗胸胁痛。

（3）外关配合谷、曲池、风池治疗外感表证。

（4）外关配列缺、风池、大椎治疗外感风邪引起的头痛、落枕、周身痛。

（5）外关配颊车、翳风、合谷治疗腮腺炎。

（6）外关配申脉治疗肢体冷痛。

（7）外关配天柱治疗肩背痛。

（8）外关配肩髃、曲池治疗肩臂痛、麻木无力。

（9）外关配手三里治疗前臂痛。

（10）外关配足临泣治疗耳、目内眦、肩膊、颈项腰痛。

（11）外关配阳池、腕骨治疗腕下垂。

（12）外关配八邪治疗五指尽痛。

（13）外关配太阳、合谷、风池治疗偏头痛。

（14）外关配内关治疗胁肋痛。

（15）外关配大椎、曲池、合谷、尺泽治疗一般感冒。

【注意事项】

外关处有前臂后皮神经和骨间后神经，针刺时应当注意，勿伤及。当治疗肘、肩及躯干疾病时应向上斜刺，当治疗腕关节疾病时应向腕关节方向斜刺。

【古代文献摘录】

（1）**《针灸甲乙经》卷十二**：耳焞焞浑浑，聋无所闻，外关主之；**卷十**：肘中濯濯，臂内廉痛，不可及头，外关主之。

（2）**《针灸铜人腧穴图经》卷五**：肘臂不得屈伸，手五指尽痛不能握物。

（3）**《医宗金鉴》卷八十三**：脏腑热，肘臂胁肋五指疼，瘰疬结核连胸颈，吐衄不止血妄行。

（4）**《杂病穴法歌》**：一切风寒暑湿邪，头痛发热外关起。

（5）**《拦江赋》**：伤寒在表并头痛，外关泻动自然安。

（6）**《针灸大成》**：主耳聋，浑浑焞焞无闻，五指尽痛，不能握物。

（7）**《八法八穴歌》**：伤寒自汗表烘烘，独会外关为重。

（8）**《医学纲目》**：胁肋痛，取外关透内关泻之。

（9）**《玉龙赋》**：肚痛秘结，大陵合外关与支沟。

（10）**《玉龙歌》**：腹中疼痛亦难当，大陵外关可消详。

（11）**《黄帝明堂经》**：外关，主口噼噤，臂内廉痛，不可及头。耳聋，耳鸣。

（12）**《类经图翼》**：马刀腋下者，渊腋、支沟、外关、足临泣。

支　沟

支沟归属手少阳三焦经，为手少阳三焦经脉所行之经穴，五行中属火。具有清热泻火、调理脏腑、通行诸气的作用，是治疗气机失调所致诸疾之要穴，尤善治疗便秘和胁肋痛。

本穴首见于《灵枢·本输》。“支”，与肢通；“沟”，指沟渠，狭窄之意。本穴在上肢前臂尺、桡两骨狭之处，脉气行于两骨间如水行沟渠，故名“支沟”，别名“飞虎”“飞处”。

【穴性】

调理气机，降逆除滞，清理三焦，通利腑气（根据其穴性，临床主要用于西医学中的肋软骨炎、肋神经炎、胸部外伤、便秘、耳鸣、耳聋、带状疱疹）。

【定位】

在前臂后区，腕背侧远端横纹上 3 寸，尺骨与桡骨间隙中点（图 10–4）。

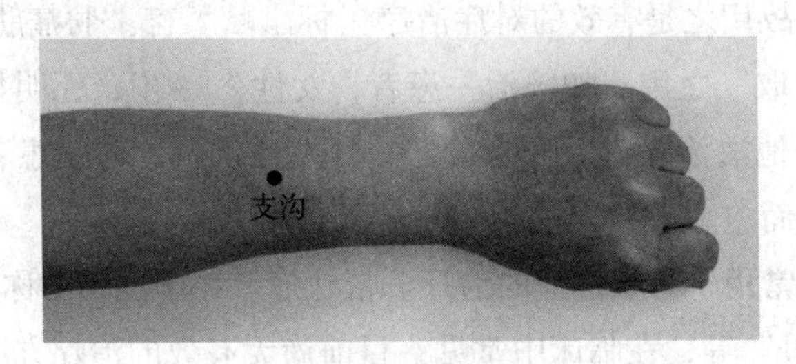

图 10–4　支　沟

【取穴方法】

于腕背横纹中点，上四横指，前臂桡骨之间凹陷处取穴。

【主治】

（1）**五官疾病**：耳聋、耳鸣、目赤肿痛。

（2）**便秘**。

（3）**气机郁滞疾病**：腹满腹实，腰背窜痛，胸胁胀满，嗳气，瘰疬。

（4）**其他**：如带状疱疹，胁肋痛，呕吐，落枕，颈椎病，糖尿病等。

【操作方法】

直刺 0.5~1 寸。可灸，但较少用之。

【经验总结】

（1）**支沟是治疗便秘的要穴**。《针灸神书》云：“大便闭塞不能通，气上支沟阳有功。”针刺支沟穴可振奋三焦之气，使经气宣上导下，气机顺则腑气通，故便秘之疾得愈。本穴是历代治疗便秘所用之特效穴。《杂病穴法歌》云：“大便虚秘补支沟。”《类经图翼》载：“凡三焦相火炽盛，及大便不通……俱宜治之（支沟）。”由此可见无论虚实所致的便秘皆可用支沟来调理，所以在临床中有支沟配丰隆治疗热秘、支沟配照海治疗阴虚便秘之经验运用。早在《玉龙歌》言：“大便秘结不能通，照海分明在足中，更把支沟来泻动，方知妙穴有神功。”故支沟是治疗便秘之特效穴，可以单独用之，或与相关穴位配用治疗各种便秘。尤其与照海穴的配用更有相辅相成的作用。

（2）**支沟是治疗胁肋痛之特效穴**。本穴属于手少阳三焦之经穴，三焦经脉“入缺盆，布膻中，散络心包，下膈，遍属三焦。”三焦经脉广泛分布于胸胁部，根据“经脉所过，主治所及”的理论选择本经穴位治之。支沟穴善调本经之经气，疏通经脉，故用之是有效的对症治疗。《标幽赋》言：“胁痛肋痛针飞虎。”今人有“胁肋支沟取”之用。如曾治一患者，女性，38岁，无明显诱因右胁肋部疼痛3日，经用他法治疗未效而来诊，立针左支沟穴，并嘱患者深呼吸运动胁肋部，经治1次而愈。

（3）**支沟还常用于带状疱疹的治疗**。带状疱疹在中医学中称为“蛇串疮”“蜘蛛疮”“缠腰火丹”等，在临床中常见，目前尚无有效的治疗方法，一般治疗较为缓慢，用支沟穴，可有较好的作用，一般多配合在疱疹区刺络拔罐，并用围刺法。用之能清泻脏腑之热，宣滞郁于肌肤的风热或湿毒，与刺络拔罐相合而用，使表里之热双清，经脉通畅，气血运行正常而痊愈。

（4）**支沟是治疗胸胁胀满、腹满之效穴**。本穴为行气之要穴，对于气滞不通所致的胸胁胀满、腹满腹实有甚效。这一症状的发生多因肝气郁结或腑气运转失常所致，针刺支沟穴，可疏理三焦气机，解郁通闭，使气机复于调畅，则症状而失。《肘后歌》云：“飞虎一穴通痞气，祛风引气使安宁。”

（5）**支沟其他方面的治疗作用**。本穴应用广泛，还可用于治疗一些其他疾病，如咽肿、目赤肿痛、落枕、颈椎病、月经不调、产后乳汁分泌不足、糖尿病、瘰疬、热病、呕吐、胸膜炎等多种杂症。

【常用配穴】

（1）支沟配丰隆治疗热秘。

（2）支沟配照海治疗血虚便秘。

（3）支沟配足三里治疗气虚便秘。

（4）支沟配气海治疗虚寒性便秘。

（5）支沟配阳陵泉、内关治疗胁肋痛。

（6）支沟配听宫、听会、翳风治疗耳聋、耳鸣。

（7）支沟配阳陵泉、足临泣治疗带状疱疹。

（8）支沟配劳宫治疗腰背疼痛。

（9）支沟配八邪、中渚治疗手指不能屈伸。

【注意事项】

支沟是调节气机失调的要穴，临床以清利三焦，通利腑气为用，故宜泻、宜调，不宜补。

【古代文献摘录】

（1）**《针灸甲乙经》**：暴瘖不能言，支沟主之；咳，面赤热，支沟主之；马刀肿瘘，目痛，肩不举，心痛榰满，逆气，汗出，口噤不可开，支沟主之；热病汗不出，互引，颈嗌外肿，肩部酸重，胁腋急痛四肢不举，痂疥，项不可顾，霍乱，男子脊急目赤，支沟主之。

（2）**《肘后歌》**：两足两胁满难伸，飞虎神针七分到。

（3）**《标幽赋》**：胸满腹痛刺内关，胁疼肋痛针飞虎。

（4）**《类经图翼》**：凡三焦相火炽盛及大便不通、胁肋疼痛者，俱宜泻之。

（5）**《医宗金鉴》**：支沟中恶卒心痛，大便不通胁肋痛，能泻三焦相火盛，兼治血脱晕迷生。

（6）**《玉龙赋》**：照海、支沟，通大便之秘；肚疼秘结，大陵合外关与支沟。

（7）**《胜玉歌》**：腹疼秘结支沟穴。

（8）**《杂病穴法歌》**：大便虚秘补支沟。

（9）**《针灸神书》**：大便闭塞不能通，气上支沟阳有功。

（10）**《黄帝明堂经》**：支沟，主咳，面赤热。目痛，肩不举，逆气，汗出，口噤不开。热病汗不出，肩臂酸重，胁腋急痛，项不可顾。霍乱。目赤，暴瘖不能言。

（11）**《针灸铜人腧穴图经》**：热病汗不出，肩臂酸重，胁腋痛，四肢不举，霍乱呕吐，口噤不开。

（12）**《针灸大成》卷七：**主热病汗不出，肩臂酸痛，胁腋痛，四肢不举，霍乱呕吐，口噤不开……妇人妊脉不通，产后血晕，不省人事。

（13）**《卧岩凌先生得效应穴针法赋》：**胁下肋边者，刺阳陵而即止，应在支沟。

翳　风

翳风归属手少阳三焦经，为手足少阳之交会穴，具有祛风清热、聪耳通窍的作用，是治疗头面少阳实热证之常用穴，临床多施以泻法。

本穴首见于《针灸甲乙经》。"翳"，原指羽扇，用作遮蔽之意。因穴在风池之前耳根部，为耳垂所掩蔽，故名翳。"风"，指风邪，指能驱风邪所致疾患，因此称为"翳风"，别名"耳后陷中"。

【穴性】

祛风通络，清热降逆，通窍聪耳（根据其穴性，临床主要用于西医学中的耳鸣、耳聋、面瘫、面肌痉挛、牙痛、膈肌痉挛等病）。

【定位】

在颈部，耳垂后方，乳突下端前方凹陷中（图 10–5）。

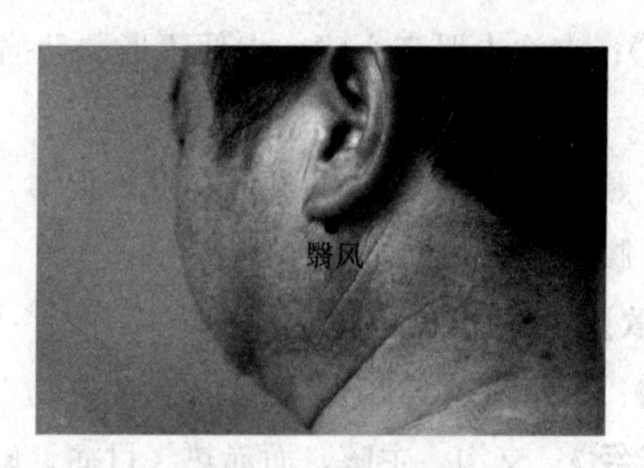

图 10–5　翳　风

【取穴方法】

（1）于耳垂后方，距耳根约 0.5cm 处之凹陷中央取穴。

（2）将耳垂向后折，耳垂的边缘处，乳突前方凹陷处取穴。

【主治】

（1）**耳疾：**耳鸣，耳聋，聤耳。

（2）**面部疾病：**三叉神经痛，面瘫，面部痉挛，牙关紧闭，牙痛。

（3）**其他：**如呃逆，痄腮，瘰疬等。

【操作方法】

直刺0.5~1寸。可灸，但较少用之。

【经验总结】

（1）**翳风是治疗耳疾之常用要穴。**本穴为手足少阳之交会穴，手足少阳经均从耳后入耳中，其穴又居于耳后，用之既可舒调二经之经气，又能直接舒耳内之气血，由此而能疏风清热，宣通耳窍。《玉龙歌》云："耳聋气闭痛难言，须刺翳风穴始痊。"用之确有实效，是临床治疗耳部疾病局部所用的特效穴。

（2）**翳风是面部疾病之常用主穴。**面瘫、面肌痉挛的发生多因面部气血不荣，风邪乘虚侵袭面部筋脉，以致气血阻滞而发病。翳风有较强的祛风通络作用，针之可有效地祛除面部之风邪，改善面部气血运行，促进面部神经损伤的恢复。《针灸甲乙经》载有："口僻不正，失欠脱颔，口噤不开，翳风主之。"

（3）**翳风是治疗呃逆之效穴。**本穴为手少阳三焦经之腧穴，有疏调三焦之气的功能。呃逆乃胃气上逆之证，针刺或按压翳风治疗呃逆，就是通过舒调三焦之气而发挥治疗功效。西医学研究发现，翳风深处有面神经、迷走神经和耳大神经分布，刺激该穴能反射性的抑制迷走神经和膈肌的异常兴奋，缓解膈肌痉挛，平息呃逆，是临床治疗呃逆之效穴。治疗时可以按压用之，也可针刺。点按翳风时，应以两手拇指按压翳风，力度重而强，以患者感觉胀痛难忍为度，按压法简捷便利、安全可靠。如在临床曾治一患者，男性，36岁，呃逆7天，每3~5分钟发作1次，曾服中西药物治疗无效，来诊后于攒竹穴按压，并针内关、膻中治疗，效不佳，后于本穴处按压1次即愈。

（4）**翳风是治疗风火牙痛之效穴。**本穴治疗风火牙痛乃是众多针灸名家实践经验，针灸大家彭静山、王启才、高树中等皆有关于用本穴治疗风火牙痛的经验心得。翳风属于三焦经穴，用之可泻三焦之火，本穴是祛风之要穴，针刺可直达病所，使风火祛、牙痛止。风火牙痛相当于西医学中的急性牙髓炎、根尖周炎。如笔者曾治一患者，女，43岁。右下第3臼齿牙痛3天，曾服用药物未效来诊，敲击患牙疼痛剧烈，难以忍受，舌苔黄，脉数，经针翳风、内庭、合谷、颊车2次而愈。

【常用配穴】

（1）翳风配听宫、听会、外关治疗风热所致的耳鸣、耳聋。

（2）翳风配听会、耳门、行间、侠溪治疗肝胆火旺所致的耳鸣、耳聋。

（3）翳风配内关、膻中治疗呃逆。

（4）翳风配下关、颊车、合谷治疗颊肿。

（5）翳风配合谷、内庭、颊车治疗胃火牙痛。

（6）翳风配复溜、太溪治疗虚火上炎之牙痛。

（7）翳风配地仓、颊车、下关、四白、合谷治疗面瘫。

（8）翳风配合谷、大迎治疗咽喉疼痛。

（9）翳风配角孙治疗痄腮。

（10）翳风配风池、率谷治疗耳后疼痛。

【注意事项】

翳风宜用泻法，针刺方向随病变部位而刺之，不宜提插，出针宜缓，出针后宜防出血，本穴一般不宜用灸法。

【古代文献摘录】

（1）**《针灸甲乙经》卷十二：**口僻不正，失欠脱颔，口噤不开，翳风主之。

（2）**《铜人腧穴针灸图经》卷三：**耳聋，口眼歪斜，脱颔，口噤不开，喑不能言，颊肿牙车急痛。

（3）**《针灸大成》卷七：**：主耳鸣耳聋，口眼歪斜，脱颔颊肿，口噤不开，不能言，口吃，牙车急，小儿喜欠。

（4）**《类经图翼》卷七：**耳红肿痛泻之，耳虚鸣补之。

（5）**《玉龙歌》：**耳聋气闭痛难言，须刺翳风穴始痊，亦治项上生瘰疬，下针泻动即安然。

（6）**《针灸资生经》：**暴瘖不能言，翳风、通里。

（7）**《百症赋》：**耳聋气闭，全凭听会、翳风。

足少阳胆经

风池

风池归属足少阳胆经，为手足少阳、阳维之所会，阳跷脉之所入。具有平肝息风、疏风解表、清头明目、通利官窍之功效，是治疗风证之要穴，头部疾病之常用穴，临床以泻法为常用。

本穴首见于《灵枢·热病》。"风"，即风邪；"池"，即凹陷之意，比喻水的汇积。这里指风的汇积，穴处凹陷如池，是搜风的要穴，故称"风池"，别名"热府"。

【穴性】

平肝息风，祛风解表，清头明目，通利官窍（根据其穴性，本穴主要用于西医学中的感冒、偏头痛、头晕、脑血管意外、癫痫、耳鸣、耳聋、眼疾、鼻疾及颈椎病等）。

【定位】

在颈后区，枕骨之下，胸锁乳突肌上端与斜方肌上端之间的凹陷中（图 11–1）。

【取穴方法】

正坐位或俯卧位取穴。医者以拇食指从枕骨粗隆两侧向下推按，当至枕骨下缘两侧凹陷处，即斜方肌与胸锁乳突肌之间凹陷处取穴。

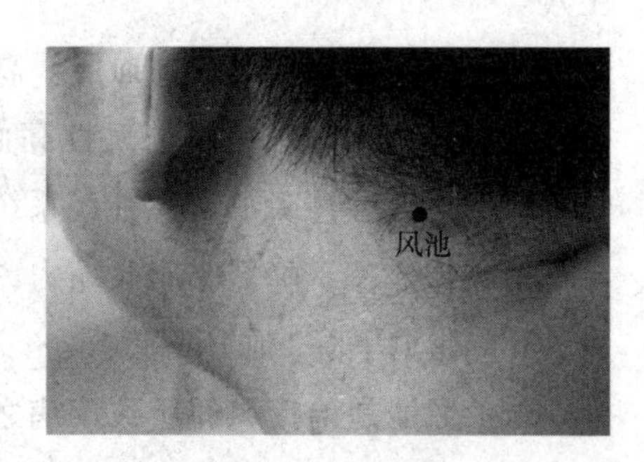

图 11–1　风　池

【主治】

（1）**外风病**：感冒，热病，口眼歪斜，皮肤病。

（2）**内风病：**眩晕，中风，头痛，癫狂痫。

（3）**五官疾病：**耳鸣，耳聋，眼疾（目赤肿痛、视神经萎缩、流泪、青光眼），面痉挛，鼻病（过敏性鼻炎、鼻窦炎、鼻衄），咽喉肿痛。

（4）**颈项部疾病：**落枕，颈椎病，肩周炎。

（5）**其他：**如高血压，腰腿痛，各种脑病，失眠，癔症、疟疾等多种杂症。

【操作方法】

针尖微向下，向鼻尖斜刺 0.5~1.2 寸，或平刺透风府，深部中间为延髓，必须严格掌握针刺的角度与深度。可灸，但较少用之。

【经验总结】

（1）**风池是治疗眼疾的要穴。**足少阳经脉起于目外眦，足少阳经别系目系，足少阳经筋结于目外眦，故用胆经的穴位可治疗眼疾。《灵枢·大惑论》云："五脏六腑之精气，皆上注于目而为之精……裹撷筋骨血气之精而与脉并为系，上属于脑，后出于项中。"风池穴居于项中，为通达脑、目脉络之重要腧穴，因此风池穴是治疗眼疾特别重要的穴位，不但对常见眼病有治疗作用，而且对顽固性眼疾也有很好的治疗功效，如对视神经萎缩、青光眼、视网膜炎、上眼睑下垂等重症顽疾是必不可少的穴位。

（2）**风池是治疗外感疾病之要穴。**本穴为足少阳胆经与阳维脉之会，阳维脉维络诸阳经而主表，阳维为病苦寒热。应于肺，多与风邪有关，本穴是祛风之特要穴，有疏风解表的作用，风邪袭人，上先受之，颠顶之上，惟风可到。因此治疗外感风寒所致的头痛、感冒、咳嗽等症甚效，是这些疾病治疗的主穴。

（3）**风池常用于治疗高血压。**高血压病归属于中医学中的头痛、眩晕等范畴，针刺本穴对轻、中型原发性高血压有良好的疗效。通过西医学研究发现，针刺风池可改善患者的交感神经系统，使由兴奋转为抑制，从而通过神经体液调节，减慢心率、降低心肌收缩力，使周围小动脉口径扩张，使其心输出量减少，外周阻力下降，血压降低。

（4）**风池是治疗风邪所致疾病之要穴。**本穴是祛风要穴之一，无论外感风邪，还是内动肝风，皆可治疗，风为百病之长，可夹湿、夹热、夹寒、夹痰袭于人体各部，发为相关疾病。如外风所致的头项强痛、口眼歪斜、咽喉肿痛、皮肤病等，内风所致的头痛、眩晕、中风，皆为该穴的有效适应症。总之，风池既可用于外风引起的病症，也可用于内风引起的病症，这是风池最主要的作用。

（5）**风池其他方面的治疗作用**。本穴还可用于鼻塞、鼻衄、鼻渊、各种脑病、癫痫、失眠、皮肤病、颈椎病、痉挛性疾病等，风池作用广泛，其功效主治难以尽述，临床以疏散外风，平息内风为用。

【常用配穴】

（1）风池配大椎、颈夹脊治疗颈项强痛。

（2）风池配睛明、光明、太阳治疗眼疾。

（3）风池配听会、翳风治疗耳鸣、耳聋。

（4）风池配百会、太冲、曲池治疗眩晕、头痛。

（5）风池配曲池、合谷、血海治疗荨麻疹。

（6）风池配阳陵泉、后溪治疗腰腿疼。

（7）风池配曲池、后溪治疗肩周炎、上肢关节疼痛。

（8）风池配合谷、太冲治疗全身疼痛。

（9）风池配委中、承山治疗胸椎、腰椎和骶椎增生所致的疼痛。

（10）风池配大椎、合谷、曲池治疗感冒发热。

（11）风池配神门、丰隆、太冲治疗痫病。

（12）风池配阳白、颧髎、颊车、合谷、地仓、牵正治疗口眼歪斜。

（13）风池配太冲、复溜治疗肝阳上亢之头痛。

（14）风池配丰隆、阴陵泉治疗痰浊上扰之头痛。

【注意事项】

风池深部中间为延髓，故操作时必须严格掌握针刺的角度与深度，针尖微向下，针刺深度应视病人的胖瘦而定，一般不超过1.2寸，向鼻尖方向斜刺0.5~1寸，或平刺透风府穴。

【古代文献摘录】

（1）**《针灸甲乙经》**：颈痛，项不得顾，多哆，鼻鼽衄，目内眦赤痛，风池主之；诸瘿，灸风池百壮。

（2）**《外台秘要》：**千金疗疟灸法，灸风池二穴各三壮；寒热癫疾僵仆，温热病汗不出，头眩痛。

（3）**《针灸大成》卷七：**主洒淅寒热，伤寒温病汗不出，目眩苦，偏正头痛，痎疟，颈项如拔，痛不得回顾。目泪出，欠气多，鼻鼽衄，目内眦赤痛，气发耳塞，目不明，腰背俱疼，腰伛偻引经筋无力不收，大风中风，气塞涎上不语，昏危，瘿气。

（4）**《铜人腧穴针灸图经》卷三：**洒淅寒热，目眩，苦头痛，痎疟，目泪出，欠气多，气发耳塞目不明，腰佝偻引项筋无力不收。

（5）**《类经图翼》卷八：**中风不语，牙关紧闭，汤水不能入口。

（6）**《医宗金鉴》卷八十五：**肺受风寒，偏正头痛。

（7）**《通玄指要赋》：**头晕目眩，要觅于风池。

（8）**《玉龙歌》：**偏正头风有两般，有无痰饮细推观，若然痰饮风池刺，倘无痰饮合谷安。

（9）**《备急千金要方》：**主喉咽偻引项挛不收。

（10）**《席弘赋》：**风府风池寻得到，伤寒百病一时消。

（11）**《胜玉歌》：**头风头痛灸风池。

（12）**《杂病十一穴歌》：**四肢无力中邪风，眼涩难开百病攻，精神昏倦多不语，风池合谷用针通。

（13）**《医学入门·治病要穴》：**风池，主肺中风，偏头风。

（14）**《玉龙赋》：**风池、绝骨，而疗乎伛偻。

环 跳

环跳归属足少阳胆经，为足少阳与足太阳经之交会穴。具有疏经通络、活血化瘀、止痛强筋的功效，是治疗下肢痿痹不遂之要穴，为回阳九针穴之一，可有回阳救逆之效。

本穴首见于《针灸甲乙经》。"环"，弯曲，"跳"，跃起；环跳，必须弯身环腿方可便于跳跃。指取穴时之体位及其能治环而难跳之腿病而言，又名"环谷""髋骨""髀厌""髀枢"。

【穴性】

祛风湿，利腰腿，通经络（根据其穴性，临床主要用于西医学中的坐骨神经痛、梨状肌综合征、腰痛、脑血管意外所致的偏瘫后遗症、下肢的麻木等）。

【定位】

在臀区，股骨大转子最凸点与骶管裂孔连线的外1/3与2/3交点处（图11–2）。

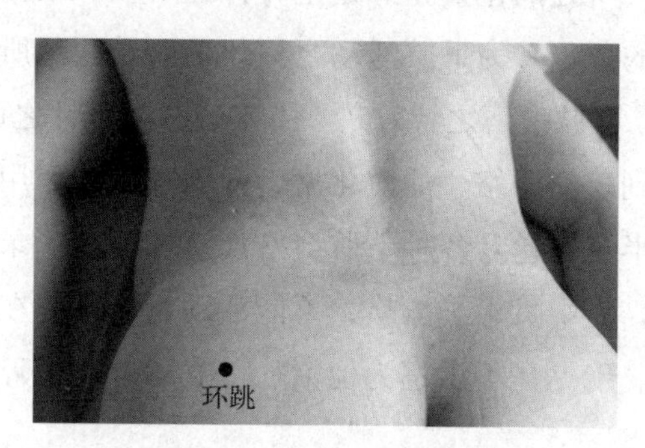

图11–2　环　跳

【取穴方法】

（1）侧卧位，伸直下腿，屈上腿成90度，以拇指关节横纹按在股骨大转子最高点，拇指指向脊柱，当拇指尖下凹陷处取穴。

（2）体位同上，躯干略前倾，在骶管裂孔、股骨大转子与髂脊上缘连成三角形中心处取穴。

（3）体位同上，右手拇指屈成90度，食指伸直，其余手指屈曲，以右手拇指关节抵患者尾骨下，食指指向大转子最高点，食指尖所到处取穴。

【主治】

（1）**下肢痿痹**：中风偏瘫，肢体麻木，膝痛，腰痛，坐骨神经痛。

（2）**男女生殖系统疾病**：睾丸炎，阳痿，带下病，产后尿潴留。

（3）**皮肤病**：风疹，瘾疹，大腿部带状疱疹。

【操作方法】

直刺2~3寸。可灸。

【经验总结】

（1）**环跳是治疗下肢痿痹之特效穴**。本穴治疗腰腿痛方面的作用功效人人皆知，是临床治疗腰腿疾病重要穴位。《针灸甲乙经》载曰："腰胁相引痛急，髀筋瘛，胫痛不可屈伸，痹不仁，环跳主之。"本穴为足少阳胆经与足太阳膀胱经之交会穴，足太阳经分布于腰、臀和下肢的整个后面；足少阳胆经分布于人身整个侧身部；两经之经筋结于踝、膝、腘、臀和骶部；在经脉病候上，足太阳"主筋所生病"，足少阳"主骨所生病"，也就是两经脉能治疗筋骨病。通过西医解剖学来看，本穴所处的位置正好是坐骨神经所在。根据经脉的分布、经络的主病、环跳所处的位置（为下肢运动之枢纽）以及两经所交会的特点，所以环跳是治疗腰腿痛、下肢痿痹之特效穴。一穴通两经，针之可以疏通调理少阳、太阳之经气，以起到疏经通络、活血化瘀、强筋止痛的作用。临床常用于坐骨神经痛、腰腿痛、半身不遂及各种下肢痿痹疾病。就此摘录《洪氏集验方》一相关病案：辛酉年，夏中贵患了瘫痪，不能活动行走，曾在他处治疗，治疗了很长时间没有效果。于是请了洪遵为他治疗，立即针刺了环跳穴，患者当即能行走了。

（2）**环跳也常用于男女生殖系统疾病**。男性疾病中的阳痿、睾丸炎、前列腺疾病、女性的尿道炎、带下病、产后尿潴留等病症。在治疗这类疾病时应注意针刺的深度和针刺方向，针刺深度应在 2~3 寸深，应向前阴部方向刺，并使针感传到前阴部，方可发挥应有的疗效。

【常用配穴】

（1）环跳配承扶、殷门、委中、承山、昆仑治疗足太阳经坐骨神经痛。

（2）环跳配风市、阳陵泉、悬钟、丘墟治疗足少阳经坐骨神经痛。

（3）环跳配腰阳关、秩边、委中治疗腰痛。

（4）环跳配风市、阳陵泉、悬钟、曲池、合谷治疗偏瘫。

（5）环跳配风池、曲池、血海、合谷、三阴交、膈俞治疗遍身风疹。

（6）环跳配居髎、委中、悬钟、阳陵泉、腰阳关治疗下肢风寒湿痹证。

（7）环跳配八髎治疗生殖系统疾病。

【注意事项】

本穴针刺要达一定深度，不应低于 2 寸，否则疗效不佳，以针感放射至足部为佳，但不可刺激过强，如有触电样针感，此为刺中坐骨神经，应改变针刺方向，以防伤及坐骨神经，造成下肢麻木等不适感。

【古代文献摘录】

（1）**《针灸甲乙经》卷十**：腰胁相引痛急，髀筋瘈，胫痛不可屈伸，痹不仁，环跳主之。

（2）**《铜人腧穴针灸图经》卷五**：冷风湿痹，风疹，偏风半身不遂，腰胯痛不得转侧。

（3）**《席弘赋》**：冷风冷痹疾难愈，环跳腰间针与烧。

（4）**《百症赋》**：后溪、环跳，华佗刺躄足而立行。

（5）**《千金翼方》**：配至阴，治疗胸胁痛无常处。

（6）**《针灸大成》卷七**：主冷风湿痹不仁，风疹遍身，半身不遂，腰胯痛蹇，膝不得转侧伸缩。仁寿宫患脚气偏风，甄权奉敕针环跳、阳陵泉、阳辅、巨虚下廉而能起行。

（7）**《玉龙歌》**：环跳能治腿股风，居髎二穴认真攻，委中毒血更出尽，愈见医科神圣功。

（8）**《杂病穴法歌》**：腰痛环跳、委中神；脚连胁腋痛难当，环跳、阳陵泉内杵，冷风湿痹针环跳，阳陵、三里烧针尾。

（9）**《玉龙赋》**：腿风湿痛，居髎兼环跳与委中。

（10）**《胜玉歌》**：腿股转酸难移步，妙穴说与后人知，环跳风市及阴市，泻却金针病自除。

（11）**《长桑君天星秘诀歌》**：冷风湿痹针何处？先取环跳次阳陵。

（12）**《标幽赋》**：中风环跳而宜刺。

（13）**《医学入门·治病要穴》**：环跳，主中风湿，股膝挛痛，腰痛。

（14）**《素问·缪刺论第六十三》**：邪客于足少阳之络，令人留于枢中痛，髀不可举，刺枢中（指环跳穴）以毫针，寒则久留针，以月死生为数，立已。

阳陵泉

阳陵泉归属足少阳胆经，为胆经脉气所入之合穴，在五行中属土，为胆腑的下合穴，八会穴之筋会。具有清肝利胆、疏肝解郁、舒筋止痛、通利关节的作用。是治疗肝胆疾病之常用要穴，运动系统疾病之特效穴。

本穴首见于《灵枢·邪气藏府病形》。“阳”指外侧；“陵”，指高处；“泉”，指凹陷处。本穴位于膝下外侧，腓骨小头前下方凹陷处，故名“阳陵泉”，别名“阳陵”“阳之陵泉”。

【穴性】

疏肝利胆，舒筋活络，通利关节（根据其穴性，临床主要用于西医学中的胆道系统疾病、胸胁痛、肩周炎、颈椎病、膝关节疼痛等运动系统疾病）。

【定位】

在小腿外侧，腓骨小头前下方凹陷处（图11–3）。

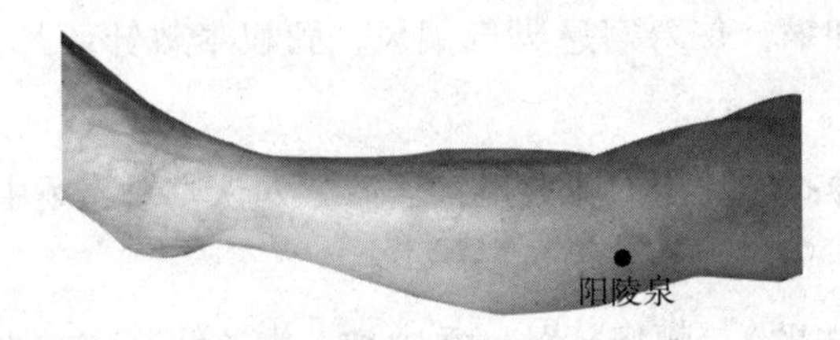

图11–3　阳陵泉

【取穴方法】

（1）以拇指指腹按于腓骨小头上，拇指向下斜指胫骨前肌，当拇指尖到达之凹陷处取穴。

（2）正坐，屈膝成直角，膝关节外下方，腓骨小头前缘与下缘交叉处之凹陷取穴。

（3）膝下1寸，胫骨外缘凹陷处取穴。

【主治】

（1）**肝胆消化系统疾病：**黄疸，口苦，胆囊炎，胆石症，肝炎，胃痛，胃胀，呕吐。

（2）**运动系统疾病：**落枕，颈椎病，肩痛，肢体麻木，膝膑肿痛，中风后遗症，脚气。

（3）**胸胁痛：**肋间神经痛，胸胁挫伤，肋软骨炎，胸膜炎。

（4）**人体侧身疾病：**如偏头痛，耳鸣，耳聋，偏身麻木等。

【操作方法】

直刺1~1.5寸。可灸，但较少用之。

【经验总结】

（1）**阳陵泉是治疗胆道系统疾病之常用要穴。**本穴是足少阳胆经之合穴，在五行中属土，为合（土）穴，有肝脾同治的作用。合主逆气而泄，所以因肝气横逆，肝脾不和胃脘胀痛、嗳腐吞酸、呕吐呃逆皆能治之。《素问·邪气藏府病形》曰："合治内腑。"《灵枢·九针十二原》曰："疾高而外者，取之阳之陵泉也。"当症状表现在上部，而属于外的腑病，就可以取用足少阳胆经的合穴阳陵泉治疗。故用阳陵泉治疗胆腑病症，一切胆道系统疾病皆能治疗，如黄疸、胆绞痛、胆囊炎、胆石症等。因为肝胆相表里，且阳陵泉有清肝利胆、疏肝理气的作用，所以由肝胆失调所致的口苦咽干、发热里寒、寒热往来、身目色黄、尿黄便秘等症状用之皆效。《素问·奇病论篇》言："有病口苦，取阳陵泉。"《针灸甲乙经》载："胆胀者，胁下痛胀，口苦好太息，阳陵泉主之。"均是历代医籍对阳陵泉治疗胆腑病的运用经验。

（2）**阳陵泉是治疗运动系统疾病之重要穴。**本穴是八会穴之筋会，《难经·四十五难》云："筋会阳陵泉。"足三阳经筋和足三阴经筋均结聚于膝，《素问·脉要精微论》云："膝者筋之府。"所以阳陵泉为筋气聚会之处，主治筋脉病症、膝关节病症、肩周炎、风湿性关节炎、类风湿性关节炎、偏瘫、坐骨神经痛、扭挫伤、脚气等。故凡治筋病，多先取本穴，再取他穴；或某些筋伤（如落枕、肩周炎等）痛症面积较大，不易区分所病经脉，那么就首先取本穴用之。如治一落枕患者，男性，36岁，于晨起后感右颈部沉紧，活动受限，在颈项局部有压痛反应，于是在左侧阳陵泉针刺，采用泻法，并嘱患者不同方向活动颈项部，针后5分钟症状缓解，2次治愈。再举一古代相关病案以示启发，本病案来于《针灸资生经》中，其病案载曰：舍弟腰疼，出入甚艰，予用火针微微频刺肾俞，则行履如故，初不灸也；屡有人腰背伛偻来觅点灸，予意其是筋病使然，为点阳陵泉令归灸即愈，筋会阳陵泉也。然则腰疼又不可专泥肾俞，不灸其他穴也。可见治病要对其证，只要对证就能针到病除。

（3）**阳陵泉是治疗胁肋痛的效穴。**足少阳胆经"从缺盆下腋，循胸，过季胁"。由此可见，胁肋部是由少阳经脉所过，阳陵泉为胆经合穴，又为筋会，所以具有理气止痛、舒筋活络的作用。《针灸甲乙经》云："胁下支满，呕吐逆，阳陵泉主之。"临床常用于肋间神经痛、胸胁挫伤、肋软骨炎、胸膜炎等以胁痛为主症的疾病。如笔者曾治一患者，男性，43 岁，不明原因的右胸胁部疼痛 5 天，经用药治疗效不显，故来诊。症见右胸胁第 3 肋间隙处有痛点，咳嗽及活动时均加重，舌淡、苔薄白，脉弦。经针刺本穴，用捻转泻法，使针感向上传导，针感以患者耐受为度，并同时嘱患者用力呼吸，再加刺支沟穴，留针 30 分钟，治疗 2 次而愈。

（4）**阳陵泉用于人体侧身部疾病的治疗**。阳陵泉为胆经之腧穴，胆经循行于整个人体侧身部，从侧头部，循胸过季协，又因本穴是本经脉之合穴、胆腑的下合穴、八会穴之筋会，故用之能治疗人体侧身疾病，如偏头痛、耳鸣、耳聋、偏瘫等偏身感觉障碍。

（5）**阳陵泉其他方面治疗作用**。本穴主治作用广泛，除了能治疗上述疾病，还常用于带状疱疹、三叉神经痛、面肌痉挛、胃痛、胃胀、呕吐、小儿惊风等病。

【常用配穴】

（1）阳陵泉配支沟治疗胁肋痛。

（2）阳陵泉配阴陵泉治疗膝痛。

（3）阳陵泉配内关、太冲、公孙、中脘、足三里治疗肝胃不和。

（4）阳陵泉配曲池治疗中风后遗症。

（5）阳陵泉配足三里、悬钟、三阴交治疗痿证。

（6）阳陵泉配人中、中冲、太冲治疗小儿惊风。

（7）阳陵泉配外关、风池、后溪治疗颈项痛。

【注意事项】

阳陵泉在腓骨头前下方凹陷中取穴，在针刺前应当找准部位，否则难以进针。

【古代文献摘录】

（1）**《灵枢·邪气脏腑病形第四》**：胆病者，善太息，口苦，呕宿汁，心下澹澹，恐人将捕之，嗌中吤吤然，数唾，在足少阳之本末，亦视其脉之下陷者灸之；其寒热者取阳陵泉。

（2）**《素问·奇病论篇第四十七》**：有病口苦，取阳陵泉，口苦者病名为何？何以得之？岐伯曰：病名曰胆瘅。

（3）**《针灸甲乙经》卷之九**：胁下支满，呕吐逆，阳陵泉主之。

（4）**《备急千金要方》卷三十**：失禁遗尿不自知，头面肿，头痛寒热汗出，不恶寒。

（5）**《铜人腧穴针灸图经》卷五**：膝伸不得屈，冷痹脚不仁，偏风半身不遂，脚冷无血色。

（6）**《针灸大成》卷七**：主膝伸不得屈，髀枢膝骨冷痹，脚气，膝股内外廉不仁，偏风半身不遂，脚冷无血色，苦嗌中介然，头面肿，足筋挛。

（7）**《玉龙歌》**：膝盖红肿鹤膝风，阳陵二穴亦堪攻。

（8）**《席弘赋》**：最是阳陵泉一穴，膝间疼痛用针烧；脚痛膝肿针三里，悬钟二陵三阴交。

（9）**《百症赋》**：半身不遂，阳陵远达于曲池。

（10）**《灵光赋》**：阴跷阳跷两踝边，脚气四穴先寻取。阴阳陵泉亦主之，阴跷阳跷与三里。

（11）**《玉龙赋》**：阴陵、阳陵，除膝肿之难熬。

（12）**《杂病穴法歌》**：胁痛只须阳陵泉；冷风湿痹针环跳，阳陵、三里烧针尾。

（13）**《马丹阳天星十二穴治杂病歌》**：阳陵居膝下，外廉一寸中。膝肿并麻木，冷痹及偏风；举足不能起，坐卧似衰翁。针入六分止，神功妙不同。

（14）**《天元太乙歌》**：再有妙穴阳陵泉，脚转筋急如取。

（15）**《卧岩凌先生得效应穴针法赋》**：胁下肋边者刺阳陵而即止，应在支沟。

（16）**《黄帝明堂经》**：阳陵泉，主胆胀，胁下满，呕吐气逆。

（17）**《医宗金鉴》**：阳陵泉治痹偏风，兼治霍乱转筋疼。

（18）**《通玄指要赋》**：胁下肋痛者，刺阳陵而即止。

（19）**《长桑君天星秘诀歌》**：冷风湿痹针何处？先取环跳次阳陵。

悬　钟

悬钟归属足少阳胆经，为八会穴之髓会。具有行气补血、舒筋活络、益髓壮骨的作用，是治疗髓病骨痿之要穴，颈项强痛之常用穴。

本穴首见于《针灸甲乙经》。“悬”，悬挂；“钟”，为乐器，为钟铃。古时小儿或舞蹈者在此处悬带响铃似钟，故名“悬钟”，又名“绝骨”。在临床称“绝骨”者甚多，因本穴在胫腓二骨合并不着之处，中间隔绝，故名“绝骨”，此名称的含义较悬钟易理解，故称“绝骨”者颇多。

【穴性】

疏通经络，行气补血，壮骨益髓（根据其穴性，临床主要用于西医学中的头晕、偏头痛、颈椎病、胸胁部的损伤、足内翻、足外翻、血液系统疾病等）。

【定位】

在小腿外侧，外踝尖上 3 寸，腓骨前缘（图 11–4）。

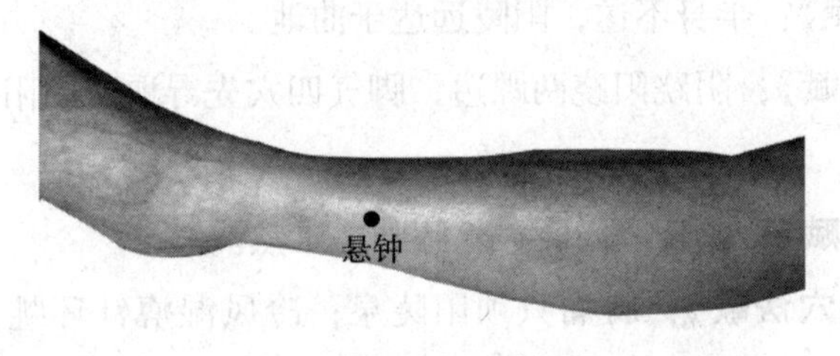

图 11–4　悬　钟

【取穴方法】

由外踝尖直上 3 寸（四横指），当腓骨前缘处取穴。

【主治】

（1）**头颈部疾病：**偏头痛，头晕，落枕，颈椎病。

（2）**胸胁部疾病：**胁痛，肋痛，缺盆中痛，乳房疾病。

（3）**下肢痿痹：**肢体瘫痪，坐骨神经痛，脚气。

（4）**特殊性疾病运用：**如贫血，白细胞减少，脑瘤，脑炎，甲状腺功能失常疾病，阿尔茨海默病等多种疑难杂症。

【操作方法】

直刺 0.5~0.8 寸。可灸。

【经验总结】

（1）**悬钟是治疗颈项强痛之常用效穴。**本穴治疗颈项强痛是自古所用之验穴，由来已久，临床广为运用。颈部侧面为少阳经脉循行之处,《灵枢·经脉第十》载：足少阳胆经“下颈合缺盆”,《灵枢·经筋第十三》载:“足少阳之筋……贯缺盆，出太阳之前，循耳后……其病……颈维筋急……”悬钟属于足少阳胆经，用之是经脉循行之用。本穴是三阳之大络，足三阳经脉皆循行于颈项部，所以刺之能疏通颈项部之经气，舒筋活络，少阳为枢，凡气血瘀滞，枢纽不利，经络不通均能治疗。如笔者曾治一患者，女性，40岁。2天前晨起后感左侧颈部活动不利，在某诊所行按摩治疗，因效不明显而来诊。检查：颈部僵直，旋转、后仰受限，左侧颈项部有多处明显压痛点。立针悬钟，施以泻法，并嘱患者配合患侧的活动，由轻至重不同方向运动，经针1次而愈。用悬钟治疗颈项部疾病有特效，对落枕、颈椎病均能起到有效的治疗作用。

（2）**悬钟是治疗痿痹之要穴。**本穴为八会之髓会，骨能生髓，髓能养骨。《内经》言:“足少阳主骨所生病。”因此本穴能壮骨益髓，补肾养血，临床可用于肢体瘫痪、痿证、痹证、手足不遂等。《天星秘诀》有“足缓难行先绝骨，次循条口及冲阳”之用,《标幽赋》有“悬钟、环跳，华佗刺躄足而立行”之经验。这一临床实用经验，早在《针灸大成》中就有相关病案的记载：庚辰夏，工部郎许鸿宇公，患两腿风，日夜痛不能止，卧床月余。宝源局王公，乃其属官，力荐予治之。时名医诸公，坚执不从。许公疑而言:“两腿及足，无处不痛，岂一二针所能愈?”予曰:“治病必求其本，得其本穴会归之处，痛可立而止，痛止即步履，旬日之内，必能进部。此公明爽，独听予言，针环跳、绝骨，随针而愈。不过旬日，果进部，人皆骇异。假使当时不信王公之言，而听旁人之语。则药力岂能及哉？是惟在乎信之笃而已，信之笃，是以获其效也。”由此可见，悬钟治疗痿痹不仅理论可行，而且实际疗效可靠。

（3）**悬钟是治疗白细胞减少、贫血等血液系统疾病之特效穴。**这类疾病的发生多因先天禀赋不足、后天失养、久病大病之后，元气亏损，精血虚少，脏腑功能衰退，气血生化不足而发病。本穴是髓之会，刺之则能添精益髓，养髓补血，故能治疗相关疾病，若同时加用灸法，则大大提高疗效。如见典型病案，女性，34岁，头晕乏力6个月，白细胞常在2.0×10^{9}/L左右，经服中西药物无效，近2个月以来头晕、乏力加重，面色少华，胃纳不香，夜眠不安，舌淡苔薄腻，脉细数。此乃脾肾两虚、气血俱损之证。治疗：取双侧的悬钟，针刺1寸深，使之得气，然后紧按针柄，上下提插毫针约2分钟，使患者感到在穴位处有温热感；接着施以温针灸，每次7壮。隔日1次。经治疗20次后食欲增加，已不感疲倦，复查白细胞达4.0×10^9/L。随访2个月，效果甚好。[吕景山，何树槐，耿恩广. 单穴治病选萃. 北京：人民卫生出版社，1993：268-269]

（4）**悬钟治疗经脉循行相关疾病。**足少阳胆经“起于目外眦，下耳后，循颈，下颈，合缺盆。从缺盆下腋，循胸，过季胁”。根据“经脉所过，主治所及”的理论，临床常用于这一经络循行相关疾病，如偏头痛、颈肩痛、缺盆中痛、胸胁痛等病症，这类病患在临床经常多见，药物治疗往往较为棘手，在针灸临床中若能正确诊断，可有立起沉疴之效。

（5）**悬钟其他方面的临床功效。**本穴主治作用广泛，不仅对上述所列疾病有很好的治疗作用，而且还常用于乳腺炎、乳腺增生、甲状腺功能失常、鼻渊、鼻衄、喉痹、咳逆、头晕、脑瘤、痔疾、便秘、胃热、腹胀、二便涩等症的治疗。

【常用配穴】

（1）悬钟配后溪、列缺、风池、阳陵泉治疗颈项强痛。

（2）悬钟配环跳、风市、委中、阳陵泉治疗坐骨神经痛。

（3）悬钟配内关、膻中、太冲治疗乳腺疾病。

（4）悬钟配支沟、阳陵泉治疗胸胁痛。

（5）悬钟配外关、风池治疗偏头痛。

（6）悬钟配补申脉泻照海治疗足内翻。

（7）悬钟配泻申脉补照海治疗足外翻。

【注意事项】

针刺时应紧贴腓骨的前缘进针，针刺不宜过深。常用灸法。

【古代文献摘录】

（1）**《针灸甲乙经》卷九：**腹满，胃中有热，不嗜食。

（2）**《备急千金要方》卷三十：**风，身重心烦足胫痛，湿痹，流肿，髀筋急瘈，胫痛，膝胫骨摇，酸痹不仁，筋缩，诸节酸折，风劳身重，五淋，腹满。

（3）**《铜人腧穴针灸图经》卷五：**腹胀满，膝痛，筋挛足不收履，坐不能起。

（4）**《医宗金鉴》卷八十五：** 胁痛，浑身瘙痒，趾疼。

（5）**《标幽赋》：** 悬钟、环跳，华佗刺躄足而立行。

（6）**《玉龙歌》：** 寒湿脚气不可熬，先针三里及阴交，再将绝骨穴兼刺，肿痛登时立见消。

（7）**《肘后歌》：** 四肢回还脉气浮，须晓阴阳倒换求，寒则须补绝骨是，热则绝骨泻无忧；脉若浮洪当泻解，沉细之时补便瘳。

（8）**《玉龙赋》：** 风池、绝骨，而疗乎伛偻。

（9）**《长桑君天星秘诀歌》：** 足缓难行先绝骨，次寻条口及冲阳。

（10）**《黄帝明堂经》：** 绝骨，主腹满，胃中热，不嗜食。小儿腹满不能饮食。

（11）**《针灸大成》卷七：** 主心腹胀满，胃中热，不嗜食，脚气……大小便涩，鼻中干，烦满狂易，中风手足不遂。

（12）**《素问·刺疟篇第三十六》：** 胻酸痛甚，按之不可，名曰胕髓病，以镵针，针绝骨出血，立已。

丘墟

丘墟归属足少阳胆经，为脏腑原气所过和留止胆经之原穴，在五行中属木。具有清肝利胆、舒筋利节、清热明目、解郁泄热的作用，临床运用广泛，是治疗胆病和足少阳经循行病变之常用穴。

本穴首见于《灵枢·本输》。“丘”，即高处；“墟”，即大丘。该穴在足外踝前下方凹陷处，此处高起犹如大的土丘，故名“丘墟”。

【穴性】

疏肝利胆，通利关节，消肿止痛（根据其穴性，本穴可用于西医学中的胆囊炎、胆石症、肋软骨炎、肋神经炎、偏头痛、踝关节损伤、足内翻等病）。

【定位】

在踝区，外踝的前下方，趾长伸肌腱的外侧凹陷中（图 11-5）。

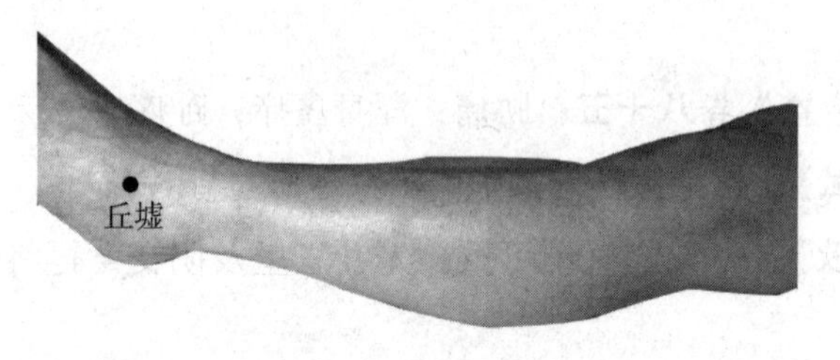

图 11-5 丘 墟

【取穴方法】

（1）经外踝底部作地面之平行线，及外踝前缘作地面之垂直线，两线相交处取穴。

（2）外踝前下缘与足舟骨前上方凹陷处取穴。

【主治】

（1）**胆腑疾病**：胆囊炎，胆石症，口苦，黄疸。

（2）**下肢疾病**：足内翻，足下垂，外踝肿痛，脚气。

（3）**经脉循行疾病**：偏头痛，耳鸣，耳聋，胁肋痛，颈项强痛。

（4）**其他**：如疟疾，疝气，目赤肿痛，带状疱疹等。

【操作方法】

直刺 0.5~0.8 寸。可灸，但较少用之。

【经验总结】

（1）**丘墟是治疗偏头痛常用穴。**偏头痛归属于少阳经之病，多为足少阳胆经经气运行不畅，或胆经蕴热化火，或气血虚弱，络脉失养；或风邪外袭，上于头；或痰浊瘀阻，阻滞经脉，皆可致气血逆乱，经脉运行失畅，而发偏头痛。丘墟为足少阳胆经之原穴，原穴气血充足，则能有效地改善气血运行，使失畅的气血得以恢复，故病痛自止，疗效十分满意，多能针之即效。

（2）**丘墟是胸胁痛之有效穴。**胸胁部为足厥阴、足少阳经脉循行所过之处，故两胁作痛，一般与肝胆疾患有关，《素问·缪刺论》言：“邪客于足少阳之络，令人胁痛，不得息。”胸胁痛属于中医学的“胁痛”范畴。丘墟属足少阳之原，原穴是本经脉气血最充盛之处。《十二经治症主客原络》言：“胆主肝客，胆经之穴何病主？胸胁疼，足不举……以上病症欲除之，须向丘墟、蠡沟取。”《针灸大成》

言:“胁痛，针丘墟、中渎。”取之本穴，调畅少阳之气血，舒通经脉，疼痛自止。如曾治一患者，女，43岁。无名原因的出现两胁肋部疼痛半年余，时轻时重，反复检查，未见器质性疾病，服用中西药物，未见其效。检查：两胁肋部较大范围的胀痛，以左侧为明显，但无明显的压痛，脉弦细，舌质红，苔薄黄。治疗：针刺左侧丘墟、右侧阳陵泉，施以泻法，一次治疗后，症状明显缓解，共治疗1周而愈。

（3）**丘墟是治疗外踝扭伤、足内翻之特效穴**。上述疾病的发生，是由于踝关节局部经络气血受阻，气血运行不畅，经络不通，气滞血瘀而致。本穴处于外踝的前下方，刺之可通经活络，疏通气血，有助于气血的运行，促进经气的运转，达到“通则不痛”的疗效。在治疗足内翻疾病时，要求针深刺，透向照海穴，当得气后，施以小频率捻转手法，使针感向足部放射。

（4）**丘墟是治疗肝胆疾病常用穴**。本穴为足少阳胆经原穴,《灵枢·九针十二原》言:“五脏六腑之有疾者，皆取其原也。”故胆病时首取原穴丘墟治疗，临床可用于胆囊炎、胆石症、黄疸、口苦等胆道系统疾病。在临床治疗这类疾患时，常以丘墟透照海为用，一针透两穴，一是加强了作用功效；二是滋水涵木的作用，丘墟是胆经之穴，属木；照海为肾经之穴，属水，所以透之，就能滋养肝木，使肝胆之火而消。

（5）**丘墟其他方面的治疗作用**。丘墟主治作用较为广泛，除了上述疾病之外，还有多方面的相关治疗功效。早在《针灸甲乙经》载:“目视不明，振寒，目翳，瞳子不见，腰两胁痛，脚酸转筋，丘墟主之。”可见，其临床作用十分广泛，目前还常用于颈项痛、带状疱疹、足肿、下肢痿痹、腰痛、目赤肿痛、疝气、脚气、疟疾等相关疾病。这些临床运用皆以经脉循行及胆腑所主而发挥。

【常用配穴】

（1）丘墟配昆仑、申脉治疗外踝肿痛。

（2）丘墟配环跳治疗足少阳经脉之痛症。

（3）丘墟配阳陵泉、期门、胆俞、肝俞、日月治疗胆囊炎，胆石症。

（4）丘墟配解溪、商丘治疗脚背足踝痛。

（5）丘墟配照海治疗足内翻。

（6）丘墟配阳陵泉治疗胸胁痛。

（7）丘墟配承山、解溪、足三里治疗足下垂。

（8）丘墟配风池、太阳、太冲、外关治疗偏头痛。

（9）丘墟配风池、太冲、睛明、太阳治疗目赤肿痛。

【注意事项】

丘墟孕妇慎用。

【古代文献摘录】

（1）**《针灸甲乙经》卷七**：目视不明，振寒，目翳，瞳子不见，腰两胁痛，脚酸转筋，丘墟主之。

（2）**《备急千金要方》卷三十**：胸痛如刺，脚急肿痛，战掉不能久立，跗筋足挛。

（3）**《铜人腧穴针灸图经》**：治胸胁满痛不得息，久疟振寒，腋下肿。

（4）**《玉龙歌》**：脚背肿起丘墟穴，斜针出血即时轻。

（5）**《玉龙赋》**：商丘、解溪、丘墟，脚痛堪追。

（6）**《灵光赋》**：髀枢不动泻丘墟，复溜治肿如神医。

（7）**《百症赋》**：转筋兮，金门、丘墟来医。

（8）**《胜玉歌》**：踝跟骨痛灸昆仑，更有绝骨共丘墟。

（9）**《千金翼方》**：主胸痛如刺，脚急肿痛。

（10）**《医宗金鉴》**：丘墟主治胸胁痛，牵引腰腿髀枢中，小腹外肾脚腕痛，转筋足胫不能行。

（11）**《卧岩凌先生得效应穴针法赋》**：大抵脚腕痛，昆仑解愈，应在丘墟。

（12）**《针灸大成》卷七**：主胸胁满痛不得息，久疟振寒，腋下肿，痿厥坐不能起。髀枢中痛，目生翳膜，腿胻酸，转筋，卒疝，小腹坚，寒热胫肿，腰胯痛，太息。

足厥阴肝经

大　敦

大敦归属足厥阴肝经，为肝经所出之井穴，在五行中属木。具有开窍祛寒、疏理下焦、调理冲任、疏肝解郁之效，是治疗男女生殖系统疾病之常用穴。

本穴首见于《灵枢·本输》。"敦"，指厚、聚之义。其穴在足大趾肌肉丰厚处，故名"大敦"，别称"水泉""大顺""大训"。

【穴性】

调经和营，疏理下焦，调理冲任（根据其穴性，临床主要用于西医学中的月经过多、宫血、男性性功能障碍、疝气、非感染性的尿频尿急等病症）。

【定位】

在足趾，大指末节外侧，指甲根角侧后方0.1寸（图12–1）。

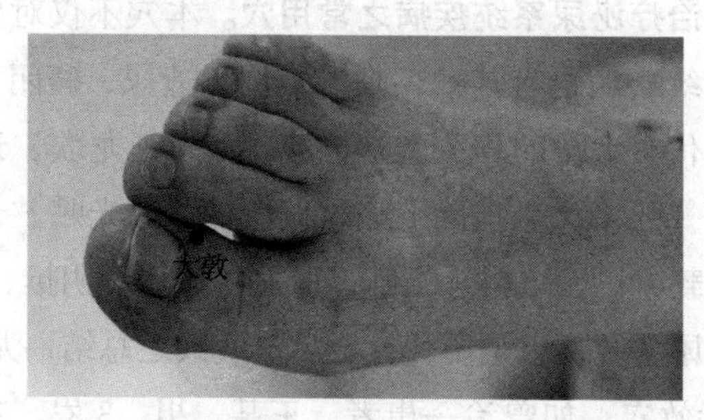

图12–1　大　敦

【取穴方法】

于拇指甲外侧缘所作平行直线和趾甲基底缘水平线交点处取穴。

【主治】

（1）**男女生殖系统疾病**：阳痿，早泄，精索静脉曲张，阴挺，阴痒、阴中痛，崩漏，月经不调。

（2）**泌尿系统疾病**：疝气，少腹痛，遗尿，癃闭，淋证，尿血。

（3）**其他**：如癫痫，嗜睡，目赤肿痛等。

【操作方法】

浅刺0.1~0.2寸，或点刺出血。可灸。

【经验总结】

（1）**大敦是治疗崩漏之效穴**。本穴为足厥阴肝经之井穴，井穴具有开窍祛寒之效。肝主藏血，"病在脏者取之井"。当肝气横逆所致肝不藏血、血逆妄行发生出血，用之即可疏肝泻火，调理下焦而止血。《针灸大成》云："大敦穴主妇人血崩不止。"针刺本穴不仅治疗崩漏有效，而且对便血、尿血也有治疗作用。临床多以针灸并用，常配脾经经穴隐白合用。

（2）**大敦是治疗生殖系统疾病之常用穴**。肝经"循股阴，入毛中，环阴器"。直接与生殖系统有联系，大敦为足厥阴经脉气所发，根之所在，故用之则能暖肝而温下元，凡寒凝肝脉所致的前阴疾病，皆可治之。临床常用于月经不调、阴挺、阴痒、阳痿、早泄等男女生殖系统疾病，尤其对阳痿有较好的疗效。

（3）**大敦也是治疗泌尿系统疾病之常用穴**。本穴不仅对生殖系统疾病有特效，而且对泌尿系统疾病也有佳效，临床常用于遗尿、癃闭、淋证、疝气、少腹痛等疾病，在历代有大量的相关文献记载。如《玉龙歌》云："七般疝气取大敦。"《通玄指要赋》云："大敦能除七疝之偏坠。"《灵光赋》云："大敦二穴主偏坠。"《针灸逢源》载曰："治五淋、七疝、腹胀、遗尿、阴挺、血崩不止。"由此可见，本穴治疗泌尿系统疾患是历代针灸名家实践之总结，尤对疝气疗效突出，故是治疗疝气之特效穴。如曾治一患者，王某，男，3岁，右侧阴囊肿大8个月，在某医院诊断为鞘膜积液，建议手术治疗，因家长不愿意行手术，为寻求保守治疗法而来诊。检查：右侧阴囊内可摸到枣大小肿块，质软，用手心将其向上推送不能消失，透光实验阳性。处理：针刺大敦、隐白、三阴交，然后加灸，并于水道隔姜灸，共治疗13次而愈。

【常用配穴】

（1）大敦配隐白、十七椎治疗崩漏。

（2）大敦配关元、气海、太冲、期门治疗疝气。

（3）大敦配百会、三阴交、气海、归来治疗子宫脱垂。

（4）大敦配关元、太溪、命门治疗阳痿。

（5）大敦配中级、阴陵泉、三阴交治疗遗尿、淋证、癃闭。

【注意事项】

大敦针刺较痛，惧针、体质虚弱者应慎刺，并注意操作方法，减少疼痛。

【古代文献摘录】

（1）**《千金翼方》**：治阴肿痛方，灸大敦三壮；小便失禁，灸大敦七壮；大敦主尿血，灸三壮。

（2）**《肘后备急方》**：治卒魇寐不寤方，卒魇不觉，灸足下大趾聚毛中二十一壮。

（3）**《灵光赋》**：大敦二穴主偏坠。

（4）**《席弘赋》**：大便闭涩大敦烧。

（5）**《针灸逢源》**：治五淋、七疝、腹胀、遗尿、阴挺出、血崩不止。

（6）**《玉龙赋》**：期门、大敦，能治坚痃疝气。

（7）**《外台秘要》**：卒疝暴痛，灸大敦，男左女右，三壮立已。

（8）**《杂病穴法歌》**：七疝大敦与太冲。

（9）**《胜玉歌》**：灸罢大敦除疝气。

（10）**《通玄指要赋》**：大敦能除七疝之偏坠。

（11）**《验方新编》**：妇人血崩不止，灯芯一根，蘸香油点燃，烧大敦穴一下，即止。

（12）**《玉龙歌》**：肾强疝气发甚频，气上攻心似死人，关元兼刺大敦穴，此法亲传始得真。

（13）**《乾坤生意》**：兼三阴交治小肠气痛，治一切冷气连脐腹结痛；小肠气痛先长强，后刺大敦不要忙。

（14）**《针灸聚英》**：若患者脉弦，淋溲，大便困难，四肢经脉不通，腹胀，此为肝病。倘若心下满闷不适，则可刺大敦以舒肝、行气、除满。

（15）**《素问·缪刺论第六十三》：** 邪客于足厥阴之络，令人卒疝暴痛，刺足大指爪甲上，与肉交者各一痏，男子立已，女子有顷已，左取右，右取左。

（16）**《灵枢·热病第二十三》：** 癃，取之阴跷，及三毛上，及血络出血。

（17）**《医宗金鉴》：** 大敦治疝阴囊肿，兼治脑衄破伤风，小儿急慢惊风，炷如小麦灸之灵。

（18）**《百症赋》：** 大敦、照海，患寒疝而善蠲。

（19）**《针灸甲乙经》卷九：** 阴跳遗尿，小便难而痛，阴上入腹中，寒疝阴挺出，偏大肿，腹脐痛，腹中悒悒不乐，大敦主之。

（20）**《备急千金要方》卷三十：** 大敦主卒疝暴痛，阴跳上入腹，寒疝阴挺出偏大肿脐。

（21）**《长桑君天星秘诀歌》：** 小肠气痛先长强，后刺大敦不用忙。

（22）**《针灸大成》卷七：** 主五淋，卒疝七疝，小便数遗不禁，阴头中痛，汗出，阴上入小腹，阴偏大，腹脐中痛，悒悒不乐，病左取右，病右取左。腹胀肿病，小腹痛，中热喜寐，尸厥状如死人，妇人血崩不止，阴挺出，阴中痛。

行 间

行间归属足厥阴肝经，为肝经经气所溜之荥（水）穴。具有清肝泻火、疏肝理气的作用，是治疗肝经实热之主穴、清肝泻肝之要穴，临床以泻法为常用。

本穴首见于《灵枢·本输》。“行”，行走，经过，人之步趋谓之行；“间”，间隙。其穴在第1、2跖趾关节的间隙中，脉气所过之处，故名。

【穴性】

清肝热，息肝火，平肝风，泻肝实（根据其穴性，临床主要用于西医学中的目赤肿痛、头痛、闭经、男女生殖系统疾病、高血压、面瘫等疾病）。

【定位】

在足背，第1、2趾间，趾蹼缘后方赤白肉际处（图12-2）。

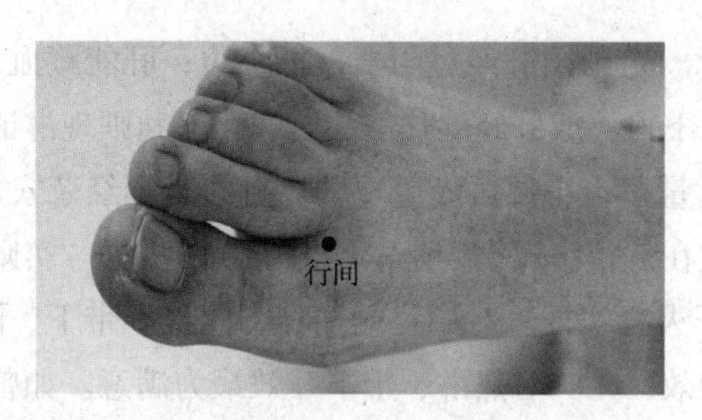

图 12–2 行 间

【取穴方法】

于足背第 1、2 趾之间连接处的缝纹头处取穴。

【主治】

（1）**头面五官疾病：**头痛，面瘫，咽喉肿痛，耳鸣，耳聋，目赤肿痛，青盲，迎风流泪，麦粒肿。

（2）**妇科疾病：**月经过多，崩漏，痛经，经闭，带下，阴痒。

（3）**精神类疾病：**抑郁，癫狂痫，失眠。

（4）**泌尿系统疾病：**疝气，遗尿，癃闭，淋证。

（5）**其他：**如腰痛，膝痛，脚痛，胸胁痛，脘腹痛，心脏疾病等。

【操作方法】

直刺 0.5~0.8 寸。可灸，但较少用之。

【经验总结】

（1）**行间是治疗眼疾之常用穴。**中医认为“肝开窍于目”，其经脉也联系于目系，故眼疾与肝脏有密切的联系，特别是治疗肝火炽盛所致的眼疾是对症用穴，如青光眼、麦粒肿、目赤肿痛、迎风流泪最具特效。《难经·六十八难》言：“荥主身热”，是指荥穴治疗热性疾病，故取行间治疗肝热上攻所致眼疾有特效。《百症赋》言：“观其雀目肝气，睛明、行间而细推。”《卫生宝鉴》言：“行间治膝肿目疾。”这些所用均是历代针灸名家之实践经验，通过临床实际运用，疗效确实。

（2）**行间是治疗泌尿、妇科及男科病的要穴。**足厥阴肝经从经脉循行及肝脏的生理功能而言，皆与生殖系统有直接的关系，是针灸临床中治疗生殖系统疾病最常用的经脉。足厥阴肝经过阴器，抵小腹；肝能藏血，若肝火炽盛，肝不藏血，而致崩漏下血，或肝经湿热下注，气化不利则现淋证，或湿毒损伤任、带二脉，出现带下量多，小便短赤等现象。行间是本经荥穴，故本穴用于相关热证的治疗。该穴在五行中属火，是本经之子穴，根据“实则泻其子”，所以行间可治疗肝热、肝火之实证。对妇科的痛经、闭经、带下、阴痒、热淋、月经不调均有良好的功效，尤其对热淋、带下疗效最为满意。如曾治一患者，女性，48 岁，尿频、尿急、小便灼热刺痛 1 日，舌质红，苔黄，脉弦数。来诊后经针刺行间、中极、支沟，施以泻法，留针 30 分钟，1 次而愈。早在《针灸聚英》中有载:“一富者前阴臊臭，又因连日饮酒，腹中不和。求先师治之。曰：夫前阴足厥阴之脉络，循阴器，出其挺末。凡臭者，心之所主，散入五方为五臭，入肝为臊，此其一也。当于肝经中泻行间，是治其本；后于心经中泻少冲，乃治其标。”李东垣依据前阴在肝经循行路线上，且“诸气味被心所主”的理论，泻肝经荥穴行间以治其本，泻心经井穴少冲以治其表，故速愈。

（3）**行间是肝阳上亢所致疾病的主穴。**本穴为足厥阴肝经之荥（火）穴，本经子穴，荥主身热，实则泻其子，故用本穴可清肝泻火，息风潜阳，凡肝火旺盛，阳亢风动，肝胆郁热等所致的肝脏实热病证，皆能治疗，对其所引发的头痛、头晕、高血压、耳鸣、耳聋、目赤肿痛、咽喉肿痛、青盲等病疗效颇佳，是临床首选之主穴。

（4）**行间其他方面的治疗作用。**本穴治疗范围相当广泛，不仅对上述疾病有独到的治疗功效，还有其他方面的功效。也常用于胸胁痛、脘腹痛、膝痛、腰痛、足跗肿痛、口眼歪斜、中风、癫痫、失眠、心脏病等，只要辨证属于肝气郁热、经脉阻滞者，本穴均是治疗要穴。

【常用配穴】

（1）行间配睛明、太阳治疗目赤肿痛。

（2）行间配环跳、风市治疗腰膝脚痛。

（3）行间配中极、膀胱俞、阴陵泉治疗淋证。

（4）行间配丰隆治疗梅核气。

（5）行间配气海、阴陵泉治疗带下症。

（6）行间配三阴交、地机、气海治疗痛经。

（7）行间配期门、支沟、阳陵泉治疗胸胁痛。

（8）行间配百会、风池、合谷、曲池、太冲治疗肝阳上亢所致的头晕、头痛、高血压。

（9）行间配百会、风池、率谷治疗偏头痛。

（10）行间配中极、三阴交、蠡沟治疗小便赤热疼痛。

【古代文献摘录】

（1）**《针灸甲乙经》：**喉痹，气逆，口歪，咽喉如扼状，行间主之；小儿重舌，灸行间随年壮；月事不利，见血而有身反败，阴寒，行间主之；癫疾，短气，呕血，胸背痛，行间主之。

（2）**《卫生宝鉴》：**行间治膝肿目疾。

（3）**《医宗金鉴》：**行间穴治儿惊风，更刺妇人血蛊症；浑身肿胀单腹胀，先补后泻自然平。

（4）**《百症赋》：**观其雀目肝气，睛明、行间而细推；行间、涌泉，主消渴之肾竭。

（5）**《胜玉歌》：**行间可治膝肿病。

（6）**《杂病穴法歌》：**腰连脚痛怎生医，环跳、行间与风市；脚膝诸痛刺行间。

（7）**《通玄指要赋》：**行间治膝肿目疾。

（8）**《黄帝明堂经》：**肝气不舒，咳逆上气，喉痹气逆，行间可治之。肝气不疏，情志不畅，则善惊悲不乐，行间可用来调畅情志。

（9）**《备急千金要方》：**主心痛，色苍苍然，如死灰状，终日不得太息。

（10）**《灵枢·厥病第二十四》：**厥心痛，色苍苍如死状，终日不得太息，肝心痛也，取之行间、太冲。

（11）**《卧岩凌先生得效应穴针法赋》：**脐腹痛泻足少阴之水，应在行间。行间治膝肿目疾，应在睛明。

（12）**《针灸大成》卷七：**主呕逆，洞泄，遗溺癃闭，消渴嗜饮，善怒，四肢满，转筋，胸胁痛，小腹肿，咳逆呕血，茎中痛，腰疼不可俯仰，腹中胀，小肠气，肝心痛，色苍苍如死状，终日不得息，癫疾，短气，四肢逆冷，嗌干烦渴，瞑不欲视，目中泪出，太息，便溺难，七疝寒疝，中风，肝积肥气，发痎疟，妇人小腹肿，面尘脱色，经血过多不止，崩中，小儿急惊风。

太 冲

太冲归属足厥阴肝经，为足厥阴肝经之输穴，在五行中属土，又为原气所过和留止之原穴。具有疏肝解郁、潜阳息风、理气调血的作用。主治作用广泛，是临床常用穴，无论肝实证，肝虚证均可用之。

本穴首见于《灵枢·本输》。"太"，大的意思；"冲"，要冲，重要的部位。本穴为足厥阴肝经之输穴、原穴，为冲脉之支别处，肝主藏血，冲为血海，肝与冲脉，气脉相应合而盛大，故名"太冲"。

【穴性】

疏肝郁，理肝气，通肝经，益肝虚（根据其穴性，本穴主要用于西医学中的头痛、面瘫、高血压、膈肌痉挛、咽喉肿痛、失眠、癫痫、精神类疾患、妇科病症等）。

【定位】

在足背，第1、2趾骨间，跖骨底结合部前方凹陷中，或触及动脉搏动（图12–3）。

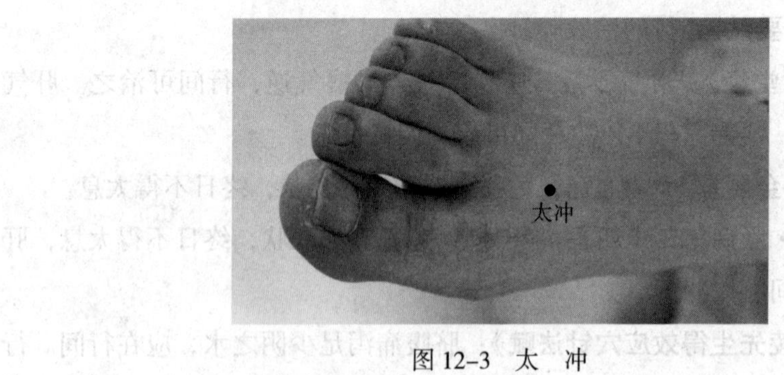

图12–3 太 冲

【取穴方法】

由第1、2趾间缝纹头向足背上推，至其两骨联合前缘凹陷处取穴。

【主治】

（1）**肝经风热病证：**癫狂痫，失眠，郁证，眩晕，急躁易怒。

（2）**男女生殖系统疾病：**月经不调，经闭，痛经，崩漏，恶露不下，阳痿，早泄，阳强。

（3）**泌尿系统疾病：**疝气，遗尿，小便不利，淋证，癃闭。

（4）**五官疾病：**耳鸣，耳聋，咽喉肿痛，目赤肿痛，迎风流泪，颞颌关节紊乱症，面瘫，面痛，面痉挛。

（5）**经脉循行疾病：**头顶痛，胸胁痛，腰痛，大腿内侧痛，下肢痿痹，足跗肿痛。

（6）**其他：**如高血压，心脏病，黄褐斑，痤疮等病。

【操作方法】

直刺 0.5~0.8 寸。可灸，但一般不用灸法。

【经验总结】

（1）**太冲是治疗妇科疾病之常用要穴。**肝藏血，主疏泄，具有调节血量的作用，若肝不藏血，疏泄失职，冲任失调，则见妇科诸症，与妇人经、带、胎、产相联系，太冲为肝经之原穴，具有疏肝解郁、清泻肝火、调补肝血的作用，临床用于月经不调、崩漏、痛经、经闭、带下、恶露不下等妇科病。

（2）**太冲是泌尿系统疾患之常用穴。**足厥阴肝经环阴器，抵小腹，和生殖泌尿系统联系密切。尿液的正常排泄，与肾的气化和膀胱的制约功能相关，而膀胱的制约功能与肝的疏泄有关，又因肝肾同源、肝肾相生，故生殖泌尿疾患多责之于肝肾。本穴是本经原气所留，所以当肝脉失调，肝经湿热下注所致的癃闭、淋证、遗尿、疝气均可用之。

（3）**太冲是治疗高血压、眩晕、头顶痛等病症之要穴。**太冲为足厥阴肝经之原穴，肝经真气之所汇，当针刺泻之既能平肝降逆，通经行瘀，又能平肝息风，临床常和风池、百会、曲池相配平肝潜阳，清热息风，凡因肝火旺盛，风阳升动所致的头顶痛、眩晕、耳鸣、耳聋、高血压皆能治疗。临床针刺时多向涌泉方向透刺，以滋水涵木，取滋补肝肾之阴、治病求本之意。这样可达标本兼治、虚实并调，既可平肝潜阳息风，迅速起效，又达治病求本之目的。

（4）**太冲是治疗咽喉肿痛、面瘫、颞颌关节紊乱症之特效穴。**上述疾病用太冲治疗是根据“经脉所过，主治所及”之用。足厥阴肝经“循喉咙之后，上入颃颡，又从目系下颊里，环唇内”。故治疗上述疾病特效，在历代有相关之记载。《百症赋》言：“太冲泻唇歪以速愈。”《标幽赋》言：“心胀咽痛，针太冲必除。”如笔者曾治一患者，女性，40 岁，张口受限 3 日，来诊后经针双侧太冲，得气后嘱患者逐渐张口，幅度逐渐增大，经针 1 周而愈。笔者在临床曾以本穴为主穴治疗相关病例十余例，获效满意，这是根据“从目系下颊里，环唇内”而用。可见，经脉循行是针灸最基本的内容，既是针灸治疗学的基础又是核心。

（5）**太冲是治疗肝胃不和之病有效穴。**肝经“夹胃”而行，与此紧密联系，又因太冲在五行中属土，为木经之土穴，有疏肝调中的作用，肝脾同调，是疏肝和胃之要穴，对肝胃不和之胃痛、胃胀、呃逆、呕吐、嗳气皆有甚效，是临床相关疾病首选穴。

（6）**太冲是治疗肝胆疾病之常用穴。**太冲为足厥阴肝经输穴、原穴，“五脏六腑有疾皆取其原”，故可用于治疗与肝胆相关的疾病，如胆囊炎、口苦、胁痛、脂肪肝、肝炎等。

（7）**太冲其他方面的治疗作用。**本穴治证广泛，难以尽述其功效，凡因肝郁、肝气、肝火、肝风之病皆可取用，如目赤肿痛、青盲、迎风流泪、面肌痉挛、中风、癫狂痫、惊风、脏躁、郁证、闭证、躁狂症、阳痿、早泄、阳强、遗尿、黄褐斑、痤疮等皆可运用，并常作为主穴运用。当与某些穴位合用时，疗效更强、作用更广，如与曲池合用，与内关合用。尤其与合谷合用，功效更加广泛，可有镇静、镇定、止痉、镇痛的作用，临床用之当灵活思辨，多能立起沉疴。

【常用配穴】

（1）太冲配关元、血海、三阴交治疗月经先期。

（2）太冲配中极、膈俞、血海、三阴交治疗月经后期。

（3）太冲配肝俞、中极治疗先后不定期。

（4）太冲配气海、三阴交、隐白、血海治疗崩漏。

（5）太冲配关元、气海、隐白治疗崩漏带下。

（6）太冲配归来、三阴交、中极治疗经闭、痛经。

（7）太冲配大敦、归来、三阴交、百会治疗疝气。

（8）太冲配合谷称为“四关”穴，可起到调和气血、协调阴阳的作用，具有镇静、镇定、止痉、镇痛的功效。

（9）“四关”穴配大椎、风市治疗周身关节疼痛，痛无定处。

（10）太冲配百会治疗头顶痛。

（11）太冲配足三里、中封治疗行步艰难。

（12）太冲配内关用于一切血瘀疾病。

【注意事项】

太冲处布有腓神经、第1趾背动脉，针刺时应注意避开。本穴有降低血压的作用，故低血压患者应当注意使用。本穴一般不用灸法，《循经考穴编》言其禁灸，故慎用灸法。

【古代文献摘录】

（1）**《针灸甲乙经》卷七：**痉互引善惊，太冲主之。

（2）**《千金翼方》卷二十八：**不得尿，灸太冲五十壮。虚劳浮肿，灸太冲百壮。

（3）**《针灸大成》：**四关者，太冲、合谷是也；寒热、疼痛若能开四关者，两手、两足刺之。

（4）**《医心方》：**主腰痛，少腹痛，小便不利，肠中悒悒，丈夫颓疝，女子少腹肿，溏泻，黄疸，癃，遗尿。

（5）**《百症赋》：**太冲泻唇歪以速愈。

（6）**《标幽赋》：**心胀咽痛，针太冲而必除。

（7）**《玉龙赋》：**行步艰难，刺足三里、中封、太冲。

（8）**《医宗金鉴》：**太冲主治肿胀满，行动艰辛步履难，兼治霍乱吐泻证，手足转筋灸可痊。

（9）**《肘后歌》：**股膝肿起泻太冲。

（10）**《胜玉歌》：**若人行步苦艰难，中封、太冲针便痊。

（11）**《通玄指要赋》：**且如行步难移，太冲最奇。

（12）**《素问·上古天真论第一》：**女子二七天葵至，任脉通，太冲脉盛，月事以时下，故能有子。

（13）**《杂病穴法歌》：**赤眼迎香出血奇，临泣、太冲、合谷侣；鼻塞鼻痔及鼻渊，合谷、太冲随手取；舌裂出血寻内关，太冲、阴交走上部；手指连肩相引疼，合谷、太冲能救苦；七疝大敦与太冲。

（14）**《素问·至真要大论第七十四》：**太冲脉绝，死不治。

（15）**《席弘赋》：**手连肩脊痛难忍，合谷针时要太冲；脚痛膝肿针三里，悬钟二陵三阴交。更向太冲须引气，指头麻木自轻飘；咽喉最急先百会，太冲照海及阴交。

（16）**《马丹阳天星十二穴治杂病歌》**：太冲足大趾，节后二寸中。动脉知生死，能医惊痫风，咽喉并心胀，两足不能行；七疝偏坠肿，眼目似云朦，亦能疗腰痛，针下有神功。

（17）**《十二经治症主客原络歌》**：气少血多肝之经，丈夫溃疝若腰痛，妇人腹膨小腹肿，甚则嗌干面脱尘，所生病者胸满呕，腹中泄泻痛无停，癃闭遗尿疝瘕痛，太（太冲）光（光明）二穴即安宁。

（18）**《玉龙歌》**：行步艰难疾转加，太冲二穴效堪夸，更针三里中封穴，去病如同用手抓。

（19）**《针灸聚英》**：若患者脉弦，淋溲，大便困难，四肢经脉不通，腹胀，此为肝病。倘若全身关节疼痛，则可刺太冲，调气血以利关节。

（20）**《医学入门》**：配大敦，治七疝；配合谷，治鼻塞、鼻痔、鼻渊。

（21）**《卧岩凌先生得效应穴针法赋》**：神门去心内之呆痴，应在太冲。且如行步难移，太冲最奇，应在丘墟。

督 脉

大 椎

大椎归属督脉，为督脉与手足三阳之会，本穴具有调节全身阳气、扶正祛邪、解表退热、通阳截疟的作用。是治疗外感发热、疟疾、颈椎病之特效穴，临床运用非常广泛，临床以泻法，或点刺出血最为常用。

本穴首见于《素问·气府论》。“大”，高大；“椎”，指脊椎。因本穴处于第7颈椎下，而第7颈椎为脊背椎骨的最高大者，故名“大椎”，别名“颈百劳”“上杼”。

【穴性】

通督镇静，通阳调气，解表退热（根据其穴性，临床主要用于西医学中的发热、感冒、疟疾、颈椎病、皮肤病等）。

【定位】

在脊柱区，第7颈椎棘突下凹陷中，后正中线上（图13–1）。

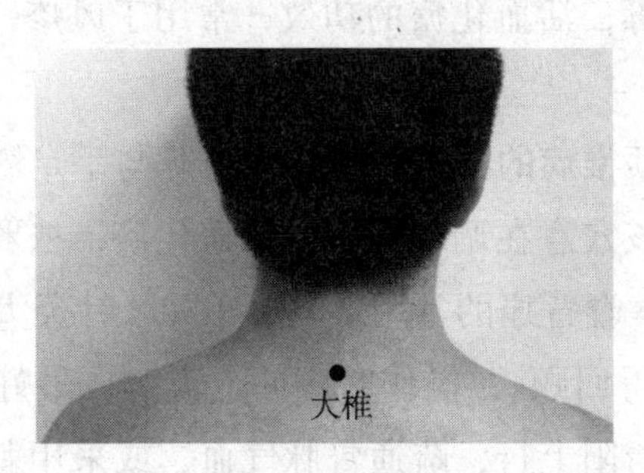

图13–1 大 椎

【取穴方法】

坐位低头，于项后部正中线上，椎体棘突最高隆起处（当转动头部，并随之活动的棘突）之下凹陷中取穴。

【主治】

（1）**神志病证：**癫狂痫，脏躁，小儿惊风，失眠。

（2）**皮肤病：**荨麻疹，痤疮，风疹。

（3）**颈项部疾病：**落枕，颈椎病，肩背痛。

（4）**外感表证：**感冒，发热，咳嗽，气喘。

（5）**其他：**如疟疾，盗汗，骨蒸潮热，五劳七伤，胸痛，眩晕等。

【操作方法】

向上斜刺 0.5~1 寸，常点刺出血。也常用灸法。

【经验总结】

（1）**大椎是治疗发热、感冒之特效穴。**本穴为督脉、手足三阳经之交会穴，督脉总督诸阳，太阳主开主表；少阳主枢，主半表半里；阳明主阖主里。故用大椎则能祛除三阳之外邪，解表退热。适用于各种证型感冒与外感发热，无论风寒、风热、气虚、阳虚型感冒均能治疗。临床根据患者的体质与证型可针刺、可刺络、可火罐、还可艾灸。治疗热证多刺络拔罐法为用，治疗寒证多用灸法，可获良好效果。正如《素问·骨空论》载：“灸寒热之法，先灸大椎，以年为壮数。”督脉为阳脉总纲，具有统摄全身阳气的作用。

（2）**大椎也常用于皮肤病的治疗。**本穴归属督脉，又为手足三阳之会，主治热性病。针刺本穴具有清泻肺热，祛风化瘀之作用。常以刺络拔罐为用，刺络拔罐增强了清热解毒，活血化瘀的功效，常用于风疹、荨麻疹、湿疹、痤疮等皮肤病的治疗。

（3）**大椎是治疗颈椎病的要穴。**本穴为督脉与手足三阳经之会，故本穴是阳气会聚之点，针刺该穴意在调整阴阳，活血化瘀，祛邪通络。故是治疗头项强痛、落枕、肩背痛、脊背痛的常用效穴，正如《针灸大成》所说：“大椎主治背膊拘急，颈项强不得回顾。”操作时应向上方刺，最好采用合谷刺法，以加强气血的运行，可引清阳上行，疏通督脉气血，或采用刺络拔罐法，能够较快的改善颈项部充血、水肿，消除淤血。每当临床所遇这类病患，常在大椎刺血，均可较快的改善临床症状，一般要求出血量宜多。

（4）**大椎是治疗疟疾之特效穴。**本穴为诸阳之所会，性善向上向外，泻之能宣通阳气，祛邪达表，而有通阳截疟之功，可治疗各种疟疾，根据不同证型的疟疾配用相关穴位运用，本穴是治疗疟疾之效验穴。

（5）**大椎具有镇静安神之效。**本穴为督脉之穴，督脉入脑，其分支联络于心，故具有通督镇静、安神定惊的作用，临床可用于神志病及脑部疾病，如癫狂、脏躁、智力低下、小儿惊风、失眠等病证。

（6）**大椎其他方面的治疗作用。**本穴治证广泛，还有多方面的实际功效，如用于某些虚证（盗汗、骨蒸潮热、五劳七伤），肺部疾病（如咳嗽、哮喘）等。

【常用配穴】

（1）大椎配陶道、间使、后溪治疗疟疾。

（2）大椎配腰奇、百会治疗癫痫。

（3）大椎配曲池、合谷、风池治疗外感发热及感冒。

（4）大椎配合谷、中冲治疗伤寒发热、头昏。

（5）大椎配风池、颈夹脊治疗颈椎病。

（6）大椎配风池、筋缩、后溪治疗脊背痛。

（7）大椎配长强治疗脊背强痛。

（8）大椎配曲池、足三里治疗周身疼痛。

（9）大椎配肺俞、膈俞、曲池治疗皮肤病。

【注意事项】

大椎深部是脊髓，故在针刺时注意针刺深度，一般取坐位，稍低头，多向上斜刺，不宜过深，一般控制在0.5~1寸之间，以免损伤脊髓。当针刺时若针下阻力感突然消失，有空虚感，深度在1寸左右，说明针尖已进入椎管内硬膜外腔，不可继续进针，当出现肢体抽动或触电感，应立即出针。

【古代文献摘录】

（1）**《素问·骨空论第六十》：**灸寒热之法，先灸项大椎，以年为壮数，次灸橛骨，以年为壮数。

（2）**《伤寒论》：**太阳与少阳并病，颈项强痛，或眩冒，时如结胸，心下痞硬者，当刺大椎第一间，肺俞，肝俞。

（3）**《针灸大成》卷七：**主肺胀胁满，呕吐上气，五劳七伤，乏力，温疟痎疟，气注背膊拘急，颈项强不得回顾，风劳食气，骨蒸，前板齿燥。

（4）**《玉龙歌》：**满身发热痛为虚，盗汗淋淋渐损躯，须得百劳椎骨穴，金针一刺疾俱除。

（5）**《针灸甲乙经》卷三：**大椎，在第一椎上陷者中，三阳督脉之会。刺入五分，灸九壮。

（6）**《千金要方》：**凡灸疟者，必先问其病之所先发者先灸之。从头项发者，于未发前预灸大椎尖头，渐灸过时止；从腰脊发者，灸肾俞百壮；从手臂发者，灸三间。

（7）**《类经图翼》：**又治颈瘿，灸百壮，及大椎两边相去各一寸半少垂下，各三十壮。

（8）**《肘后歌》：**疟疾寒热真可畏，须知虚实可用意；间使宜透支沟中，大椎七壮合圣治。

（9）**《针灸聚英》：**大椎连长强取，小肠气疼立可愈。

（10）**《铜人腧穴针灸图经》：**大椎疗五劳七伤，风劳食气。

（11）**《黄帝明堂经》：**大椎，主伤寒热盛，烦呕。

风　府

风府归属督脉，为督脉与阳维脉、足太阳经之会。具有息风、醒神开窍、镇静安神之功，是治疗内外风证之要穴，临床主要以泻法为常用。

本穴首见于《灵枢·本输》。“风”，指风邪；“府”，指府宅。本穴位于头项部，风邪易袭之处；又能治疗一切风疾，又名“风府”，又名“舌本”“惺惺”“鬼枕”“鬼林”“曹溪”“热府”。

【穴性】

散风息风，醒神开窍（根据其穴性，临床主要用于西医学中的头痛、头晕、脑血管意外、精神疾患、面神经麻痹、颈椎病等）。

【定位】

在颈后区，枕外隆凸直下，两侧斜方肌之间凹陷处（图 13-2）。

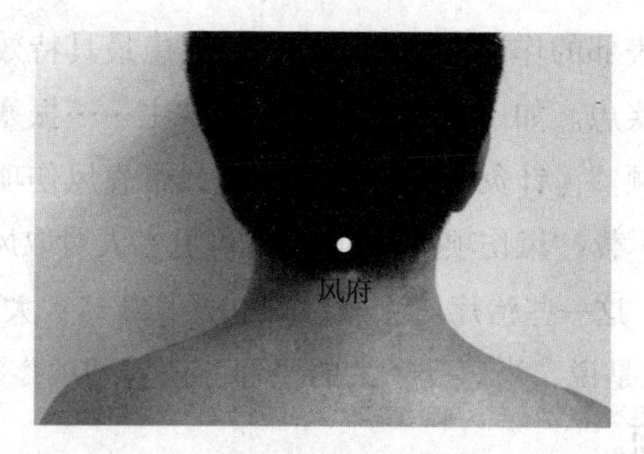

图 13-2　风　府

【取穴方法】

（1）正坐位，头微前倾，项部放松，与枕外隆凸直下凹陷中取穴。

（2）上述体位，于后发际正中央直上 1 寸（1 横指）处凹陷中取穴。

【主治】

（1）**镇静安神**：癫狂痫，癔病，失眠，眩晕。

（2）**外风证**：感冒，恶寒发热，咽喉肿痛，目赤肿痛，头项强痛。

（3）**内风证**：中风，头痛，耳鸣，耳聋。

（4）**下肢病症**：半身不遂，足趾麻木。

【操作方法】

正坐位，头微前倾，项部放松，向下颌方向缓慢刺入 0.5~1 寸，不可向上深刺，以免刺入枕骨大孔，刺及到延髓。可灸，但较少用之。

【经验总结】

（1）**风府是伤风感冒常用效穴。**本穴所处是风邪入侵客居之处，若此处防护不当，或感受风邪，易引发伤风感冒。《针灸资生经》载："风府者伤寒所自起，古人每护之。"所以易感冒者应于此处加强防护。若伤风者可于此处针之发汗解表，宣散表邪。临床常与风池、合谷、大椎合用，祛风疏邪，使表邪随汗出而解。

（2）**风府是治疗面瘫、头风头痛、颈项痛、眩晕之症要穴。**《内经》曰："伤于风者，上先受之。"因风为阳邪，其性轻扬，颠顶之上，惟风可到，故头风头痛、项强恶风、眩晕、面瘫诸症，多因感受风邪所致。《行针指要歌》曰："若针风，先向风府、百会中。"以上诸症在中医学认为多因风邪侵袭而病，针风府穴有疏风通阳，宣散表邪的作用。尤其对颈项部疾患最具特效，在历代针灸医籍均载有治疗颈项的疾患。如《针灸甲乙经》载:“主……振寒汗出，身重，恶寒头痛，项急不得回顾。”《针灸大成》载:“昔魏武帝患风伤项急，华佗治此穴得效。”《通玄指要赋》载:“风伤项急求风府。”可见古人对取风府穴治疗风袭颈项疼痛有丰富的经验。这一些治疗均源于《素问》，其载曰:“大风颈项痛，刺风府，风府在上椎”。其意是说，当感受了大的风邪，使人颈项疼痛，可刺风府治疗，其穴在第 1 颈椎上面。

（3）**风府是治疗下肢痿痹的常用穴。**《肘后歌》云:“腿脚有疾风府寻。”《针灸甲乙经》中有“足不仁，刺风府”之用。可见风府治疗下肢痿痹是古代针灸名家临床经验的总结。风府虽属督脉，但又是与足太阳膀胱经之会穴，因此也能调理足太阳之气血，又风府是祛风之要穴，根据“病在下者取之上”，所以治疗风邪所致的顽麻痛痹针之可有奇效。

（4）**风府是治疗神志疾患之要穴。**本穴归属督脉，督脉由此上行入脑，而内通于脑，因此用之可有镇静安神、醒脑开窍之功，又因本穴可祛内外风，有平肝息风的作用，故临床可用于癫狂痫、癔病、神经官能症、昏迷、休克等症。

【常用配穴】

（1）风府配风池、大椎、合谷治疗风寒感冒。

（2）风府配百会、风池治疗头痛、头晕。

（3）风府配百会、印堂、人中、大椎、风池治疗角弓反张、筋脉拘急、口噤不开。

（4）风府配人中、合谷、少商、隐白治疗癫狂痫。

（5）风府配风池、天柱、昆仑治疗头项强痛。

（6）风府配廉泉、金津、玉液治疗中风舌强失语。

（7）风府配风池、人中、太冲、合谷治疗小儿惊风。

（8）风府配肺俞、太冲、丰隆治疗狂躁奔走，烦乱欲死。

【注意事项】

风府深部为延髓，故禁深刺，一般针刺 0.5~1 寸，针尖向下颌方向刺，缓慢刺入，若出现触电感并向四肢放射，应立即退针。

【古代文献摘录】

（1）**《素问·骨空论第六十》**：风从外入，令人振寒，汗出头痛，身重恶寒，治在风府，调其阴阳，不足则补，有余则泻，大风颈项痛，刺风府，风府在上椎。

（2）**《素问·刺疟论第三十六》**：先项背痛者，先刺之（指风池、风府、大杼、神道等穴位）。

（3）**《针灸资生经》**：风府者，固伤寒所自起也，北人皆以毛裹之，南人怯弱者，亦以帛护其项；足不仁，刺风府。

（4）**《行针指要歌》**：或针风，先向风府、百会中。

（5）**《通玄指要赋》**：风伤项急，始求于风府。

（6）**《席弘赋》**：风府风池寻得到，伤寒百病一时消。

（7）**《玉龙歌》**：头项强痛难回顾，牙痛并作一般看，先向承浆明补泻，后针风府即时安。

（8）**《肘后歌》**：腿脚有疾风府寻。

（9）**《伤寒论》**：太阳病初服桂枝汤，反烦不解者，先刺风池、风府，却与桂枝汤则愈。

（10）**《卧岩凌先生得效应穴针法赋》**：风伤项急始求于风府，应在承浆。

（11）**《针灸大成》卷七**：主中风，舌缓不语，振寒汗出，身重恶寒，头痛，项急不得回顾，偏风半身不遂，鼻衄，咽喉肿痛，伤寒狂走欲自杀，目妄视，头中百病，马黄黄疸。

（12）**《针灸甲乙经》卷十**：头痛项急，不得倾侧，目眩晕，不得喘息，舌急难言，刺风府主之。

百　会

百会归属督脉，为手足三阳经与督脉之所会，本穴能针能灸，能补能泻，其功效可升、可降、可静、可动。是治疗气虚下陷证和脑部疾病之要穴。

本穴首见于《针灸甲乙经》。“百”，众多之意；“会”，即交会。头为诸阳之会，穴为手三阳、足三阳、督脉、足厥阴经交会之处，位于人体最高正中之处，百病皆治，故名百会。又说“本穴在人身最上，四围各穴，罗布有序。有百脉朝宗之势，如地理学之世界屋脊，在人身总摄阳经全部之汇，故名“百会”。在《道藏》云:“天脑者，一身之宗，百神之会也。”其解释淋漓尽致。别名“颠上”“三阳五会”“岭上”“泥丸宫”“天满”“维会”“顶上”“三阳”“五会”。

【穴性】

本穴可升（升则纳气），可降（降则潜阳），可静（静则安神），可动（动则祛风）（根据其穴性，临床常用于西医学中的胃下垂、脱肛、子宫脱垂、疝气、慢性腹泻、失眠、记忆力减退、癫狂痫、精神疾患、头晕、头痛、脑血管意外等）。

【定位】

在头部，前发际正中直上 5 寸（图 13-3）。

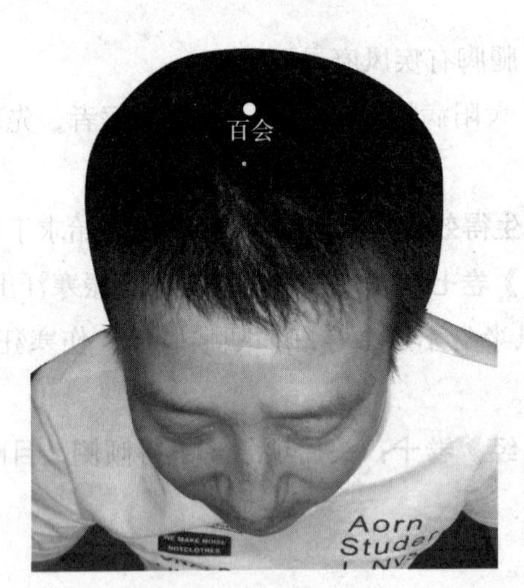

图 13-3　百　会

【取穴方法】

（1）将耳廓向前对折，此两耳连线的中点处取穴。

（2）正坐位，在前后发际连线中点向前 1 寸处取穴。

（3）正坐位，在后发际正中点上 7 寸处取穴。

（4）正坐位，在前发际正中点向后 5 寸处取穴。

【主治】

（1）**神志病：** 失眠，健忘，头痛，惊悸，癔症，痴呆，癫狂痫。

（2）**气虚下陷：** 脱肛，阴挺，久泄，疝气，胃下垂。

（3）**肝风内动病症：** 高血压，中风，厥证，眩晕。

（4）**其他：** 如昏迷，失语，中风后遗症，耳鸣，鼻疾，面部疾病，足跟痛等。

【操作方法】

平刺 0.5~0.8 寸。可灸，虚证常用之。

【经验总结】

（1）**百会是治疗一切气虚下陷症要穴。** 本穴位于颠顶，人身最高处，为督脉之极，诸阳之会，用之能升阳举陷，益气固脱，特别是用灸法更能提高临床疗效。临床多用于脏器下垂及下陷性疾病，如脱肛、子宫脱垂、久泻、疝气、滑精、遗尿等病，多与关元、气海相伍为用，温中有补，固中有升，标本兼顾。早在《针灸资生经》有一病案记载：王执中曾患心气不足、心悸的疾病，久治不愈，后来研读古书，见书中记载，人身有四个重要穴位，最能应急，治百患，百会就是其中之一，于是就常灸百会，疾病自然痊愈了。如曾治一患者，男性，33 岁，经常感觉胃脘部不舒适，餐后症状更加明显，有饱胀、下坠的感觉，若饮食不当，症状更加突出，曾到医院行 X 线检查，诊断为轻度胃下垂。检查：舌尖红，苔薄白，脉沉细。处方：针刺百会、中脘，并行艾灸。治疗 3 次症状改善，共治疗 10 次而愈。

（2）**百会是治疗脑部疾病及神志性疾病之要穴。** 本穴位于脑部颠顶处，督脉入属于脑，脑为髓之海，又为“元神之府”，主持着人体日常的各种活动以及五脏六腑的协调工作，所以对于元神不足、髓海失养所致的头痛、眩晕、中风、癫狂痫、厥证、癔病、失眠、健忘等症均有较好的治疗作用，是临床常用的主穴、要穴。在历史上记载针灸治疗最早的病案就是扁鹊用百会针刺治疗虢太子“尸厥”症。据说，有一天，扁鹊路过虢国，此时正好虢太子突然失去了知觉，不省人事半天，当时人们以为虢太子已经死了，可当扁鹊知道后，经过检查，发现虢太子并没有死，只是得了“尸厥”症，于是扁鹊就给太子针刺百会，不多一会儿即以苏醒，当时引起了人们的轰动，说是扁鹊有起死回生之术，至今还广为流传，成为历史上第一个完整的针灸治疗病案，是针灸史上之美谈。

（3）百会是祛风的要穴，可用于各种风证的治疗。风善行而数变，风性轻扬，风病多表现为头部症状。《内经》云："高颠之上，惟风可到。""伤于风者，上先受之。"《行针指要歌》言："或针风，先向风府、百会中。"脑居高颠，风易侵入，百会穴位于颠顶，针刺可疏风祛邪、平肝息风，用于各种风病的治疗，如头痛、眩晕、荨麻疹、感冒、中风、痫症等。在《古今医案》中有相关病案之记载：有一三十岁的妇人，患有风痫，全身抽搐，头晕目眩，角弓反张，数日不食。经数日治疗，均无效，后经张子和医治，先涌风涎二三升，再以寒剂下十余行，又以排针刺百会，出血两杯，立刻将其治愈。

【常用配穴】

（1）百会配气海、关元、足三里治疗气虚下陷病症。

（2）百会配太冲治疗颠顶痛。

（3）百会配水沟、风府、涌泉、合谷治疗中风昏迷。

（4）百会配迎香、合谷治疗鼻疾。

（5）百会配三阴交、太溪、气海治疗肝肾阴虚所致的失眠、健忘、眩晕、耳鸣。

（6）百会配气海、足三里、丰隆治疗痰浊而引发的头重眩晕、呕吐痰涎。

（7）百会配风府、风池、曲池、合谷治疗头面风邪诸疾（如头风痛、面瘫、三叉神经痛等）。

（8）百会配印堂镇静安神。

（9）百会配长强、胃俞治疗脱肛，痔漏。

（10）百会配脾俞治疗久泻滑脱下陷。

（11）百会配脑空、天柱治疗头风，目眩。

（12）百会配隐白治疗崩漏、脱肛、子宫脱垂、尸厥证等。

（13）百会配印堂、太阳、合谷治疗头痛。

（14）百会配膻中、气海治气虚。

【注意事项】

百会下面为头骨，所以临床以平刺或斜刺为主，一般不用直刺，当升阳举陷时常用灸法。

【古代文献摘录】

（1）**《针灸甲乙经》卷十**：顶上痛，风头重，目如脱，不可左右顾，百会主之。

（2）**《太平圣惠方》卷九十九**：主疗脱肛风痫，青风心风，角弓反张，羊鸣多哭。

（3）**《普济方》**：北人始生子，则灸此穴（指百会穴），盖防他日惊风也。

（4）**《圣济总录》**：凡灸头顶（指百会穴），不得过七七壮，缘头顶皮肤浅薄，灸不宜多。

（5）**《百症赋》**：脱肛趋百会、尾翳之所，无子搜阴交、石关之乡。

（6）**《胜玉歌》**：头痛眩晕百会好。

（7）**《行针指要歌》**：或针风，先向风府、百会中。

（8）**《席弘赋》**：小儿脱肛患多时，先灸百会次鸠尾；咽喉最急先百会，太冲、照海及阴交。

（9）**《玉龙赋》**：原夫卒暴中风，囟门（囟会）、百会。

（10）**《针灸资生经》**：百会百病皆主，人身有四穴最急应，四百四病能治之，百会盖其一也。

（11）**《肘后歌》**：阴核发来如升大，百会妙穴真可骇。

（12）**《灵光赋》**：百会鸠尾治痢疾。

（13）**《素问·刺疟论三十六》**：刺疟者，必先问其病之所先发者，先刺之。先头痛及重者，先刺头上（指百会、上星穴）及两额（指悬颅穴）、眉间（指攒竹穴）出血。

（14）**《千金翼方》**：随年壮，脱肛久不愈，以及风痫中风，角弓反张，多哭，语言不择，发时无时节，严重时吐涎沫，灸百会七壮。

（15）**《医学入门·治病要穴》**：百会，主诸中风等症，及头风癫狂，鼻病，脱肛，久病大肠，气泄，小儿急慢惊风，痫症，夜啼，百病。

（16）**《杂病穴法歌》**：尸厥百会一穴美，更针隐白效昭昭。

（17）**《针灸大成》卷七**：主头风中风，言语蹇涩，口噤不开，偏风半身不遂，心烦闷，惊悸健忘，忘前失后，心神恍惚，无心力，痎疟，脱肛，风痫，青风，心风，角弓反张，羊鸣多哭，语言不择，发时即死，吐沫，汗出而呕，饮酒面赤，脑重鼻塞，头痛目眩，食无味，百病皆治。

水 沟

水沟归属督脉，为督脉和手足阳明经之会。具有醒神开窍、宣通督脉、舒筋利脊的功效。是临床急救特效穴，并是治疗神志病、头面病、疼痛之常用穴。临床以泻法为常用。

本穴首见于《针灸甲乙经》。“水”，水液；“沟”，沟渠，水的通道。本穴位于人中沟内，近鼻孔处，故名，别名“人中”“鬼宫”“鬼市”“鬼客厅”。临床上以“人中”名称叫法为多。

【穴性】

醒神开窍，通督镇静，舒筋利脊（根据其穴性，临床主要用于西医学中的昏迷、晕厥、休克、癫痫、中暑、面神经麻痹、急性腰扭伤）。

【定位】

在面部，在人中沟的上 1/3 与下 2/3 交界处（图 13–4）。

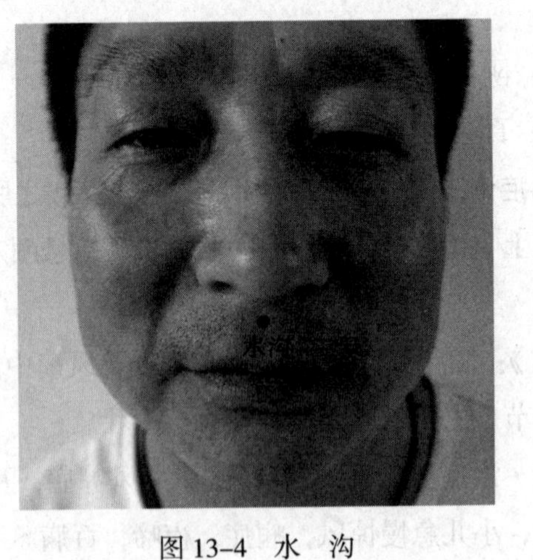

图 13–4 水 沟

【取穴方法】

把人中沟平分成上、中、下 3 段，上 1/3 与下 2/3 交点处取穴。

【主治】

（1）**急症**：昏迷，休克，晕厥，中暑，中风，急惊风，牙关紧闭，癫狂痫。

（2）**督脉病：**落枕，腰脊强痛。

（3）**面部疾病：**口歪，牙痛，鼻塞，鼻衄，唇肿。

（4）**神志疾病：**癔病，精神分裂症。

（5）**其他：**如消渴，黄疸，水肿，口臭，呃逆，晕动病等。

【操作方法】

向上斜刺0.3~0.5寸，强刺激；或用指甲掐按。

【经验总结】

（1）**水沟是临床急救要穴之一。**本穴居口鼻之间，地气通于口，天气通于鼻，本穴可沟通天地之气。人身之任督脉，犹如天地，故本穴通任督脉。任脉总纳诸阴经，督脉总督诸阳经，督脉又入络于脑，其分支和心相联系。若二脉经气失调，阴阳失于交会，则会导致昏迷、晕厥等急症。是临床治疗休克、昏迷、牙关紧闭、中暑、中风、急慢惊风、癫狂痫等急性病症的重要穴位。如遇此类疾患，无针具时，可以用拇指重掐此穴。如曾治一患者，青年女性，因在购物时发生口角，突然晕倒，不省人事10余分钟。检查见面色苍白，四肢厥冷，牙关紧闭，呼吸气粗，四肢厥冷，脉沉弦，诊为晕厥（气厥实证）。取穴：水沟，给予指掐，3分钟左右苏醒。

（2）**水沟是治疗落枕、急性腰扭伤之特效穴。**本穴是治疗督脉病痛之要穴，被古今医家所验证。督脉行于人体腰背正中，由下而上，贯脊属肾，若督脉不通，实则脊强，所以落枕和腰扭伤多为督脉经气受损，气滞血瘀，不通则痛。水沟穴为督脉之重要穴位，具有宣通督脉、疏通经络的作用，当发为上述疾病，用之可以活血化瘀、舒筋活络，从而使经气通畅，以达“通则不痛”的目的。《玉龙歌》言：“强痛脊背泻人中，挫闪腰酸亦可攻。”当患者为病在督脉的落枕、急性腰扭伤，首选此穴用之。针刺时，施以较强的快速捻转手法，以患者耐受为度，能使患者泪出而疗效最佳，同时嘱患者活动患处，根据具体治疗情况决定留针时间。如笔者曾治一患者，女性，48岁，突发急性腰扭伤2天，在他处治疗未效而来诊。症见患者腰部剧痛，弯腰困难，活动受限。检查：腰部板样强直，不能活动，于第4至5椎间正中线压痛剧烈，于是按上法配后溪治疗，经2次治疗症状解除。

（3）**水沟也是头面部疾病常用穴。**根据“腧穴所在，主治所在”的理论，用本穴尚可治疗唇肿、口歪、齿痛、鼻塞、鼻衄、面肿、口臭等。如《铜人腧穴针灸图经》载曰:“风水面肿，针刺一穴，出水尽即顿愈。”《备急千金要方》载有:“水沟、天牖，主鼻不收涕，不知香臭。”这些疾病均为水沟治疗局部疾病所用。

【常用配穴】

（1）水沟配后溪治疗颈项强痛、急性腰扭伤。

（2）水沟配大陵治疗口臭。

（3）水沟配十二井或十宣治疗昏迷、休克。

（4）水沟配鸠尾、间使、丰隆、合谷治疗癫狂痫急性发作。

（5）水沟配中脘、涌泉、太冲、颅息治疗小儿惊风。

（6）水沟配风池、内关，加灸关元、神阙、足三里治疗中风脱证。

（7）水沟配委中治疗闪挫腰痛。

（8）水沟配十宣、涌泉、委中治疗中暑。

（9）水沟配合谷透劳宫治疗癔病。

（10）水沟配中冲、合谷治疗中风不省人事。

（11）水沟配百会治疗昏迷。

【注意事项】

水沟刺激强度很大，在操作时应注意刺激度，以患者能耐受为度。并注意针刺深度，勿刺入口腔内。孕妇慎刺，因刺激强度大，易致流产。

【古代文献摘录】

（1）《针灸甲乙经》卷十一：癫疾互引，水沟及龈交主之。

（2）《铜人腧穴针灸图经》：风水面肿，针刺一穴，出水尽即顿愈。

（3）《类经图翼》：千金云：此穴为鬼市，治百邪癫狂，此当第一穴下针。凡人中恶，先掐鼻下是也。鬼击猝死者，须即灸之。

（4）《百症赋》：原夫面肿虚浮，须仗水沟、前顶。

（5）《杂病穴法歌》：小儿惊风少商穴，人中、涌泉泻莫深。

（6）《胜玉歌》：泻却人中及颊车，治疗中风口吐沫。

（7）《玉龙歌》：中风之症症非轻，中冲二穴可安宁，先补后泻如无应，再刺人中立便轻；口臭之疾最可憎，劳心只为苦多情，大陵穴内人中泻，心得清凉气自平。

（8）**《备急千金要方》：** 水沟、天牖，主鼻不收涕，不知香臭。

（9）**《灵光赋》：** 水沟、间使治邪癫。

（10）**《玉龙赋》：** 人中、委中，除腰脊痛闪之难制。

（11）**《卧岩凌先生得效应穴针法赋》：** 人中除脊膂之强痛，应在委中。

（12）**《针灸大成》卷七：** 主消渴，饮水无度，水气遍身肿，失笑无时，癫痫语不识尊卑，乍哭乍喜，中风口噤，牙关不开，面肿唇动，状如虫行，卒中恶，鬼击，喘渴，目不可视，黄疸马黄，瘟疫，通身黄，口歪噼。灸不及针，艾柱小雀粪大。水面肿，针刺一穴，出水尽即愈。

印　堂

印堂穴原为经外奇穴，于2006年9月18日发布的国家标准《腧穴名称与定位》（GB/T12346-2006，代替GB12346-1990）中，印堂归至督脉。经穴代码改为GV29。本穴具有镇静安神、醒脑通窍、疏风止痛之效。是治疗神志病、鼻病、痉挛性疾病之常用穴。

本穴首见于《扁鹊神应针灸玉龙经》。“印”，原意指图章；“堂”，庭堂之意。古代星象家将前额部两眉头之间称为印堂。其穴位于此处，故称“印堂”，别名“曲眉”。

【穴性】

镇静安神，清头明目，通利鼻窍（根据其穴性，本穴可用于西医学中的前头痛、眶上神经痛、鼻疾、眼疾、面部疾病、失眠、精神疾患）。

【定位】

在头部，两眉毛内侧端中间的凹陷中（图13-5）。

【取穴方法】

于两眉头连线和头正中线交点处取穴。

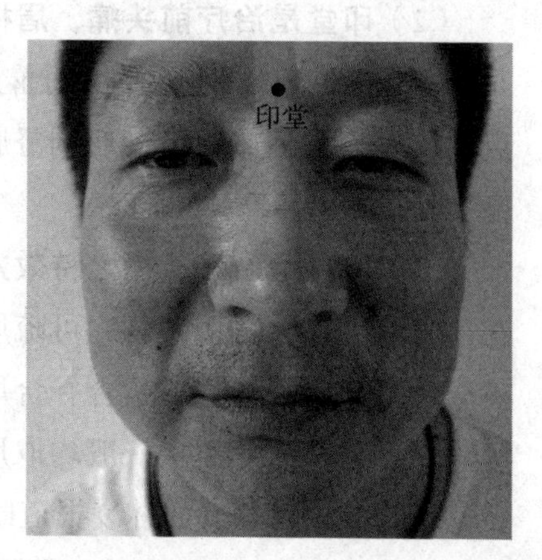

图13-5　印　堂

【主治】

（1）**神志性疾病：**失眠，眩晕，神经衰弱，癫狂痫，癔病，急慢惊风。

（2）**鼻部疾病：**过敏性鼻炎，鼻窦炎，鼻塞，鼻衄。

（3）**头面部疾病：**前头痛，眉棱骨痛，目赤肿痛，面肌痉挛，面痛，面瘫，眼疲劳，颜面疔疮。

【操作方法】

提捏进针，从上向下平刺 0.3~0.5 寸，或向左、右透刺攒竹、睛明等，深 0.5~1 寸。

【经验总结】

（1）**印堂是治疗神志性疾病之要穴。**本穴位于督脉上，督脉为阳脉之海，入络于脑，中医认为“阳气者，精则养神”，故督脉有极强的镇静安神之效。印堂为督脉经气之所发，刺之印堂通督而镇静，是安神镇静之效穴，凡抽搐、痉挛、失眠、癔病、癫狂痫等神志性疾病均可用之，临床多与百会、神庭配用治疗上述疾病。在《扁鹊神应针灸玉龙经》有“头风呕吐眼昏花，穴在神庭刺不差，子女惊风皆可治，印堂刺入艾来加”之记载。如曾治一患者，女，46 岁。患者于 1 年前因工作繁忙而致睡眠欠佳，曾服用中西药物治疗，效不佳，故来诊。检查见：面容憔悴，形体消瘦，神疲乏力，夜间失眠多梦，一般每晚可睡 3~4 小时，胃纳差，舌淡红，少苔，脉沉细。诊断为失眠（心脾两虚），针刺印堂、百会、神门、脾俞、足三里，共治疗 20 次而愈。

（2）**印堂是治疗前头痛、眉棱骨痛之常用穴。**本穴治疗前头痛、眉棱骨痛是局部取穴之用，是历代民间善用之法，临床多以点刺放血加挤捏之法为用，点刺放血具有活血通络，通调督脉，疏风止痛之功效，临床效果确实，也常以毫针刺之。

（3）**印堂是治疗鼻病之特效穴。**本穴位居督脉，鼻根之上，根据“腧穴所在，主治所在”之用，刺之可疏风清热，通利鼻窍，用于治疗风热所致的各种鼻病，多与迎香、鼻通、合谷合用，治疗过敏性鼻炎、鼻窦炎、感冒所致鼻塞等病变。笔者治疗鼻疾一般均取用本穴，临床以印堂为主穴治疗鼻病的报道甚多，疗效多较满意。如林凌报道以针刺本穴为主穴治疗鼻炎，治愈 12 例，显效 11 例，好转 6 例，无效 1 例。[林凌. 针刺印堂为主穴治疗鼻炎 30 例. 新中医杂

志，1985,(2)：25]

【常用配穴】

(1) 印堂配百会、神庭、神门治疗神志性疾病。

(2) 印堂配太阳、冲阳、公孙治疗前头痛、眉棱骨痛。

(3) 印堂配迎香、鼻通、合谷治疗鼻病。

(4) 印堂配百会、风池、合谷、太冲治疗肝风内动之眩晕。

(5) 印堂配内关、神门、三阴交治疗失眠。

(6) 印堂配攒竹治疗头重如石。

【注意事项】

针刺时应注意针尖方向和角度。

【古代文献摘录】

(1)**《扁鹊神应针灸玉龙经》**：小儿惊风，灸七壮，大哭者为效，不哭者难治。

(2)**《玉龙赋》**：印堂治其惊搐，神庭理乎头风。

(3)**《玉龙歌》**：头风呕吐眼昏花，穴取神庭始不差，孩子慢惊何可治，印堂刺入艾还加。

任 脉

中 极

中极归属任脉，为任脉与足三阴经之会，膀胱经经气汇聚之募穴。具有调理下焦、通利膀胱、温肾助阳、调经止带的作用。是临床治疗膀胱疾病之主穴、要穴，男女生殖系统疾病之常用穴。

本穴首见于《素问·骨空论》。"中"，即中点；"极"，即尽头处。本穴内应胞宫、精室。胞宫、精室为人体太内之处，犹如房屋的深处、腹地，为人体至中至极之处；又因该穴在一身上下长度之中点，又在躯干尽头处，故名"中极"，别名"气原""玉泉""膀胱募""气鱼"。

【穴性】

温肾助阳，通利膀胱，调经止带（根据其穴性，临床主要用于西医学中的前列腺疾病、男性性功能障碍、疝气、月经不调、痛经、宫血、遗尿、附件炎、盆腔炎等）。

【定位】

在下腹部，脐中下4寸，前正中线上（图14-1）。

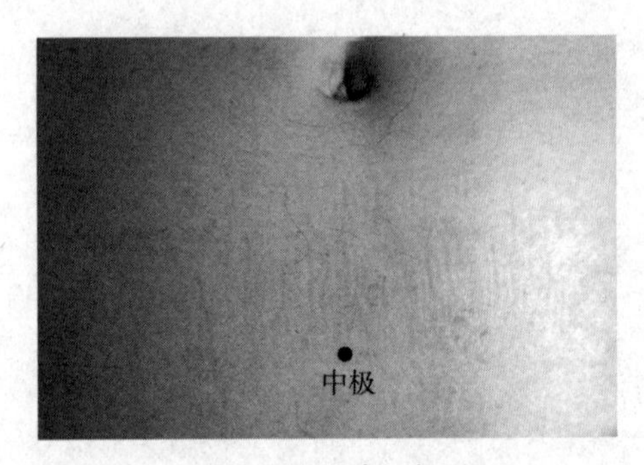

图14-1　中　极

【取穴方法】

（1）于前正中线上，脐中下4寸处取穴。

（2）前正中线延长至下腹部的耻骨联合处，由耻骨联合上一横指处取穴。

【主治】

（1）**泌尿系统疾病：**癃闭，遗尿，尿频，前列腺疾病，疝气，小腹胀痛，肾炎，膀胱炎。

（2）**妇科疾病：**月经不调，痛经，崩漏，带下，阴挺，不孕，产后恶露不下，盆腔炎。

（3）**男科疾病：**阳痿，遗精，早泄，不育。

【操作方法】

直刺1~1.5寸，本穴深部为膀胱，应在排尿后针刺。可灸。孕妇禁针。

【经验总结】

（1）**中极是治疗小便不利、淋证、遗尿等泌尿系统疾病之主穴。**本穴为膀胱的腹募穴，根据针灸治疗原则，六腑病，多以下合穴与腹募穴合用。中极位于腹部，内应膀胱、是膀胱经气汇聚之募穴，故用之能调理下焦，通利膀胱，凡有小便不利之症状者，均可选用该穴。尤其是治疗前列腺炎、慢性尿路炎症疗效突出。《千金要方》云："中极治腹痛，小便不利。"《玉龙歌》中言："中极主治癃闭，下重，不得小便。"是利水通淋的要穴。如笔者曾治一患者，男，76岁，自感膀胱充盈，但排尿不能约3小时之久。患者有小便不利数年，曾检查诊断为前列腺增生、肥大，间断性的服用药物治疗，本次于3小时前不能排尿，感小腹胀急，欲解尿却难下而诊。立针中极穴，针尖向会阴方向斜刺，使针感向会阴部放射，施以较强的捻转泻法5分钟，并在小腹部给予热敷，每隔5分钟行针1次，20分钟后即有尿意，出针后排出尿液。

（2）**中极是治疗男女生殖系统疾病之要穴。**中极是任脉与足三阴经交会穴，任脉起于胞中，任主胞胎，与生殖功能密切相关，足之三阴也与生殖系统密切相关，本穴又位于少腹部，故治疗男女生殖疾病甚效，临床常用于月经不调、带下、痛经、崩漏、阴挺、附件炎、盆腔炎、不孕、遗精、阳痿、疝气等症的治疗。

【常用配穴】

（1）中极配三阴交、太冲、血海治疗血瘀痛经、经闭、月经不畅。

（2）中极配带脉、三阴交、阴陵泉清热利湿，调经止带。

（3）中极配志室、肾俞、太溪治疗早泄、滑精。

（4）中极配关元、大敦、太溪治疗阳痿。

（5）中极配三阴交治疗癃闭。

（6）中极配水分、阴陵泉、三阴交利水消肿。

（7）中极配肾俞、三阴交、关元、太溪治疗遗尿。

（8）中极配膀胱俞治疗膀胱气化功能不足引起的小便异常。

【注意事项】

中极位于小腹部，内应膀胱，故在针刺前应嘱患者排空膀胱，以免刺伤膀胱。若膀胱充盈，无法排空尿液，要注意针刺方向，一般与皮肤成45度角斜刺法进针，针尖朝向会阴方向，掌握好针刺的角度和深度。

【古代文献摘录】

（1）**《针灸甲乙经》卷八**：脐下疝，绕脐痛，冲胸不得息，中极主之；**卷十二**：女子阴中痒，腹热痛，乳余疾，绝子内不足，子门不端，少腹苦寒，阴痒及痛，经闭不通，中极主之。

（2）**《医宗金鉴》**：中极下元虚寒病，一切痼冷总皆宜。

（3）**《类经图翼》**：孕妇不可灸。

（4）**《针灸聚英》卷一**：主冷气积聚，时上动心，腹中热。

（5）**《医学入门》**：中极主妇人下元虚冷损，月事不调，赤白带下。

（6）**《玉龙歌》**：赤白妇人带下难，只因虚败不能安，中极补多宜泻少，灼艾还须着意看。

（7）**《针灸大成》卷七**：主冷气积聚，时上冲心，腹中热，脐下结块，奔豚抢心，阴汗水肿，阳气虚惫，小便频数，失精绝子，疝瘕，妇人产后恶露不行，胎衣不下，月事不调，血结成块，子门肿痛不端，小腹苦寒，阴痒而热，阴痛，恍惚尸厥，饥不能食，临经行房羸瘦，寒热，转脬不得尿，妇人断续，四度针即有子。

关　元

关元归属任脉，为任脉与冲脉、足三阴经之会，手太阳小肠经经气汇聚之募穴。本穴具有培补元气、温肾壮阳、益气固脱、导赤通淋等作用。是保健的要穴，诸虚百损常用穴，男女妇科病之主穴。

本穴首见于《灵枢·寒热》。“关”，闭藏之义；“元”，指元气。本穴所处为阴阳元气交会、精气聚集之处，故名“关元”，别名“下纪”“三结交”“次门”“大中极”“丹田”“关原”“大海”“产门”。

【穴性】

温肾壮阳，培元固本，疏调下焦（根据其穴性，主要用于西医学中的妇科、泌尿、生殖、消化系统及保健养生）。

【定位】

在下腹部，脐中下3寸，前正中线上（图14–2）。

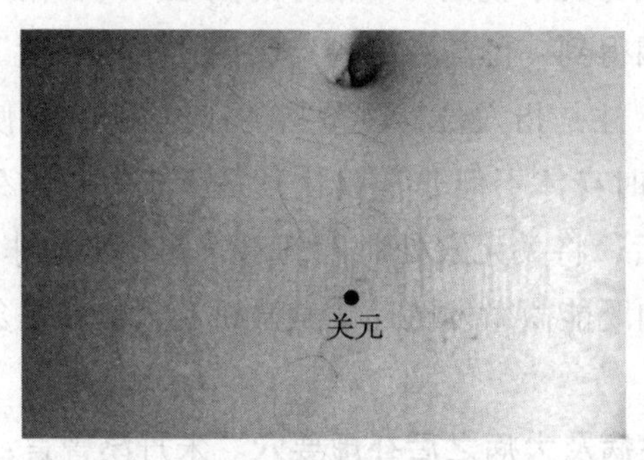

图14–2　关　元

【取穴方法】

于肚脐直下四横指（3寸）处取穴。

【主治】

（1）**虚症**：如虚劳羸瘦，大病之后，慢性疾病，各种脱证，具有强身健体，延年益寿的作用。

（2）**泌尿系统疾患**：小便不利，尿频，癃闭，遗尿。

（3）**男女生殖系统疾病**：阳痿，早泄，遗精，不育，月经不调，崩漏，闭经，痛经，阴挺，带下，不孕。

（4）**肠道疾病**：腹泻，便秘，痢疾，疝气，脱肛。

【操作方法】

直刺1~1.5寸。可灸，是临床施灸常用要穴。孕妇慎用。

【经验总结】

（1）**关元是保健要穴。**本穴是元气所聚所藏之处，三焦气之所处，肾间动气之所发，十二经脉之根，五脏六腑之本，是全身各脏腑器官功能活动之原始动力，生命之根本。功善培补元气，温肾壮阳，益气固脱。《扁鹊心书》言："人于无病时，常灸关元、气海、命门、中脘，虽未得长生，亦可保百余年寿矣。""每夏秋之交，即灼关元千壮，久久不畏寒暑。人至三十，可三年一灸脐下三百壮；五十，可两年一灸脐下三百壮；六十，可一年一灸脐下三百壮；令人长生不老。"虽不能长生不老，但却能强身健体，提高生命质量，起到了很好的保健功效。一般用灸法，尤其在三伏天施灸作用更效。如在民间一直广为流传的汪洋大盗的强身灸术就是一个很好的例证，约在南宋时期，山西太原一个名叫王超的人，因得到一位高人的指点，用"黄白注世"的保养法（黄是指艾绒，白是指艾烟，注是指穴位，注是指的穴位关元）。使身体特别强壮，特别能耐寒，至90岁时身体不但非常健壮，并还能为非作歹，抢劫、奸淫妇女都能做。当被处死后，将关元穴处肌肉剖出，此处肌肉非常坚硬，如骨一样，放置良久，这块肌肉既能微微发热还能微微跳动，这就是灸关元穴保健的强大功效。

（2）**关元是慢性病及大病之后补虚要穴。**朱丹溪曾言："大病虚脱，本是阴虚，用艾灸丹田者，所以补阳，阳生阴长，故也。"《扁鹊心书》载："老人气喘，乃肾虚不归海，灸关元。"《针灸大成》中也有记载："带脉、关元多灸，肾败堪攻。"《医宗金鉴·刺灸心法要诀》云："关元补诸虚泻浊遗。"以上所摘录，均为古代临床用关元穴治疗慢性虚损性疾病之记载，可见，用本穴补虚疗损是临床所用之验，每当临床所用，确有实效性。凡是久病虚损，正气虚耗或各种慢性疾病见有元气不足者，均可选用本穴，仍以灸法为常用。

（3）**关元是治疗男女生殖系统疾病之常用要穴。**本穴位于小腹部，正当膀胱与生殖系统的分野，根据"腧穴所在，主治所在"的理论，所以生殖、泌尿系统疾病均能治疗。因本穴是补益元气的重要穴位，而元气是人体生命活动的基础，元气一虚，则百病丛生，于泌尿系统可见尿频、尿急、癃闭、遗尿等症；于生殖系统可见遗精、阳痿、早泄、月经不调、痛经、闭经、带下、崩漏、阴挺、不孕等症。临床根据患者具体病情可针、可灸、或针灸并用。

（4）**关元是肠道疾病常用穴。**本穴是小肠之募穴，六腑病常取其腹募穴与下合穴，用之可有调节小肠、分泌清浊的功能，因此对泄泻、便秘、痢疾、肠粘连、疝气等肠道疾病有很好的实用功效。早在窦材的《扁鹊心书》中有一相关病案。有一患者喝了凉的酒，又吃生的菜，出现了腹泻的症状，自行服用了寒凉的药物后，又伤了脾气，腹部胀满不适，于是立灸关元穴三百壮，当天小便清长，有排气。又服了半斤保元丹，十天就痊愈了。

【常用配穴】

（1）关元配气海治疗身体虚弱。

（2）关元配足三里治疗低血压、阳气虚衰。

（3）关元配阴陵泉治疗气癃尿黄，黄带阴痒。

（4）关元配太溪治疗久泻不止，久痢赤白，下腹疼痛。

（5）关元配涌泉治疗遗精，腰痛，气淋。

（6）关元配阴陵泉、三阴交治疗泌尿系统疾患。

（7）关元配大敦治疗疝气。

（8）关元配太溪、涌泉治疗肾气亏虚病症。

（9）关元配中极、气海、三阴交、肾俞治疗遗尿。

（10）关元配大赫、归来、气海治疗子宫脱垂。

（11）关元配气海、三阴交、归来治疗不孕症。

（12）关元配曲池、足三里、三阴交治疗气血虚性筋骨疼痛。

（13）关元配肾俞、三阴交治疗妇女产后腰痛、下肢肿痛。

（14）关元配中极、阴交、石门、期门治疗胸胁痞满。

【注意事项】

在针刺前，应先排净小便，以防刺伤膀胱。治疗虚证、强身健体用灸法，治疗实证多用针法。孕妇禁刺。

【古代文献摘录】

（1）**《针灸甲乙经》卷三：**关元，小肠募也，一名次门，在脐下三寸，足三阴，任脉之会。刺入二寸，留七呼，灸七壮。**卷八：**奔豚，寒气入小腹，时欲呕，伤中溺血，小便数，背脐痛，下引阴，腹中窘急欲凑，后泄不止，关元主之；**卷九：**胞转不得溺，少腹满，关元主之；**卷十二：**女子绝子，衃血在内不下，关元主之。

（2）**《扁鹊心书》**：每夏秋之交，即灼关元千壮，久久不畏寒暑。人至三十，可三年一灸脐下三百壮；五十，可二年一灸脐下三百壮；六十，可一年一灸脐下三百壮；令人长生不老。

（3）**《医学入门》**：关元主诸虚损及老人泄泻，遗精白浊，令人生子。

（4）**《类经图翼》**：此穴当人身上下四旁之中，故又名大中极，乃男子藏精、女子蓄血之处。

（5）**《针灸大成》卷七**：主积冷虚乏。脐下绞痛，流入阴中，发作无时，冷气结块痛；寒气入腹痛，失精白浊，溺血七疝，风眩头痛，转脬闭塞，小便不通，黄赤，劳热，石淋五淋，泄利，奔豚抢心，脐下结血，状如覆杯，妇人带下，月经不通，绝嗣不生，胞门闭塞，胎漏下血，产后恶露不止。

（6）**《医宗金鉴·刺灸心法要诀》**：关元补诸虚泻浊遗。

（7）**《席弘赋》**：小便不禁关元好。

（8）**《玉龙赋》**：涌泉、关元、丰隆为治尸劳之例。

（9）**《玉龙歌》**：肾强疝气发甚频，气上攻心似死人，关元兼刺大敦穴，此法亲传始得真。

（10）**《备急千金要方》**：关元、涌泉，主胞转气淋，又主小便数；关元、太溪，主泻痢不止。

（11）**《针灸资生经》**：关元、秩边、气海、阳纲，治小便赤涩。

气　海

气海归属任脉，为生气之海，元气之所会。具有大补元气，升举阳气，补益肾气，调理下焦气机的作用。是治疗一切真气不足、中气下陷、久治不愈的慢性疾病和下焦气机失调之要穴。

本穴首见于《针灸甲乙经》。其穴位于脐下，脐下为先天元气汇聚之处，主一身之气机，故名“气海”，别名“脖胦”“下肓”“丹田”“气泽”“季胦”。

【穴性】

培补元气，升阳举陷，调理气机，调经止带（根据其穴性，西医用于治疗子宫脱垂、脱肛、疝气、遗尿、阳痿、早泄、月经不调、尿频、尿急及多种慢性病证等）。

【定位】

在下腹部，脐中下 1.5 寸，前正中线上（图 14–3）。

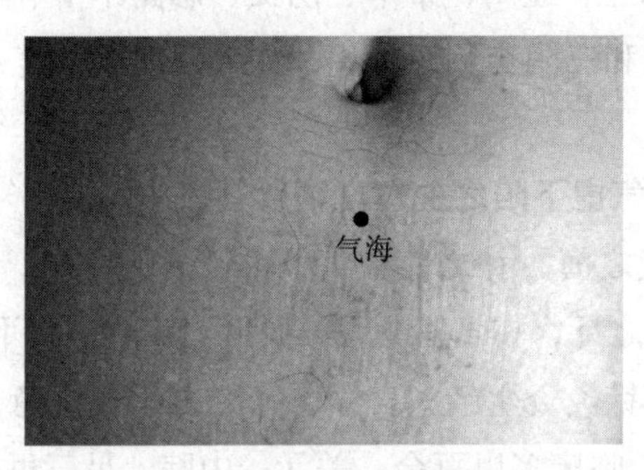

图 14–3　气　海

【取穴方法】

于下腹部正中线上，脐中直下两横指（食中两指，约 1.5 寸）处取穴。

【主治】

（1）**男科病**：遗精，滑精，阳痿，不育。

（2）**妇科病**：月经不调，闭经，痛经，带下，崩漏，不孕，产后恶露不止，胞衣不下。

（3）**泌尿系统疾病**：癃闭，遗尿，尿频，五淋。

（4）**气虚下陷之疾**：脱肛，子宫脱垂，疝气，胃下垂，久泄不止。

（5）**虚证及慢性病**：如虚劳羸瘦，乏力，久病大病之后。

【操作方法】

直刺 1~1.5 寸。可灸，是临床施灸常用要穴。孕妇慎用。

【经验总结】

（1）**气海是补虚强壮保健要穴**。本穴是生气之海，元气之聚，生气之源，所以有调气机、益元气、补肾虚、固精血的作用，故本穴为强壮的要穴，有保健作用，凡是元气不足或元气虚脱者，皆可选用，常以灸法用之。《针灸资生经》有载："柳公度言吾养生无他术，但不以元气佐喜怒，若能时灸气海使温，亦其次也。"由此可知气海穴实为人体强壮之要穴，为保健防病之要穴，若灸之，更是妙法。对于大病久病而致身体虚弱者，用之可恢复人体元气之功能。

（2）**气海是治疗男女生殖系统疾病之要穴。**本穴位于小腹部，为藏精之府，下焦的气会穴，有补肾虚、固精血的作用。男子肾精亏虚、遗精、阳痿、早泄。女子的月经不调、痛经、经闭、带下、阴挺、恶露不下、产后腹痛、不孕症等病均可治疗，临床常和三阴交相伍为用，如《百症赋》言："针三阴与气海，专司白浊久遗精。"

（3）**气海是治疗气虚下陷之主穴。**"诸般气症从何治，气海针之灸亦宜"。气海为元气所聚，生气之海，补之能益气固本，升阳举陷，用于一切真气不足，脏气虚惫，中气下陷之证，如子宫脱垂、脱肛、疝气、胃下垂、久泻不止等症，以灸法为常用。如《针灸资生经》言："气海，之脏气虚惫，真气不足，一切气疾久不瘥，皆灸之。"临床多以百会、关元、中脘、足三里相伍为用。如笔者曾治一患者，青年女性，慢性腹泻5年余，一直用药无效，经朋友介绍来诊，症见身体消瘦，气虚乏力，面色苍白，月经量少色淡，每当受寒或食冷物即加重腹泻或诱发，舌质淡，苔少而白。因患者惧针并无合适诊疗时间，故推荐用灸气海穴，每晚1次，每次20~30分钟，经自灸一段时间后，症状明显缓解，继续治疗，慢性腹泻及月经不正常的情况均转复，故言针灸功效无比，从此非常信任针灸，后带多名患者来诊。

（4）**气海是泌尿系统疾患之常用穴。**《针灸大成》中言："气海专治五淋病。"也就是说，气海穴能够治疗各种淋证，经临床所用，确有实效。气海为任脉之穴，任脉与冲脉同起于胞宫，向后与督脉、足少阴之脉相并，同时任脉和足三阴、手三阴经脉密切联系，被称为"阴脉之海"。其穴位于小腹部，其下为膀胱以及生殖系统，故能治疗生殖泌尿系统疾病，如癃闭、尿频、尿急、遗尿、小腹痛、腹胀等疾患。在《针灸大成》中有一例用气海穴治疗腹痛的病案，且是急症，对用穴和辨证思路很有启发，故录之供参考。"甲戌夏，员外熊可山公，患痢兼吐血不止，身热咳嗽，绕脐一块痛至死，脉气将危绝。众医云：不可治亦。工部正郎隗月潭公素善，迎余视其脉虽危绝，而胸尚暖，脐中一块高起如拳大，是日不宜针刺，不得已，急针气海，更灸至五十壮而苏，其块即散，痛即止。后治痢，痢愈治嗽血，以次调理得痊。次年升职方，公问其故。予曰：病有标本，治有缓急，若拘于日忌，而不针气海，则块何由而散？块既消散则气得以疏通，而痛止脉复亦。正所谓急则治标之意也。公体虽安，饮食后不可多怒气，以保和其本，否则正气乖而肝气盛，致脾土受克，可计日而复矣”。

【常用配穴】

（1）气海配关元、三阴交、命门、肾俞治疗肾阳不足。

（2）气海配足三里治疗淋证。

（3）气海配三阴交治疗男女生殖系统疾病。

（4）气海配天枢治疗痢疾。

（5）气海配百会、关元、足三里、中脘治疗气虚下陷。

（6）气海配膻中、支沟、太冲治疗下焦气机不调所致之症。

（7）气海配阴陵泉、三阴交治疗小便不利。

（8）气海配血海治疗小腹痞块，淋证，经闭不通。

（9）气海配小肠俞治疗带下，淋浊。

（10）气海配阴陵泉、大敦、行间治疗小便淋漓不尽，少腹胀痛。

（11）气海配小肠俞治带下、淋浊。

【注意事项】

膀胱充盈时，不宜深刺，嘱患者排尿后再刺。孕妇慎针禁灸。

【古代文献摘录】

（1）**《针灸甲乙经》卷三**：气海，一名脖胦，一名下肓，在脐下一寸五分，任脉气所发。刺入一寸三分，灸五壮；**卷九**：少腹疝，卧善惊，气海主之。

（2）**《席弘赋》**：气海专能治五淋，更针三里随呼吸；水肿水分兼气海，皮内随针气自消。

（3）**《寿世保元》**：配丹田（石门）、关元灸治中寒阴证，治呃逆灸气海。

（4）**《百症赋》**：针三阴交、气海，专司白浊久遗精。

（5）**《普济方》**：针八分，得气即泻，泻后宜补之。可灸百壮。今附气海者，是男子生气之海也。治脏气虚惫，真气不足，一切气疾，久不瘥，悉皆灸之。

（6）**《医宗金鉴》**：气海主治脐下气。

（7）**《行针指要歌》**：或针吐，中脘、气海、膻中补。

（8）**《灵光赋》**：气海血海疗五淋。

（9）**《胜玉歌》**：诸般气证从何治，气海针之灸亦宜。

（10）**《玉龙歌》**：气喘急急不可眠，何当日夜苦忧煎，若得璇玑针泻动，更取气海自安然。

（11）**《铜人腧穴针灸图经》：**气海，治脐下冷气上冲，心下气结成块，状如覆杯……治脏气虚惫，真气不足，一切气疾，久不瘥者，悉皆灸之。

（12）**《玉龙赋》：**尪羸喘促，璇玑、气海当知。

（13）**《针灸资生经》：**水肿……灸水分与气海。

（14）**《针灸大成》卷七：**主伤寒，饮水过多，腹胀肿，气喘心下痛，冷病面赤，脏虚气惫，真气不足，一切气急久不瘥，肌体羸瘦，四肢力弱……崩中，赤白带下，月事不调，产后恶露不止，绕脐绞痛，闪着腰疼，小儿遗尿。

中 脘

中脘归属任脉，是任脉与手太阳、手少阳、足阳明经之交会穴，为足阳明胃经汇聚之募穴，八会穴之腑会。具有健脾和胃、行气化滞、升清降浊的作用。临床应用甚广，用于治疗一切腑病，尤善治胃腑疾患。

中脘首见于《针灸甲乙经》。“脘”，指胃脘；本穴位于胃脘中部，故名“中脘”，别名“太仓”“胃脘”“上纪”“胃管”“中管”。

【穴性】

温中散寒，健脾和胃，行气化滞，升清降浊（根据其穴性，临床主要用于西医学中的急慢性胃炎、消化性溃疡、胃下垂、胃痉挛、膈肌痉挛、胆绞痛、肝炎、肠道疾患等）。

【定位】

在上腹部，脐中上 4 寸，前正中线上（图 14–4）。

【取穴方法】

于前正中线上，胸剑联合和脐正中连线的中点取穴。

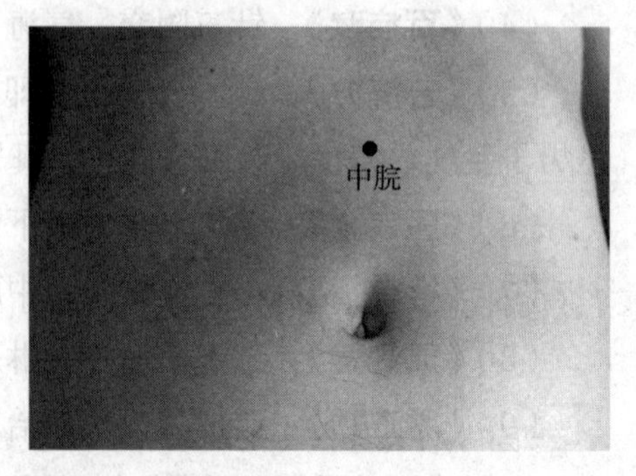

图 14–4 中 脘

【主治】

（1）**胃部疾病：**胃痛，胃胀，呕吐，呕血，吞酸，消化不良，胃扩张，胃下垂。

（2）**其他腑病：**泄泻，痢疾，便秘，便血，腹胀，肠鸣，黄疸，胆囊炎，肝炎，胰腺炎。

（3）**痰疾：**眩晕，中风，癫痫，咳嗽，气喘，水肿。

（4）**虚证及慢性病：**如病后体弱，中气不足，慢性疾病，糖尿病，痿证等。

（5）**其他：**如失眠，前头痛，脱发症，冻疮，夜啼，胸痹等。

【操作方法】

直刺 1~2 寸，以平补平泻法为常用。宜灸，是临床常用灸穴。

【经验总结】

（1）**中脘是脾胃疾病之要穴，是胃之募穴，是胃之精气结聚的部位，六腑病首取下合穴与其募穴，为阳病行阴。**又因该穴所处的部位正与胃部相应，故有调理胃气的作用，是治疗胃病的要穴。胃主受纳和腐熟水谷；胃气主降，以降为和，若功能失司，可取中脘来调之，常用于胃痛、呕吐、吞酸、胃下垂、胃痉挛、消化不良等。脾与胃相表里，脾胃为后天之本，气血生化之源；故本穴可用于脾胃虚弱、气血亏虚所致诸疾。

临床应用无论虚实、寒热皆可选用本穴，虚证补之能补益脾胃；实证泻之能健脾化湿，理气降逆，消积和胃；寒证用灸法温中散寒，益气养血；热证针之则能清脾胃降浊热。所以本穴善调理脾胃、升清降浊，为治疗一切脾胃之疾之要穴、首选穴。

（2）**中脘是治痰湿之疾的要穴。**《行针指要歌》曰："或针痰，先针中脘、三里间。"中脘具有健脾导湿的作用，土旺则能治湿，土气坚凝，则水湿亦自澄清，脾胃虚弱不能运化水湿，积而生痰，痰居胃腑，上注于肺，故有"脾为生痰之源，肺为贮痰之器"之说。若脾胃运化失常，土不生金，可见肺脏病变的哮喘、痰多、虚劳等；若脾胃生化之源不足，心失所养，或是脾虚生痰，痰湿内扰，可见心悸、失眠、胸痹、脏躁、眩晕、癫狂痫、中风等诸症。针刺中脘可健脾导湿，温中化痰，能加强运化，是治疗痰湿之疾的主穴，临床常针灸并用。

（3）**中脘具有全身调整功能。**五脏六腑皆禀赋于胃，胃为后天之本，气血生化之源，位居中州，土旺则能润泽四旁，五脏六腑的强弱，人之兴亡盛衰，无不与胃之强弱密切相关。故中脘穴具有全身治疗作用，尤其对久治不愈的慢性疾病、大病之后、中气不足等病后体弱之疾有良好的调治作用，当治疗本类疾病时针刺不宜过深，不宜用粗针，并多与灸法用之。

（4）**中脘是六腑病所用之穴，为八会穴之腑会，六腑皆禀赋于胃，胃为六腑之长，中脘为胃之募穴，募穴是经气汇聚胸腹的部位，故中脘与六腑的生理功能有密切关系，因而对六腑疾病有通调功能。**《循经考穴编》中云："中脘主治一切脾胃之疾，无所不疗。"古代名医张仲景云："此穴为腑会，故凡腑病者，当治之。"六腑属阳，中脘在腹部，腹部属阴，所以有六腑病取之中脘，属于针灸中的"阳病治阴"，也叫"从阴引阳"。临床除胃部疾病，还可用于肠道、胆道疾患等。

（5）**中脘用于治疗肢体疼痛。**因其中脘穴能健脾胃化湿浊，故可用于痰浊流注肌肉、关节引起的肌肉关节肿痛（如膝关节痛、踝关节痛、跖趾关节痛等）及痰浊湿邪蕴结引起的胸闷胸痛、胸背作痛、腰背作痛等。

【常用配穴】

（1）中脘配内关、足三里治疗各种胃病。

（2）中脘配天枢、上巨虚、足三里治疗泄泻。

（3）中脘配阴陵泉、至阳、腕骨、三阴交利湿退黄。

（4）中脘配关元、足三里、三阴交治疗各种慢性疾病。

（5）中脘配丰隆、阴陵泉治疗一切痰湿之疾。

（6）中脘配天柱治疗颈项痛。

（7）中脘配身柱治疗胸背痛。

（8）中脘配曲池治疗上肢痛。

（9）中脘配足三里治疗下肢痛。

（10）中脘配关元、肾俞治疗腰痛。

（11）中脘配气海治疗便血、呕血，脘腹胀痛。

【注意事项】

中脘位于腹部，内有胃肠等脏器，故在针刺时应注意深度，特别对于身体瘦弱者更应注意针刺深度，以防刺及内脏。

【古代文献摘录】

（1）**《针灸甲乙经》卷三：**中脘，一名太仓，胃募也，在上脘下一寸，居心蔽骨与脐之中，手太阳、少阳、足阳明所生，任脉之会，刺入一寸二分，灸七壮；**卷十：**溢饮胁下坚痛，中脘主之。

（2）**《肘后歌》：**伤寒腹痛虫寻食，吐蛔乌梅可难攻，十日九日必定死，中脘回还胃气通。

（3）**《百症赋》：**中脘主乎积痢。

（4）**《行针指要歌》：**或针痰，先针中脘、三里间。或针吐，中脘、气海、膻中补；翻胃吐食一般针，针中有妙人少知。

（5）**《医宗金鉴》：**上脘奔豚与伏梁，中脘主治脾胃伤，兼治脾痛疟痰晕，痞满翻胃尽安康。

（6）**《玉龙赋》：**脾虚黄疸，腕骨、中脘何疑。

（7）**《灵光赋》：**中脘下脘治腹坚。

（8）**《玉龙歌》：**脾家之症有多般，致成翻胃吐食难，黄疸亦须寻腕骨，金针必定夺中脘。

（9）**《针灸大成》卷七：**主五膈，喘息不止，腹暴胀，中恶，脾疼，饮食不进，翻胃，赤白痢，寒癖，气心疼，伏梁，心下如覆杯，心膨胀，面色痿黄，天行伤寒热不已，温疟先腹痛，先泻，霍乱，泻出不知，食饮不化，心痛，身寒，不可俯仰，气发噎。

（10）**《黄帝明堂经》：**中脘，主心下坚，胃胀，心痛身寒，难以俯仰，气积，腹胀不通，寒中伤饱，消化不良，小肠有热，尿赤黄，溢饮，胁下坚痛。霍乱，泄出却不自知，先取太溪，后取中脘。

（11）**《千金翼方》：**中管（中脘）、建里二穴，皆主霍乱肠鸣、腹痛胀满。

（12）**《针灸聚英》：**便血，灸中脘、三里、气海等穴。

（13）**《杂病穴法歌》：**水肿水分与复溜，胀满中脘三里揣。

（14）**《卧岩凌先生得效应穴针法赋》：**期门罢胸满血臌而可已，应在中脘；抑又闻心胸疼求掌后之大陵应在中脘。

膻　中

膻中归属任脉，是任脉与足太阴、足少阴、手太阳、手少阳之交会穴，心包经之募穴，八会穴之气会。具有理气活血，宽胸通乳、止咳平喘、通络利膈的作用。凡一切气机不调之病变均可用本穴治疗，是调气的要穴。

本穴首见于《针灸甲乙经》。"膻"，袒露；"中"，指中间，胸部袒露出的中间部位。穴在两乳间陷中，内应心包，故名"膻中"，别名"元儿""胸膛""气儿""元见""气会""上气海"。

【穴性】

理气活血，宽胸利膈，降逆化痰，止咳平喘（根据其穴性，临床常用于西医学中的胸闷、胸痛、心律不齐、咳嗽、哮喘、乳汁不足、乳腺增生、乳腺炎、膈肌痉挛等）。

【定位】

在胸部，横平第4肋间隙，前正中线上（图14–5）。

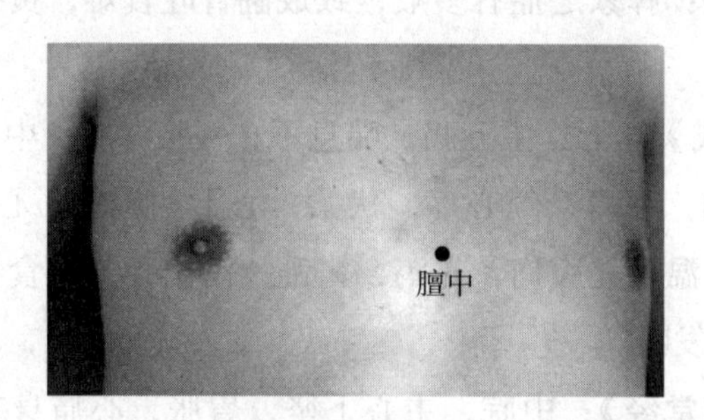

图14–5 膻 中

【取穴方法】

于前正中线与两乳头连线的中点。女子因乳房头有变异，故取穴时应以第4肋间隙与前正中线交点处取穴。

【主治】

（1）**呼吸系统疾病**：咳嗽，气喘，支气管炎，呼吸困难，咳唾脓血。

（2）**心脏疾病**：心痛，心悸，心烦，胸闷。

（3）**乳房疾病**：乳汁不足，乳腺炎，乳房纤维瘤，乳腺增生。

（4）**气逆病症**：如呃逆，呕吐，噎嗝，胸胁胀满等。

【操作方法】

直刺0.3~0.5寸，或平刺。可灸。

【经验总结】

（1）**膻中是调气的要穴，为八会穴之气会，凡因气机不利，气病所引发的病症皆可治疗**。正如《行针指要歌》言："或针气，膻中一穴分明记。"本穴有极强的理气散瘀之功，对于气逆，气滞，胃气上逆，胸闷不舒，气机不利所引发的症状本穴都能有效的治疗。用本穴治疗气机不畅诸疾，师出有据，验之有效。如在临床常见的噎嗝、臌胀、呃逆、胸闷、喘憋等气机不畅均是首选要穴，故在临床中又称为"上气海"。如所治一患者，女，52岁，3个月前因家庭纠纷后出现胸闷不舒、叹息、心烦、心悸不安的症状，曾多次于医疗机构检查，未查出器质性疾病，口服中西药物未见效。检查：可见面色不华，精神不振，频频叹气，心肺未见异常，舌质淡，苔薄黄，脉沉弦。处方：膻中、内关、太冲，留针40分钟，起针后，患者症状明显缓解，共治疗1周而痊愈。

（2）**膻中是治疗呼系统疾病常用穴**。本穴处于胸部，属气会，而胸为肺之所在，肺主气，司呼吸，用之膻中可调理肺气，宣肺定喘，如见咳嗽、气喘、呼吸困难、咳唾脓血等呼吸系统病症均能治疗。尤其是气喘、胸闷最具特效。如《医学入门》中言："膻中主哮喘。"《针灸甲乙经》载曰："咳逆上气，唾喘短气不得息，口不能言，膻中主之。"《玉龙歌》云："哮喘之症最难当，夜间不睡气遑遑，天突妙穴宜寻得，膻中着艾便安康。"用本穴治疗气喘之症既可以针刺，又可以用艾灸、或刺血法治疗。如笔者曾治一患者，男性，47岁，哮喘病史2年，本次发作10余天，经输液、雾化吸入治疗，效不佳，经人介绍来诊，经针刺治疗5次，症状有所改善，但疗效不够理想，于是在膻中穴、天突穴、肺俞穴刺血加拔火罐治疗，再次来诊时症状明显改善，疗效非常满意。早在王执中《针灸资生经》中就载有相关病案："一男子咳嗽，忽气出不绝声，病数日矣。以手按其膻中穴而应，微以冷针频频刺之而愈"。这一病案乃是肺气上逆之甚所致，针膻中宽胸理气、降逆止咳而速愈。

（3）**膻中是治疗乳房疾病之要穴**。本穴为八会之气会，其穴处于两乳之间，有理气宽胸，疏调气机，宣通乳络的作用，因此乳房疾病用之可有奇效。《针灸聚英》云："无乳膻中少泽烧。"《铜人腧穴针灸图经》云："膻中治妇人乳汁少。"由此可见，本穴是活血通乳的要穴，临床运用确有很好的实效，常用于无乳、急性乳腺炎、乳腺增生等乳房疾病，是治疗乳房疾病之特效穴，在治疗乳房疾病中本穴是局部取穴使用最多的穴位。

（4）**膻中也常用于心脏疾病的治疗。**本穴是心包之募穴，心包代心行事，《灵枢·胀论》云：“膻中者，心主之宫城也。”膻中是居于心之外围的心包络，有保护心脏，代心受邪的作用。故膻中穴有调理心包经经气之作用，凡因心气瘀滞所致的胸痛、外邪侵犯心脏所致诸症皆能治疗，如心痛、心悸、心烦、胸闷等心脏疾患。

【常用配穴】

（1）膻中配内关、中脘、足三里治疗呃逆，呕吐。

（2）膻中配支沟、阳陵泉治疗气滞不通。

（3）膻中配天突、定喘、尺泽治疗急性哮喘。

（4）膻中配少泽、乳根治疗乳汁不通。

（5）膻中配天井、梁丘、内关治疗乳腺炎。

（6）膻中配期门、乳根、太冲、足三里治疗乳腺增生。

（7）膻中配内关、太冲、期门、治疗胸胁胀痛。

（8）膻中配厥阴俞治疗心痛，失眠，怔忡，喘息。

（9）膻中配大陵、委中、少泽、俞府治疗乳痈，胸痛。

【注意事项】

膻中多平刺，常自上向下刺，治疗乳房疾病也可向患侧乳房刺，也可以直刺，针刺时注意操作深度。

【古代文献摘录】

（1）**《针灸甲乙经》卷三：**膻中，一名元儿，在玉堂下一寸六分陷者中，任脉气所发，仰而取之，刺入三分，灸五壮；**卷九：**咳逆上气，唾喘短气不得息，口不能言，膻中主之。

（2）**《铜人腧穴针灸图经》：**其穴禁不可针，不幸令人夭折。

（3）**《行针指要歌》：**或针气，膻中一穴分明记；或针吐，中脘、气海、膻中补；翻胃吐食一般医，针中有妙少人知。

（4）**《百症赋》：**膈疼饮蓄难禁，膻中、巨阙便针。

（5）**《玉龙歌》：**哮喘之症最难当，夜间不睡气遑遑，天突妙穴宜寻得，膻中着艾便安康。

（6）**《胜玉歌》：**噎气吞酸食不投，膻中七壮除膈热。

（7）**《玉龙赋》：**天突、膻中医喘嗽。

（8）**《医学入门·治病要穴》：**膻中，主哮喘肺痈，咳嗽，瘿气。

（9）**《针灸大成》卷七：**主上气短气，咳逆，噎气，膈气，喉鸣喘嗽，不下食，胸中如塞，心胸痛，风痛，咳嗽，肺痈唾脓，呕吐涎沫，妇人乳汁少。

主要参考文献

[1] 张善忱，张登部，史兰华. 内经针灸类方与临床讲稿［M］. 北京：人民军医出版社，2009.

[2] 靳贤. 针灸大成［M］. 北京：人民卫生出版社，2006.

[3] 山东中医学院编. 针灸甲乙经校释［M］. 北京：人民卫生出版社，1980.

[4] 胡玲，刘清国. 经络腧穴学［M］. 上海科学技术出版社，2013.

[5] 张智龙. 针灸临床穴性类编精解［M］. 北京：人民卫生出版社，2009.

[6] 王宏才，黄凤，王晓珊. 实用五十穴［M］. 西安：西安交通大学出版社，2013.

[7] 高式国. 针灸穴名解［M］. 哈尔滨：黑龙江科学技术出版社，1982.

[8] 伦新. 单穴防病治病妙用［M］. 北京：人民卫生出版社，2006.

[9] 高树中. 一针疗法:《灵枢》诠用［M］. 济南：济南出版社，2007.

[10] 孙国杰. 针灸学［M］. 北京：人民卫生出版社，2012.

[11] 瞿彬，李修洋，伍悦. 针灸医案选读［M］. 北京：学苑出版社，2009.

[12] 王洪图，贺娟. 黄帝内经白话解［M］. 北京：人民卫生出版社，2004.

[13] 贺普仁. 普仁明堂示三通［M］. 北京：科学技术文献出版社，2011.

[14] 刘清国. 经络腧穴学［M］. 北京：中国中医药出版社，2012.

[15] 谷世喆，齐立洁，任秀君，等. 针灸经络腧穴歌诀白话解［M］. 北京：人民卫生出版社，2006.

[16] 黄龙祥整理. 杨继洲. 针灸大成［M］. 北京：人民卫生出版社，2006.

[17] 吕玉娥，吕运权，吕运东. 吕景山对穴［M］. 北京：人民军医出版社，2011.